**Dr. med. Klaus-Ulrich Hoffmann**
**Axel Berendes**

# Rette
# Dein
# Immunsystem!

# *Widmung*

In Dankbarkeit

Frau Dora Hoffmann

Frankfurt/Main

In Gedenken

Andreas Murmann

✝ 21.04.1993

# *Danksagung*

**Jeder Mensch baut auf den Schultern von anderen auf.**
**So habe ich in vielfältiger Form Dank zu sagen.**

- Ich bedanke mich bei Ärzten, Heilpraktikern und Patienten, die mir zu wichtigen Erkenntnissen verhalfen.
- Ich bedanke mich bei Frau Sabine Rehr, daß sie mit ihrer freundlichen Hilfsbereitschaft und ihrem technischen Wissen für eine optimale Gestaltung dieses Buches beitrug.
- Nicht zuletzt gilt mein Dank meinem schwierigen und hilfsbereiten Mitarbeiter Axel Berendes, der mit Fleiß und Anregung und vielerlei Textbeiträgen für dieses Buch in erheblichem Umfang zu einem Gelingen dieses Vorhabens beigetragen hat.
- Ich entschuldige mich bei meinen Kindern und nächsten Familienangehörigen, daß ich Ihnen so wenig Zeit opfern konnte.
- Ich bedanke mich bei Frau Brigitte Grundmann, Dortmund, für Unterstützung in vielerlei Form.

## An alle Leser, Kranke und Therapeuten!

n diesem Buch werden Sie vielfältige Hinweise und Informationen finden, die vielleicht Ihren persönlichen Auffassungen und insbesondere den offiziellen Lehrmeinungen der Medizin widersprechen bzw. konträr zu ihr sind.

Überprüfen Sie Thesen und Auffassungen in diesem Buch und entscheiden Sie selber, ob Sie diese für richtig erachten oder nicht. Vieles wird Ihnen hilfreich sein, manches wird Ihr Verständnis von Dingen, die Ihnen bisher klar erschienen, in Frage stellen, aber schon dadurch seine Berechtigung haben.

Für Betroffene mag dieses Buch ein Wegweiser sein, sich in Irrungen und Wirrungen der Medizin, Diagnoseverfahren, Therapien zurechtzufinden. Der Patient wird aufgrund dieser Informationen dazu fähig sein, Entscheidungen sicherer zu treffen und selbstsicherer zu vertreten, auch für den Fall, daß bestimmte Therapien seine Zustimmung nicht finden, in der Lage sein, sich besser in einem Krankheitsstadium, wo oft Ohnmacht besteht, durchzusetzen und seine ureigensten Interessen wahrzunehmen. Denn wie oft erleben wir, daß Kranke von Kliniken und Therapeuten zu diagnostischen Verfahren und Therapien gedrängt werden aus der Angst heraus, keine Hilfe zu finden, zu Therapeuten drängen zu lassen, die sie eigentlich vermeiden wollen.

Insbesondere wendet sich dieses Buch auch an Therapeuten aller Art mit der Bitte, Verständnis für die hier vorgebrachten Darstellungen zu haben, auch wenn sie eigenen Auffassungen widersprechen sollten. Vielleicht mögen viele Hinweise auch an Therapeuten ergänzende Informationen geben, nachdenklich machen, manche festeingefahrenen Methoden in Frage stellen. Lernfähigkeit sollte das Ziel eines jeden Therapeuten sein. Sollten die hier vorgetragenen Meinungen auch auf Widerspruch stoßen, so bitte ich darum, sich gegenüber Patienten human zu verhalten, die andere Wege gehen wollen, und jeden Patienten wie den eigenen Freund zu behandeln.

Ich habe Hochachtung vor meinen medizinischen Lehrern, auch wenn ich heute ihre Lehren in vielen Fällen mit anderen Augen sehe. Insbesondere halte ich die große Mehrzahl der heute durchgeführten Diagnose- und Therapieverfahren für nicht sachgerecht. Ich bitte meine Kollegen sowie alle nichtärztlichen Therapeuten um Toleranz und Nachsicht, daß ich für mich als richtig erkannte Zusammenhänge und Fehler und Irrungen der Medizin nicht anders darstellen kann.

Ich habe Hochachtung vor allen Therapeuten, die - auch wenn ich ihre Meinung nicht teile - aus dem Prinzip höchster Humanität und Hilfsbereitschaft für ihre Patienten Wege gehen, von denen ich möglicherweise selber abraten würde.


Rheine, im August 1993
Dr. Klaus-Ulrich Hoffmann

Man fährt
einen Karren
leichter
in den Dreck,
als daß
man ihn
herauszieht

Möglicherweise
muß
die heutige
Medizin
keine
Kehrtwendung
von 180 Grad
vornehmen,
vielleicht
ist es ja bereits
mit 170 Grad
getan

## Kapitel 1
# Dortmunder Inferno

Am Wochenende passierte es.

Die erste Nachricht kommt im Abendprogramm des Fernsehens im Anschluß an den Spätfilm Es wird berichtet, daß in Dortmund innerhalb der letzten 48 Stunden sich dreimal so viel Todesfälle ereigneten als in den vorherigen Tagen. Auffallend hierbei ist, daß es sich bei den Toten nicht nur um ältere Menschen handelte, sondern eine Vielzahl der Todesfälle Kinder betrafen, Patienten, die in Krankenhäusern operiert worden waren oder auch Menschen, die sich nur einen banalen Infekt zugezogen hatten. Die Behörden sind nicht sonderlich beunruhigt. Sie gehen davon aus, daß dies immer noch eine Abweichung von normalen statistischen Verhältnissen sein kann. Aufmerksamkeit ist jedoch geboten.

Am folgenden Montag hat sich die Zahl der Todesfälle weiter erhöht. Es ist nicht mehr die dreifache Todesrate festzustellen, sondern diese beträgt jetzt das fünf- bis sechsfache der Norm. Allmählich macht sich doch Unruhe breit, da kein Mensch die plötzliche Häufung von Todesfällen erklären kann. Es werden scheinbar auch gesunde Menschen betroffen. Junge Leute, die in Diskotheken waren, Menschen, die das Spiel im Fußballstadion besucht hatten sind gleichermaßen betroffen. Schreckliche Erinnerungen an das Seehundsterben vor wenigen Jahren werden wach. Droht Dortmund ein Inferno unbekannten Ausmaßes? Werden in Dortmund 90 % der Bevölkerung aussterben, wie in einem Jahr 90 % der Seehundpopulation zugrunde gegangen sind? Kein Mensch weiß es. Angst macht sich breit.

Die Gesundheitsbehörden geben am Abend des Montags ein Kommuniqué heraus. Die Lage sei zwar bedenklich, von einer akuten Bedrohung der Bevölkerung sei aber nicht auszugehen. Die Ursache der erhöhten Anzahl der Sterbefälle sei zu klären, Panik sei deswegen auf keinen Fall angebracht. Die Stadt Dortmund meldet Katastrophenalarm für den Krankenhausbereich im Stadtgebiet. Auch die umliegenden Krankenhäuser sind bereits mit Patienten überfüllt.

Auffallend ist, daß die meisten Erkrankten angeben, sich zwei bis drei Tage vor ihrem Tode noch vollkommen wohl gefühlt zu haben.

Was kann die Ursache für diese plötzlichen Erkrankungen sein? Eine Infektionskrankheit ist sicher als Erstes anzunehmen. Aber - warum so plötzlich und warum in diesem Umfang? Warum gab es keine Vorzeichen oder Vorwarnungen? Andere Spekulationen beruhen darauf, daß es sich beim Auslöser dieses Massensterbens vielleicht um eine Vergiftung handeln könne. Allerdings bleibt dann die Frage ungeklärt, wodurch diese Vergiftung ausgelöst worden sein könnte. Diese Diskussion ist aber wenig hilfreich, solange keine konkreten Anhaltspunkte für solche Theorien vorliegen.

Benachbarte Großstädte wie Münster, Essen, Hagen, Lüdenscheid, Bochum und einige andere mehr melden bereits, daß die Aufnahmekapazitäten ihrer Krankenhäuser erschöpft seien. Es wird gebeten, Kranke dort nicht mehr einzuliefern, da bereits ein Versorgungs- und Pflegenotstand herrsche. Trotz der bereits bestehenden Bettenknappheit, die durch Personalmangel bedingt ist, werden zusätzliche Kapazitäten geschaffen, aber die Grenze des Machbaren sei bereits erreicht. Das nordrheinwestfälische Gesundheitsministerium legt fest, daß alle Krankenhäuser der angrenzenden Regionen 10 % ihrer Betten für die Dortmunder Krankheitsfälle freizumachen hätten.

Immer unerklärlicher wird der zunehmende Anstieg der Todesfälle. Am Dienstag beträgt die Zahl der seit Ausbruch dieser Krankheit Gestorbenen bereits 1000 Todesfälle. Der "Stern" kündigt an, aufgrund der aktuellen Ereignisse seine nächste Ausgabe statt am Donnerstag bereits am Mittwoch herauszubringen. Es werden viele Beiträge von Ärzten, Gesundheitspolitikern und Wissenschaftlern in dieser Ausgabe abgedruckt. Eine Lösung des Problems scheint aber nicht in Sicht. An sämtlichen Kliniken werden durch Wissenschaftler der nordrhein - westfälischen Universitäten Kulturen aus Stuhl, Urin, Blut und Speichel der Erkrankten untersucht. Irgendwelche Auffälligkeiten sind aufgrund der kurzen Zeit noch nicht zu erkennen.

Mehr und mehr verdichten sich die Hinweise, daß es sich bei der rätselhaften Erkrankung um eine galoppierende Epidemie zu handeln scheint.

Am Sonnabend dieser Woche ist die Zahl der Todesopfer auf insgesamt 3000 angestiegen. Ratlosigkeit herrscht, Ängste werden heraufbeschworen. Das Land Nordrhein-Westfalen hat in Zusammenarbeit mit der Bundesregierung inzwischen eine Quarantäne für das Gebiet der Stadt Dortmund verfügt. Dortmunder Bürger dürfen das

Stadtgebiet nicht mehr verlassen. Starke Einheiten des Bundesgrenz-schutzes, an den Stadtgrenzen zusammengezogen, sollen verhindern daß sich die Seuche weiter ausbreitet. Alle Zufahrtsstraßen und -wege, Bahnhöfe und Flugplätze werden kontrolliert. Auswärtige Personen werden nicht mehr nach Dortmund hineingelassen. Nur Mitarbeiter des Gesundheitswesens und Personen, die für die Versorgung der Stadt notwendig sind, dürfen das Stadtgebiet betreten. Außerdem werden alle Veranstaltungen, an denen mehr als 10 Personen beteiligt sind, per Erlaß verboten.

Am Montag der folgenden Woche teilt das Gesundheitsministerium mit, daß trotz fieberhafter Suche noch keine Erkenntnisse über den Erreger der Epidemie vorlägen. Am Sonnabend dieser Woche jedoch meldet ein mikrobiologisches Institut aus Herborn, daß sie in den eingesandten Stuhlproben der Dortmunder Bürger eine besondere Art von Milchsäurebakterien gefunden haben, die sich nur durch eine kleine Veränderung von den normalen Milchsäurebakterien unter-scheidet. Es handele sich hierbei um sogenannte Bifidus-Bakterien, absolut physiologische Keime der normalen Darmflora. Es wurde fest-gestellt, daß bestimmte Keime dieser Art, die offensichtlich eine Mutation, d. h. eine Änderung ihrer Genstruktur erfahren haben, Gift-stoffe produzieren, die die wichtigen Arten der ortsständigen Keime der Darmflora vernichten. Insbesonders lassen sich bei den Erkrank-ten kaum noch Coli- und Acidophilus-Bakterien nachweisen, die eben-falls zur gesunden Darmflora gehören. Auch gesunde Milchsäure-bakterien, die nicht zu der veränderten Abart gehören, werden offen-sichtlich durch die Exkrete (daß heißt durch die Ausscheidungen) der mutierten Bifidusbakterien abgetötet. Das Bakterium erhält den vor-läufigen Namen: Bifidus mortalis (tödliches Bifidus).

Mittlerweile werden auch eine Reihe von Todesfällen aus den benach-barten Gebieten der Stadt Dortmund gemeldet. Auch aus weiter entfernten Gebieten, wie z. B. den Städten München, Ingolstadt, Hof in Bayern oder Lüneburg sind einzelne Krankheitsfälle bekannt ge-worden. Breitet die Seuche sich weiter aus? Ist mit einiger Sicherheit zu behaupten, daß die vom Herborner Institut identifizierte Abart der Bakterienart, eben jener Bifidus mortalis, für das ganze Grauen ver-antwortlich ist?

Die Quarantäne beginnt zu wirken. Aus dem Umkreis der Stadt Dort-mund werden weniger Krankheitsfälle gemeldet, während sich die

Krankheit in der Stadt rapide weiter ausbreitet. Mittlerweile, nach zwei Wochen, beträgt dort die Zahl der Todesfälle nahezu 50.000 Personen. Daß heißt: Fast ein Zwölftel der Einwohner der Stadt sind dieser tödlichen Seuche zum Opfer gefallen, denn um eine solche handelt es sich offensichtlich. Wie wird es weitergehen? Wird sich ein ähnliches Bild ergeben, wie bei dem damaligen Seehundsterben, dem 90 % der Gesamtpopulation anheimgefallen sind? In den Nachrichtenredaktionen der Fernsehanstalten werden Sondersendungen zusammengestellt, die die Bevölkerung aufklären und den Betroffenen sachdienliche Hinweise geben sollen, was sie tun können. Bisher sind keine Antibiotika gefunden worden, die diese Bakterienart vernichten könnte. Offensichtlich hat sich eine Subspezies herausgebildet, die in der Lage ist, allen Antibiotika zu trotzen. Was Wissenschaftler lange schon befürchtet haben, ist nun eingetroffen: Ein "Superbakterium" ist entstanden, gegen das es kein Waffe zu geben scheint.

In der Stadt Dortmund werden öffentliche Gebäude für die Aufnahme der Toten zur Verfügung gestellt, und die Entsorgung der Verstorbenen ist ein ungeklärtes Problem. Am Rande der Stadt werden Massengräber ausgehoben. Die schnelle Beseitigung der Toten scheint oberstes Gebot. Vier Wochen sind nun nach dem Ausbruch der Krankheit vergangen und nur noch 40 % der Dortmunder Bevölkerung sind am Leben. Epidemologen sagen voraus, daß zu erwarten ist, daß nur 10 % der Bevölkerung diese Epidemie überleben werden.

Diese Textpassage mag zu reißerisch erscheinen. Keiner hält so etwas für möglich, obwohl nur vor wenigen Jahren diese Geschichte in den Seehundkolonien der Anrainerstaaten der südlichen Nordsee zur Realität wurde. Scheint ein solches Szenario in Dortmund ausgeschlossen? Scheint es ausgeschlossen in anderen Städten, in anderen Ländern? Müssen wir uns auf ein solches Geschehen einstellen? Müssen wir davon ausgehen, daß die Menschheit in naher Zukunft dezimiert wird? Vorzeichen und Warnhinweise sind uns gegeben. Ob wir sie beachten wollen und werden, ist eine andere Frage. Niemand wird hoffen, daß ein so schreckliches Szenario je Wirklichkeit wird. Aber, werden wir es vermeiden können?

## Kapitel 2
# Rette Dein Immunsystem!

Warum ein solch provokanter Titel? Nehmen wir als Autoren denn nicht zur Kenntnis, daß die Menschheit älter und älter wird? Daß Frauen mittlerweile eine durchschnittliche Lebenserwartung von 78 Jahren, Männer immerhin noch eine von 72 Jahren erreichen. Noch vor ca. 2 Jahrzehnten betrug die Lebenserwartung der Männer nur 66 bis 67 Jahre. Kann es also um unser Immunsystem schlecht bestellt sein, wenn wir älter und älter werden? Schließlich wissen wir, daß durch die moderne Medizin viele Seuchen, die "Geißeln der Menschheit" weitestgehend ausgerottet werden konnten.

**Frei von Pest und Cholera**

Krankheiten wie Pest, Cholera, Typhus und Tuberkulose, die früher bis zu 90 % der Menschheit dahinrafften, stellen heute kein allgemeines gesundheitliches Problem mehr dar. Wir kennen die hygienischen Standards, solche Epidemien zu vermeiden. Die Schwangerschaftssterblichkeit, die in Deutschland früher eine der höchsten Europas war, ist weitgehend reduziert. Zwar wurde ein Arzt wie Semmelweis noch vor wenigen Generationen dafür verhöhnt und der Lächerlichkeit preisgegeben, als er behauptete, daß Infektionen durch die Ärzte auf die Schwangeren übertragen würden, weil ein so simpler, hygienischer Vorgang wie das Waschen der Hände nicht beachtet wurde. Heute ist es medizinischer Standard, daß solche Hygienemaßnahmen Beachtung finden. Tuberkulosekliniken, die früher bestanden, konnten reihenweise geschlossen werden. Moderne Antibiotika sind in der Lage, lebensbedrohliche Entzündungen zu beherrschen. All das kann uns doch letztendlich aufatmen lassen!

**Der Krebstod auf dem Vormarsch.**

Leben wir nicht in einem Gesundheitsparadies? Die Realität sieht etwas anders aus! Jahr für Jahr sterben mehr Menschen an Krebs. Die Zahl der Brustkrebserkrankungen bei Frauen hat gerade in den letzten Jahren deutlich zugenommen. Auch andere Krebsarten befinden sich auf dem Vormarsch. Die Melanomhäufigkeit, d.h. der Befall durch schwarz pigmentierte, bösartige Hautmale, hat sich in den letzten Jahrzehnten erheblich vermehrt. So stieg im Zeitraum von 1952 - 1981 die Krebssterblichkeit an Hautkrebs bei Frauen von 482 (1952) auf 876 (1981), bei Männern sogar von 381 auf 831 Todesfälle pro Jahr. Wir müssen heute davon ausgehen, daß sich jeder Zweite der im Jahre 2000 lebenden Bundesbürger im Laufe seines Lebens mit einer Krebserkrankung konfrontiert sehen wird. Was bedeutet dieses an persönlichen Ängsten, Betroffenheit, familiären Belastungen, operativen Eingriffen, leidvollen Therapien (oder Therapieversuchen) für die Betroffenen? Jeder Zweite von uns wird sich im Laufe seines Lebens einer Krebserkrankung gegenüber sehen. Jeder Zweite!

Wir mögen angesichts dieser Zahl mit den Schultern zucken - hilflos.

**Die natürliche Krebshäufigkeit: 1 zu 10.000.**

Wenn wir die natürliche Häufung von Krebserkrankungen betrachten, finden wir, daß bei freilebenden Tieren nur ca. eines von 10.000 an Krebs erkrankt. Wieso kommt es zu dieser extremen Häufigkeit beim Menschen? Tritt Krebs bei uns nur häufiger auf, weil wir älter werden? Was aber bedeutet dann die zunehmende Zahl der Kinderkrebserkrankungen wie Nierentumore, Lymphdrüsenkrebs u.s.w.? So wurden im Jahre 1980 noch 84 Fälle von Kindern mit Krebserkrankung pro 1.000.000 Kindern gemeldet, im Jahre 1983 hatte sich diese Zahl bereits auf 114 Erkrankungen erhöht. Geht man davon aus, daß es 1980 11,2 Millionen Kinder unter 15 Jahren in der BRD gab, kann man sich unschwer ausrechnen, daß 1984 rund 1280 Kinder mit (diagnosti-zierten) Krebserkrankungen lebten. (Auffällig ist dabei, daß dieser Anstieg der tödlichen Erkrankung nicht in der gesamten BRD gleich verlief, sondern daß es laut den Statistiken offensichtlich regional begrenzt Gebiete gibt, in denen bestimmte Krebsarten vorrangig auftreten, sogenannte "Krebsnester" also. Rette Dein Immunsystem! Nirgendwo wird uns die Notwendigkeit dafür deutlicher vor Augen geführt, als bei dieser Krankheitsgruppe.

**Innerhalb von 10 Jahren 1000 % mehr Allergiker?**

Medizinischen Fachzeitschriften entnehmen wir, daß mittlerweile jeder dritte Mensch Allergiker ist. Subtilere Untersuchungen gehen von einem Prozentsatz von 70% der Menschheit aus, die an Allergien leiden, wenn man z. B. auch Krankheiten wie Bauchspeicheldrüsenentzündungen, Magen - Darm - Erkrankungen, Arthritis und andere dazu rechnet. Bei genauerer Betrachtung muß man auch Krankheiten als Folgen von Allergien einstufen, die allgemein nicht dazu gerechnet werden wie chronische Depressionen u.s.w., sodaß die Zahl der Allergien und Allergiker bedrohliche Ausmaße annimmt. In der Fachpresse konnte man lesen, daß die Zahl der Allergien auf bestimmte Pflanzen in Japan in wenigen Jahren um das Zehnfache zugenommen hat, also um 1000 Prozent!

**Die Mütter allergiekranker Kinder - Aufopferung und Verzweiflung.**

Was bedeutet es, wenn Eltern ein allergiekrankes Kind haben? Stellen Sie sich eine Mutter vor, deren Kleinkind an allergischem Schnupfen oder allergischer Bronchitis leidet, das möglicherweise von nächtlichen Hustenanfällen oder Asthmaattacken gequält wird. Wieviele Nächte wird diese Mutter wach liegen, schlaflos auf ihr Kind horchen? Wie oft wird sie nachts aufstehen müssen, um das Kind hochzunehmen, es zu beruhigen, die Nase zu putzen, den Schleim abzuklopfen? Wieviele Arztbesuche werden dazu gehören? Wie häufig wird sie ihrem Kind Medikamente verordnen lassen müssen? Wieviele Entbehrungen muß und wird diese Mutter auf sich nehmen, um ihrem Kind zu helfen! Und welche Enttäuschung, welche Pein wird eine Mutter befallen, wenn sie erfährt, daß ungeachtet ihrer aufopfernden Pflege und Sorge ihr Kind die "Karriere" eines Asthmatikers einschlägt und so möglicherweise zum chronisch Kranken für den Rest seines Lebens werden wird!

**Arm durch Krankheitskosten?**

Wir gehen weiter davon aus, daß ein Drittel der Menschen im Alter schwachsinnig sein wird. Die Alzheimersche Krankheit wird weiter und weiter um sich greifen. Die Kostendimension im Gesundheitswesen wird erschreckende Formen annehmen, die uns heute noch unvorstellbar sind. Wieviel tausend Mark kostet ein Heimplatz, wieviel ersparte Vermögen werden für die Pflege in den Altersheimen aufgebracht werden ? Wieviel Mittel wird die öffentliche Hand (und damit letztlich wir alle) zuschießen müssen, weil die Heim- und Pflegekosten die tatsächlichen Renten weit übersteigen? Und selbst wenn man davon ausgeht, daß ein Teil dieser Kranken zuhause gepflegt und versorgt wird - was bedeutete diese Pflege für den Pflegenden selber? Vierundzwanzig Stunden - rund um die Uhr - präsent zu sein, auf Urlaub zu verzichten, auf Spaziergänge, Ausflüge, Konzert- oder Theaterbesuche.

Der Pfleger wird oft selbst zum Kranken. Was bedeutet angesichts dieser Verhältnis, die Zunahme des Lebensalters um einige Jahre, wenn wir dies mit Pflegebedürftigkeit und Aufopferung aller unserer Ersparnisse bezahlen müssen? Was bedeutet es, wenn trotz Verfügbarkeit modernster Antibiotika ein Mensch drei-, vier-, fünf- oder gar sechs mal von einer Lungenentzündung heimgesucht wird? Müssen wir alle diesen Tribut erbringen und Einschränkungen unserer Lebensqualität hinnehmen, um ein hohes Alter zu erreichen? Ist diese Entwicklung, die wir oben skizziert haben, unabdingbar? Und was bedeutet es wenn es heute kaum noch einen älteren Menschen gibt, der nicht "pilzkrank" ist? Ist das Auftreten von Pilzkrankheiten, die früher in dieser Häufigkeit ja überhaupt nicht bekannt waren, ebenfalls ein Hinweis auf eine allgemein geschwächte Abwehrlage? Und ist es denn so harmlos, wenn wir "nur" einen Hautpilz oder einen Nagelpilz, nur einen Pilzbefall der Mundschleimhäute haben?

### Was ist gefährlicher: Pilze oder Antibiotika?

Hier manifestiert sich das gesamte Spektrum unserer Abwehrschwäche. Der Körper ist nicht mehr in der Lage, Erreger, die normalerweise überall vorkommen, in Schach zu halten. Nicht die Tatsache, daß wir durch ein mit Pilzen infiziertes Fußbecken im Schwimmbad laufen ist das Bedrohliche, sondern die Tatsache, daß der Mensch, der diesen Erregern immer schon seit Millionen von Jahren ausgesetzt war, ihnen plötzlich keinen Widerstand mehr entgegenzusetzen vermag. Ist es nicht auffällig, daß im Zeitalter der Antibiotika, die eigentlich vor Infektionen schützen sollen, Virus- und Pilzerkrankungen uns alle bedrohen? Moderne Therapie - schön! Aber was ist mit den Folgeerscheinungen? Hat nicht fast jeder von uns in seinem Leben mehrfach, wenn nicht sogar vielfach Antibiotika erhalten? Ist sich der Hautarzt, der einen Menschen mit Akne - manchmal über Jahre - mit einem Antibiotikum therapiert über die Folgen dessen bewußt, was er anrichtet? Ist sich ein Allgemeinarzt, Internist oder Lungenfacharzt der Folgen bewußt, die er mit einer Antibiotikumtherapie bei einer grippalen Bronchitis bewirkt, wohl wissend, daß die in der Regel durch Viren bedingten Erkrankungen auf diese Medikamente gar nicht ansprechen, sondern nur begleitende bakterielle Entzündungen verhindert werden? Wie oft werden höchst fragwürdig "vorbeugende" Antibiotikagaben eingesetzt? Pilzen beugen diese Verordnungen mit Sicherheit nicht vor!

### Bringen die Zahnärzte sich selber um?

Was ist mit unseren Zahnärzten, die tagtäglich mit hochtoxischen Giftstoffen (Amalgam, zu einem hohen Prozentsatz aus Quecksilber bestehend) arbeiten? Ist die Verminderung des durchschnittlichen Lebensalters bei dieser Berufsgruppe um 18(!) Jahre eine Bagatelle? Wollen die Zahnärzte diesen Umstand gar nicht wahrnehmen? Kommt das, weil sie "betriebsblind" sind oder aber die Konsequenzen scheuen, möglicherweise zugeben zu müssen, daß sie Jahre und Jahrzehnte nicht nur ihre eigene Gesundheit, sondern auch die ihrer Patienten leichtfertig aufs Spiel gesetzt oder ruiniert haben? Zu diesen Themen werden wir in den einzelnen Kapiteln Stellung nehmen.

## Das legitimierte Verbrechen

Und was ist mit den Landwirten, die mit hochgiftigen Insektiziden und Pestiziden arbeiten? "Killen" diese Mittel wirklich nur die Kleinstlebewesen oder werden sie am Ende auch uns umbringen? Wenn Käfer, Engerlinge, Würmer aber auch Rebhühner und Feldhasen aussterben, werden oder können wir dann auf Dauer überleben? Die Giftstoffe, die diese Tiere im Rahmen ihrer Atmungs- und Nahrungskette aufnehmen - schaden die uns denn nicht?

Vergiftet uns die moderne Landwirtschaft, ruinieren die Landwirte allmählich unser Immunsystem? Ist das nicht zumindest einer der Gründe, weswegen wir anfällig für Krebs, Allergien und viele andere Krankheiten werden?

Sind Landwirte - überspitzt formuliert - Menschen, die einer erlaubten Form der Kriminalität nachgehen, indem sie unsere Böden, Brunnen und Lebensressourcen vergiften? Dies ist so drastisch gemeint wie es ausgedrückt wurde. Über das Ausmaß der Bedrohung für unser Leben und unsere Umwelt muß jeder in der Landwirtschaft, der solche Stoffe anwendet, Bescheid wissen.

Ist es nur bequem, davor die Augen zu verschließen? Oder ist es nicht etwa noch schlimmer: Krankheit, Verseuchung von Böden und Trinkwasser um des eigenen Profites wegen in Kauf zu nehmen? Und warum tolerieren die Politiker dieses alles, ja belohnen eine solche Verhaltensweise noch mit Geld, das aus unser aller Taschen kommt? Haben sie so wenig Skrupel, so wenig Verantwortungsgefühl der Allgemeinheit gegenüber, bloß um - zugegebenermaßen - immerhin einige Millionen Wähler bei der Stange zu halten? Und fehlt uns, den Wählern der Mut oder die Konsequenz, diese Politiker für die Mißach-tung unserer Gesundheit und Inkaufnahme der Zerstörung unserer Lebens-grundlagen mit dem Entzug unserer Wählerstimme zu bestrafen?Kann es angehen, daß wir in zwei bis drei Generationen unsere Erde zerstören, die uns von Generation zu Generation unversehrt übertragen wurde?

## Ruinieren Landwirte, Ärzte und Apotheker unser Immunsystem?

In den folgenden Kapiteln wollen wir dieses Dilemma aufzeigen in vielen Einzelheiten und unverblümt. Wir wollen den Finger in die Wunden legen, aber nicht um anzuklagen, sondern um aufzuwecken.

Wollen Sie Ihr Immunsystem retten? Dann müssen Sie wissen, wovor! Lesen Sie die folgenden Kapitel, lesen Sie Tatsachen, die unglaublich sind. Lesen Sie, wie unser Immunsystem ruiniert wird, durch Krankheitskeime, von Politikern und Landwirten, von Ärzten und Apothekern, von Müttern, die die Gesundheit ihrer Kinder zerbrechen und von Ihnen selbst!

Wer von Ihnen weiß, welche Belastungen die medizinische Diagnostik mit sich bringt, wie strahlenbelastend z. B. ein Computertomogramm ist? Welche radioaktive Belastung bewirkt ein Szintigramm? Sie werden es später lesen können. Wer weiß, in welchem Maße Hormonpillen und chemische Medikamente Vitamine zerstören? Auch das werden Sie in diesem Buch lesen können, und Sie werden überrascht, wenn nicht sogar erschrocken sein, denn daraus werden viele Folgen für Sie und Ihr Immunsystem entstehen.

### Krebskrank durch Krebstherapie

Welcher Krebspatient weiß oder wird darüber informiert, daß die Chemotherapie - abgesehen von Behandlungen von Kindern oder Jugendlichen - den Betroffenen viel eher umbringen als heilen wird (s. entsprechende Quellen)? Wer macht sich klar, daß in der Krebstherapie viele Behandlungsmethoden eingesetzt werden, die Krebs erzeugen statt ihn zu verhindern? Wenn die heutige Schulmedizin uns schon nicht oder nur wenig über diese Tatsachen informiert, so müssen wir uns selber darüber informieren, welchen Belastungen wir uns als Patient im Rahmen der modernen Medizin aussetzen. Und wer weiß schon, daß durch die meisten chemischen Medikamente die meisten Krankheiten nicht geheilt werden , sondern in einen Zustand der Unheilbarkeit überführt werden können, indem heilende Maßnahmen vermieden werden? Beispiele dafür werden wir in diesem Buch genügend bringen.

Aber nicht nur ein Szenario, wie das eingangs geschilderte Dortmunder Inferno wollen wir darstellen. Wir wollen auch zeigen, wo Ansätze zu Lösungen zu finden sind. Nicht in Jahren oder Jahrzehnten, sondern hier und jetzt! Für Sie selber, für Ihr Immunsystem! Wenn die Allgemeinheit schon nichts tut, um Dein Immunsystem retten, dann tue es selbst. Warte nicht auf den Tag, an dem unter dem Druck der Moral und der Notwendigkeit schwere Fehler, Unterlassungen und Bequemlichkeiten korrigiert werden.

Die Devise im ganzen Leben, auch in der Industrie, der Landwirtschaft und Politik muß heißen:

## Erst dienen - dann (dadurch) verdienen.

(Was auch immer wir dann verdient haben: unseren Lebensunterhalt, Anerkennung, Firmenprofite, Wählerstimmen u.s.w.)

## Kapitel 3

# Schlacht im Körper
## oder
# Die Funktionen des Immunsystems

**Immun sein, bedeutet frei von etwas sein,
in diesem Fall ist das Freisein von Krankheit gemeint.
Immunologie ist die Lehre von dem Freisein
von Krankheiten, der Immunität.**

Die Immunologie (Lehre von der Immunität) im weitesten Sinne beinhaltet die Bedeutung und Funktionen der Abwehr- und Schutzmechanismen des gesamten menschlichen Organismus unter der Beteiligung und dem Zusammenspiel aller Körpersysteme und Organe.

**Immunologie im engeren Sinne bedeutet Funktion des Immunsystemes im Zusammenhang mit den weißen Blutzellen, insbesondere mit den Lymphozyten.**

### Fakten zum Immunsystem

- Mehr als 12 Billionen Zellen (12.000 Milliarden Zellen) bilden den Gesamtorganismus.
- Alle Lebensvorgänge sind harmonisch aufeinander abgestimmt.
- Pro Sekunde laufen im menschlichen Organismus mehr als 30 Billiarden (30.000.000 Milliarden) biochemische Reaktionen ab.
- Das Knochenmark produziert täglich 112 Milliarden Granulozyten (häufigste Zellart des weißen Blutbildes, siehe unten).
- Das Knochenmark bildet weiter pro Tag 1 Milliarde Lymphozyten (zweithäufigste Zellart des weißen Blutbildes, siehe unten).
- Im Blut kreisen 80% der Thymus-Lymphozyten.
- Innerhalb von weniger als drei Minuten können Abwehrzellen die Blutbahnen verlassen und zu den Orten eines Immungeschehens wandern.

- B-Lymphozyten (weiße Blutzellen, die Antikörper bilden) verfügen über die Möglichkeit, 7 Millionen verschiedene Antikörperstrukturen zu bilden.
- 21 Forscher haben seit Beginn dieses Jahrhunderts auf dem Gebiet der Immunologie einen Nobel-Preis erhalten

## Die weißen Blutzellen (Leukozyten) - die Kampfzellen des Körpers

Das weiße Blutbild läßt sich in eine Vielzahl verschiedener Zellformen gliedern. Alle Zellarten für sich sind von eminent wichtiger Bedeutung. Der Abfall jeder einzelnen Zellfraktion des weißen Blutbildes führt zu erheblichen Abwehrstörungen.

### Die verschiedenen Zellen des weißen Blutbildes

- Neutrophile Granulozyten: Diese Zellen machen 50 bis 75% der weißen Blutzellen aus. Sie färben sich im Ausstrich nicht blau oder rötlich wie die anderen Formen der Granulozyten.
- Eosinophile Granulozyten: Diese Granulozyten fallen dadurch auf, daß sich einzelne Kernbestandteile bei bestimmten Verfahren rötlich anfärben. Sie stellen 3 bis 4% der zirkulierenden weißen Blutzellen dar.
- Basophile Granulozyten: Bestimmte Kernbestandteile (Granula) diese Zellen färben sich im Färbeverfahren blau an. Diese Zellen kommen nur mit 1/2 bis 1% im weißen Blutbild vor.

Alle Granulozyten fallen dadurch auf, daß ihr Zellkern verschiedene abgeschnürte Segmente enthält, vergleichbar einer Wurst, aus der mehrere Arme als Verästelungen hervortreten, die abgebunden wurden.

- Monozyten: Riesenfreßzellen, die als Makrophagen bezeichnet werden. Sie gehören zu den größten Zellen des weißen Blutbildes. Sie sehen wie Zelleiber aus, die mit dicken Armen in der Umgebung zerfließen.

● Lymphozyten: Sehr wichtige Zellart des weißen Blutbildes.
Lymphozyten zeichnen sich dadurch aus, daß sie eine rundliche Form
haben und daß der Zellkern fast den ganzen Zelleib einnimmt.
Zu den Lymphozyten gehören verschiedene Unterzellen, die im
folgenden beschrieben werden wie T-Lymphozyten und
B-Lymphozyten. Bei den T-Lymphozyten unterscheidet man
weitere Unterzellarten wie Helferzellen, natürliche Killerzellen,
Suppressorzellen und zytotoxische Zellen.

Die Aufgabe der verschiedenen weißen Blutzellen ist sehr differenziert. Die
Funktion der verschiedenen weißen Blutzellen (Leukozyten) stellt sich wie
folgt dar:

▼ Neutrophile Granulozyten: Zu diesen Zellen gehören über die Hälfte der
weißen Blutzellen. Sie sind diffus im Gewebe verteilt. Sie sind speziali-
siert auf bakterielle Erreger und können diese am Ort einer Entzündung
zerstören. Die Lebenszeit dieser Zellen beträgt nur wenige Stunden. Ihre
Energie können sie ohne Sauerstoff aus der Zuckervergärung gewinnen.
Diese Zellen können bis zur völligen Vernichtung hin geschädigt werden
durch chemische Medikamente, Antibiotika, Schmerzmittel und Strahlen-
einwirkung. Strahlenschäden führen oft zu jahrelang anhaltender und zu-
nehmender Vernichtung dieser Blutzellen. Krankhafte Vermehrung
kommt bei myeloischer Leukämie vor.

▼ Eosinophile Granulozyten: Unterscheidung von den neutrophilen Granulozyten durch auffallende rote Zellkörnchen (Granula) bei Färbeverfahren.
Anstieg bei allergischen Reaktionen im Körper, insbesondere bei Nahrungsmittelallergien und Wurmbefall. Zunahme dieser Zellart bei schweren Erkrankungen wird in alten Lehrbüchern der Medizin als "Morgenröte
der Heilung" beschrieben. Bei unseren Krebspatienten deutete der Anstieg
dieser Blutzellen häufig auf eine günstige Prognose mit der Möglichkeit
der Überwindung einer Tumorkrankheit hin.

▼ Basophile Granulozyten: Sofern diese Zellen im Gewebe nachweisbar
sind, werden sie auch Mastzellen genannt. Diese Zellen können auf
Antigenreize hin Entzündungstoffe wie Histamin, Serotonin, Prosta-
glandin usw. freisetzen. Diese Entzündungstoffe haben einen Einfluß auf die glatte Muskulatur der Gefäße und erhöhen die Durchlässigkeit
der Kapillarmembran. Bei überschießenden Reaktionen kann es zu

erheblichen allergischen Reaktionen und Schockzuständen kommen.

▼ Monozyten: Sie repräsentieren die Riesenfreßzellen (Makrophagen) des Körpers und entstammen dem Knochenmark. Sie gehören zu den größten Zellen des weißen Blutbildes. Sie sehen wie zerfließende Zelleiber aus, die mit dicken Armen in die Umgebung zerfließen. Sie können aus dem Blut in andere Gewebe wandern, wo sie sich häufig zu anderen Makrophagen (Riesenzellen des Immunsystems) weiterentwickeln. Sie bilden dann immunkompetente Riesenzellen in der Leber, der Lunge, der Haut, der Milz und Lymphdrüsen. Die Zellen üben in den Geweben eine Freßfunktion aus und sind nach den Granulozyten die wichtigste Zellart in der Überwindung von Infektionen, insbesondere, wenn die neutrophilen Granulozyten nicht ausreichen, diese unter Kontrolle zu bringen.

▼ Lymphozyten: Sie entstehen im Knochenmark, den Lymphdrüsen, der Milz und weiteren Lymphbezirken. Die Überlebenschance bei Krebskranken hängt deutlich von der Anzahl der Lymphozyten ab. Zweitausend Lymphozyten pro Kubikmilliliter Blut sind normal. Die Lymphozyten gelten als Elitetruppe der weißen Zellelemente. Eine Vermehrung tritt in allen Heilphasen auf. Bei Lymphozyten unterscheiden wir im wesentlichen T-Lymphozyten und B-Lymphozyten.

**B-Lymphozyten bilden unsere Antikörper**

Die B-Lymphozyten produzieren Abwehrstoffe (Antikörper). B-Lymphozyten erfahren ihre Reifung im Knochenmark und werden auf die Bildung von einzelnen Antikörpern festgelegt, die einen spezifischen Fremdstoff (Antigen) erkennen können. Die von den B-Zellen produzierten Antikörper sitzen an der Außenseite der Zellmembran. Bindet sich ein Fremdkörper (Antigen) an diese Antikörper, entsteht ein Reiz, der diese Zellen zur Vermehrung anregt. Etwa 5 bis 15% der zirkulierenden lymphatischen Zellen sind B-Zellen. Ihre Aufgabe ist es ausschließlich, Antikörper (Eiweißabwehrstoffe, die wir als Immunglobuline bezeichnen) herzustellen. Die B-Zelle kann 2.000 Antikörper pro Sekunde bilden. Verschiedene B-Zellen sind Gedächtniszellen, die 70 Jahre und länger im Körper verweilen und nach einem erneuten Kontakt mit einem bestimmten Antigen wiederum spezifische Antikörper bilden. Neben dem Knochenmark können B-Zellen auch in Lymphknoten und Milz gebildet werden.

## Besondere Funktionen der T-Lymphozyten (Thymozyten)

Im Knochenmark und in der Leber kommen sogenannte Stammzellen vor, die selbst keine immunologische Wirksamkeit besitzen. Ein Teil dieser Stammzellen besiedelt die Thymusdrüse und erfährt dort in mehreren Schritten eine Wandlung. Diese Vorgänge laufen in der Rinde der Thymus-drüse ab. Aus den Stammzellen gebildetete und ausgereifte Zellen verlassen die Thymusdrüse und gelangen in die Blutbahn. Diese T-Zellen oder Thymozyten erhielten ihren Namen, weil sie in der Thymusdrüse gebildet wurden oder ausreiften. In der Thymusdrüse herrscht ein strenges Regime, denn etwa 95% aller gebildeteten Zellen werden wieder getötet, möglicherweise weil sie nicht allen immunologischen Ansprüchen genügen. Die T-Zellen haben die Eigenschaft mit Fremdstoffen im Körper (Antigenen) zu reagieren. Auf der Wanderung durch den Körper erreichen die T-Lymphozyten entfernt gelegene lymphatische Organe wie verschiedene Lymphknoten, die Milz und Lymphdrüsenanhäufungen im Bereich der Darmschleimhäute (Peyersche Plaques). Diese T-Lymphozyten siedeln sich dort in den rinden-nahen Regionen der Lymphknoten oder der Lymphscheiden der Milz an. 60 bis 80% der Blutlymphozyten besteht aus T-Lymphozyten.

## T-Lymphozyten haben im einzelnen folgende Aufgaben:

- Steuerung der Eigenabwehr der Zellen.
- Sie vermitteln zellabhängige Immunreaktionen bei Pilzinfektionen und verschiedenen Viruserkrankungen.
- Sie kontrollieren die zelluräre Abwehr über Botenstoffe (Lymphokine)
- Nach Antigenkontakt können T-Lymphozyten sich weiter differenzieren und andere Zellen abtöten. (Zytotoxische Wirkung)
- Sie können Botenstoffe produzieren (z.B. Lymphokine), die eine Information und Zusammenarbeit des gesamten zellulären Abwehrsystems gewährleisten.
- Ruhende T-Lymphozyten sind relativ kleine Zellen mit kaum entwickeltem Zellplasma, sie bestehen im wesentlichen aus dem Zellkern. Sie üben keine erkennbare Funktion aus. Werden sie jedoch durch Antigene aktiviert, beginnen sie zu wachsen und sich zu teilen. Sie nehmen neue Funktionen wahr und werden innerhalb von 24-28 Stunden 5 mal so groß.

Der T-Lymphozyt benötigt zusätzliche Immunzellen, z.B. Makrophagen, um Abwehrprozesse einzuleiten. Werden bei Untersuchungen nicht aktivierte kleine T-Lymphozyten gefunden, so liegt eine Blockade im Immunsystem vor oder die Funktion der Makrophagen ist empfindlich gestört.

Die thymusabhängigen Lymphozyten (T-Lymphozyten) sind in zwei wichtige Klassen getrennt: die Helfer-Zellen und die Suppressor-Zellen. Desweiteren gehören zu den Lymphozyten die Killerzellen und die sogenannten zytotoxischen Lymphozyten.

**Verschiedene Formen der T-Lymphozyten:**

- Helferzellen: Sie sind beteiligt an der Anregung der Antikörper-produktion der B-Lymphozyten und dem Erkennen von Fremdei-weißstoffen (Antigen) sowie veränderten Körperzellen und Krankheitserregern. Sie beinflussen die unten genannten Suppressor-zellen in einem geschlossenen Regelkreis und sind weiterhin für die Produktion von Botenstoffen zuständig, die die Suppressorzellen in T-Killerzellen verwandeln können. Helferzellen spielen eine Schlüsselrolle in unserem Immunsystem.
- Suppressorzellen: Sie haben eine bremsende Wirkung auf Immunreaktionen, vermeiden überschießende Entzündungs-reaktionen des Körpers. Damit bremsen sie eine Überaktivität des Immunsystems. Sie laden ihre Botenstoffe auf Riesenzellen ab. Desweiteren wirken sie dämpfend auf die Helferzellen und B-Zellen. Gewinnt die Suppressorzelle Kontakt mit körpereigenen Substanzen, kann sie einen Stop der immunologischen Reaktion einleiten und damit Attacken gegen körpereigene Gewebe begrenzen. Suppressorzellen sind außerordenlich empfindlich gegen radioaktive Strahlungen und Therapeutika. Bei geordneten Immunverhältnissen ist das Verhältnis von Helfer- zu Suppressorzellen etwa 1,5:1. **Erhöhung der Helferzellen unter Verminderung der Suppressorzellen führt zu erhöhter Kampfbereitschaft des Körpers und die überschießenden Reaktionen zu Autoimmun-Erkrankungen durch Mangel an Suppressorzellen.**

- Natürliche Killerzellen (Natural Killerzellen, NK-Zellen): Killerzellen wirken nur unter Vermittlung von spezifischen Antikörpern. Ist ein Antikörper an eine Zelle gebunden, beginnt die Killerzelle diese Zelle zu zerstören. Insbesondere wirken Killerzellen auf virusinfizierte Zellen, Tumorzellen und Fremdgewebe. (Transplantation), indem sie diese Zellen auflösen (zytostatische Wirkung). Killerzellen wirken nur in Zusammenarbeit mit B-Zellen. Die Hauptaufgabe ist wahrscheinlich die Vernichtung virusinfizierter Zellen.
- Zytotoxische T-Lymphzellen: Diese Zellen, über die noch vieles im Unklaren ist, greifen veränderte Zellen des Körpers ohne Vermittlung von anderen Immunzellen an. Sie stellen letztendlich so etwas dar wie ein Sondereingreifkommando, das unabhängig von anderen Immunzellen operiert.

## Immunkomplexe

Immunkomplexe entstehen durch die Neutralisation eines Antigens (Fremdstoffes) durch einen Antikörper (Abwehrstoffe der B-Lymphozyten). Immunkomplexe werden üblicherweise bevorzugt in Leber, Milz und Lunge durch dort angesiedelte Monozyten eliminiert. Verweilen Immunkomplexe durch Überlastung der Freßfunktionen der Riesenfreßzellen (Makrophagen) länger im Blut oder im Körper, führen sie zu Schädigungen und lagern sich ab. So zum Beispiel in den Nierenkapillaren, was bei anhaltender Produktion zur Zerstörung der Nieren führen kann. Andere Immunkomplexe können sich im Bereich von Gelenken, Gefäßwänden, der Haut, im Auge usw. ablagern und hier anhaltende Immunreaktionen des Körpers auslösen.

## Bedeutung von Leber und Milz

Die Leber ist durch den hohen Gehalt an Riesenfreßzellen (Makrophagen), die hier besonders innere Hohlraumsysteme auskleiden und als Kupferzellen bezeichnet werden, als Immunorgan mit hoher Phagozytoseleistung anzusehen.Im Bereich der Milz werden einerseits Lymphozyten gebildet, auf der anderen Seite ist die Milz der Friedhof aller gealterten oder beschädigten Zellen des Blutsystems. Hierzu gehören die gealterten roten Blutzellen, die Lymphozyten und die Gerinnungsplättchen, die von der Milz abgebaut werden. Nach Milzentfernung steigen häufig die Zahlen der Gerinnungsplättchen

auf das zwei- bis dreifache im Blut an, weil der Abbau der Gerinnungsplättchen in diesem Organ nicht mehr stattfindet.

## Bedeutung des Knochenmarks

Das Knochenmark hat eine besondere Bedeutung für das gesamte Immunsystem, weil hier die sogenannten Stammzellen gebildet werden, die in der
Lage sind alle anderen Formen von weißen Blutzellen, roten Blutzellen und
Gerinnungsplättchen zu produzieren. Die im Knochenmark gebildeten
Stammzellen differenzieren sich weiter, wandern in andere Gewebe aus und
führen dort zur Bildung der hochgradig differenzierten verschiedenen Blutzellen. Das Knochenmark ist Giftstoffen gegenüber sehr empfindlich, so daß
die Bildung aller Blutzellen oder solcher Zellen, die aus den Stammzellen
entstehen, geschädigt werden kann. Insbesondere durch Strahlentherapie,
Chemotherapie, Schwermetalle, weitere Chemiegifte und Umweltgiftstoffe
wird die Funktion des Knochenmarks gestört. So finden wir heute etwa
einhundertmal höhere Bleiablagerungen in den Knochen als bei früheren
Generationen. Da Blei toxisch auf die Knochenmarksfunktionen wirkt, können wir verstehen, daß in Zusammenwirkung mit vielen anderen Giftstoffen
die Abwehrreaktion so weit reduziert ist, daß der "gesunde" Mensch heute
oft nur noch die halbe Zahl der weißen Blutzellen wie vor zwei bis drei
Generationen besitzt. So kommt es je nach Schädigung des Knochenmarks
zum Abfall der roten Blutzellen (Anaemie) und zum Abfall der weißen
Blutzellen (Leucopenie) oder zum Abfall der Gerinnungsplättchen (Throm-
bopenie). Das bedeutet entweder rasche Ermüdbarkeit, schlechte Abwehrlage mit gehäuftem Auftreten von Allergien oder Tumorerkrankungen sowie
Störungen der Gerinnungsfunktionen.

## Haut und Schleimhäute

Einerseits bildet die Haut eine Schutzhülle gegen äußere Einflüsse, Gefahren
des Körpers nach außen. Dadurch schützt sie vor Umweltgiften, Fremdkör-
pern und Krankheitserregern. Gleichzeitig leitet sie aber auch Zellgifte und
Schlackenstoffe aus. Die Schleimhäute dienen dem Schutz der großen
Körperöffnungen (Atemwege, Verdauungstrakt, Geschlechtsorgane). Anorganische Fremdkörper wie Ruß und Staub werden im Bereich der Atemwege
gefiltert und wieder ausgeschieden. Im Magen-Darm-Trakt wirken die
Schleimhäute als Filter gegen die Billionen der dort ansässigen Bakterien. In
den Schleimhäuten des Darms finden sich 70 bis 90% der Lymphozyten.
Diese sammeln sich besonders in Zellnestern an, die wir als Peyersche

Plaques bezeichnen. Somit ist der Darm ein Immunorgan allerersten Ranges. Bei schweren Erkrankungen wie Allergien, Krebs oder chronischen Entzündungen muß auf jeden Fall die Immunfunktion des Darmes wieder hergestellt werden.

**Verwendete Literatur:**

1) Witold Kiczka, "Anwendung von Thymusextrakten bei Malignomerkrankungen", THX - Thymus - Fachbuchverlag, Bad Harzburg, 1883
2) Ingeborg Münzing - Ruef, "So stärken Sie Ihr Immunsystem", Heyne - Taschenbuch, 1987
3) Prof. Dr. med. Henning Brandis (Hrsg.), "Einführung in die Immunologie", Gustav Fischer Verlag, Stuttgart, 1972
4) Dr. med. Peter Schleicher, Prof. Dr. Dr. Karl Heinz Schmidt. "Grundzüge der Immundiagnostik und -therapie", Hippokrates Verlag, Stuttgart, 1989
5) John Dwyer; "Krieg im Körper" (noch vervollständigen)
6) Mark P. Friedlander, Prof. Dr. Terry M. Phillips, "Für ein starkes Immunsystem", MVG Verlag, 1987
7) Arbeitskreis Immuntherapie e. V. , Hamburg, "Grundlagen der körpereigenen Abwehr - Kompendium I (Immunphysiologie)"

## Kapitel 4

# Die Thymusdrüse -
# Zentrale der Abwehr und Motor der
# Jugend

- Die Thymusdrüse liegt hinter dem Brustbein
- Im Säuglingsalter hat sie in etwa die Größe der Säuglingsfaust.
- Sie wiegt etwa 12 Gramm, im zweiten Lebensjahr, wenn sich die Funktion des Immunsystems voll entwickelt hat, wiegt sie sogar das dreifache, bis zu ca. 36 Gramm.
- Bei den Sektionen Verstorbener dagegen findet man kaum mehr Angaben zur Thymusdrüse. Bereits im Erwachsenenalter ist die Thymusdrüse seltsamerweise geschrumpft und wiegt im Durchschnitt etwa 6 Gramm.
- Unsere Alterungsvorgänge sind verbunden mit einem Rückgang der Funktion dieses lebenswichtigen Organes.

Die Serumspiegel der in der Thymusdrüse gebildeten Thymusfaktoren steigen in den ersten Jahren kontinuierlich an und erreichen ihre stärkste Konzentration um das 15. Lebensjahr herum. Dann fallen sie langsam wieder ab. Mit Erreichen des 40. Lebensjahres sind die Thymusfaktoren im Blut kaum noch nachweisbar.

**Die Thymusdrüse - Regulator des Wachstums und der Alterungsprozesse.**

Entfernt man neugeborenen Tieren die Thymusdrüse, so ergeben sich folgende Veränderungen:

- Rückbildung der Lymphorgane
- Abfall bestimmter weißer Blutzellen, der Lymphozyten
- Störungen im normalen Wachstum
- Erhebliche Beschleunigung aller Alterungsprozesse.

Durch dieses Experiment wird die Bedeutung der Thymusdrüse     als Regulator des Wachstums und der Alterungsprozesse dokumentiert. Bei intakter Funktion der Thymusdrüse wird sowohl eine normale Wachstumsentwicklung eines Individuums gewährleistet als auch eine vorzeitige Alterung vermieden. Diese Funktion wird besonders in dem Buch von (hier Quelle von DrH ) beschrieben, in dem die Wirkung einer Thymustherapie als Behandlung zur Verlangsamung von Altersprozessen betont wird.

- Nach Entfernung der Thymusdrüse bleiben Tiere auffallend im Wachstum zurück.
- Sie sterben nach wenigen Wochen mit den typischen Anzeichen einer allgemeinen Schwäche mit zunehmendem Gewichtsverlust und gehäuft auftretenden Infektionen.
- Die Erhaltung der Thymusdrüsenfunktion bedeutet die Erschließung eines physiologischen Jungbrunnens für unseren Körper
- Intakte Abwehr heißt auch: Bewahrung vor Verschleiß- und Alterungsvorgängen.

**Der Mensch altert mit der Rückbildung der Thymusdrüse**

Wenn sich zwischen dem 25. und 30. Lebensjahr die Thymusdrüse mehr und mehr zurückbildet, übernimmt gleichzeitig die Haut einen Teil ihrer Aufgaben, aber parallel dazu beginnt auch der Alterungsprozess des Menschen. Wir erkennen vermehrt Hautmale, wie Pigmentflecken, Warzen und Hornhautbildung, die sich kaum spontan zurückbilden und sie können öfter und schwerer an Infekten erkranken .

Der Alterungsprozeß des Menschen entspricht ziemlich genau den Symptomen, die im Tierversuch nach der Entfernung der Thymusdrüse auftraten und die Tiere vorzeitig dahinsiechen und sterben ließen.

Durch eine Thymusverpflanzung können all diese Symptome vermieden werden. Tieren mit entfernter Thymusdrüse wächst transplantiertes Fremdgewebe ohne Abstoßungsreaktionen an, weil die Abwehrfunktionen des Körpers quasi lahmgelegt wurden.

Nieren-, Leber-, oder Herztransplantationen könnten durch die vorherige Entfernung der Thymusdrüse erfolgreicher durchgeführt werden.

Allerdings -. um welchen Preis: Vorzeitiges Altern mit erhöhter Infektanfälligkeit, schnellerem und häufigerem Auftreten von Tumoren, frühzeitigere Gefäßverkalkungen  wären vorprogrammiert.

**Eine Billion Zellen - Kernstück unserer Abwehr**

Abstoßungsreaktionen werden erheblich dadurch geprägt, daß T - Lymphozyten in der Thymusdrüse auf ihre Aufgaben vorbereitet wurden. Sie erkennen und attackieren Fremdgewebe und Fremdorgane .

Zum Zeitpunkt der Pubertät werden in jeder Minute eine Million Zellen vom
Lymphgewebe gebildet. Das Immunsystem insgesamt besteht aus ca. 1 Billion (1.000.000.000!) Zellen, mit einem Gesamtgewicht von circa 1000 g.
1 Billion Zellen für unsere Abwehr!

Wenn die Zahl dieser Abwehrzellen allmählich reduziert wird, ist es
erklärlich daß Krankheits- und Alterungsprozesse im menschlichen Körper
verstärkt ablaufen werden. Auch die Arteriosklerose wird von den Ärzten
der Immunologie mit dem Immunsystem in Verbindung gebracht. Die Ablagerungen, die in den Gefäßen auftreten und die Arteriosklerose fördern,
sollen weitgehend durch Ablagerungen von Immunkomplexen entstehen.
Dies erklärt auch, warum wir bei den Menschen, die eine Arteriosklerose
aufweisen, häufig eine erhöhte Blutsenkungsgeschwindigkeit wie bei Entzündungen vorfinden.

Das Wissen um die Wirkung der Thymusdrüse ist nicht so neu.

- 1906 berichtete der schwedische Forscher H a m m e r über Tiere,
  denen er nach der Geburt die Thymusdrüse entfernt hatte. Alle
  starben ausnahmslos wenige Wochen nach dieser Operation.
- 1923 gab der Hamburger Physiologe K n i p p i n g 70 Studenten
  Injektionen mit Thymusdrüsenpreßsaft. Er beobachtete, daß danach
  die Zahl der Lymphozyten anstieg und Erkältungen zurückgingen.
- In den vierziger Jahren begann der schwedische Tierarzt Dr. Ellis
  S a n d b e r g mit der Thymustherapie bei Tieren und Menschen. Er
  nannte den Thymusextrakt aus Kalbsbries THX und behandelte damit
  erfolgreich viele tausend Patienten. Sein eigener Bruder war schwer
  krebskrank und von der Medizin aufgegeben. Er konnte mit dieser
  Therapie geheilt werden.

Als Folge aus den bisher erwähnten Forschungsergebnissen stellten namhaf-
te Pharmakonzerne wie Hoffmann La Roche und Merck in den dreißiger und
vierziger Jahre Thymusdragees zur Vorbeugung gegen Virusinfektionen her.
Erst mit der Erfindung von Sulfonamiden und Antibiotika während des 2.
Weltkrieges fanden diese Präparate und der Gedanke der "körpereigenen
Resistenz" leider und unberechtigterweise immer weniger Vertreter. Sie verschwanden vom Pharmamarkt.

Bis zu diesem Zeitpunkt hatte man immer nur beobachten können, **was** passierte, aber nie erklären können, **warum** das so war.

Erst in den sechziger Jahren wurde von dem Australier M i l l e r die Aufgabe der Thymusdrüse als Regulationsorgan und Zentrale der Immunabwehr, als das Gehirn dieser Abwehr schlechthin erkannt. Seit 1975 erregten Thymuspräparate auch in der BRD zunehmend die Aufmerksamkeit von ganzheitlich orientierten Medizinern.

Unter der Leitung des Hamburger Internisten Dr. G. N e u m e y e r bildete sich der *Arbeitskreis Imuntherapie e. V.,* der in zahlreichen Arbeiten und Forschungen die Wirkung der Thymusdrüse bzw. deren Hormone dokumentiert. Der momentane Stand der Thymusforschung ist weit gediehen: Unzählige Forschungen aus Deutschland und den USA, aber auch den Ländern Osteuropas und hier besonders aus Polen und Rußland haben dazu geführt, daß die Thymusdrüse und ihre Wirkungstoffe weitestgehend erforscht worden sind.

Die Thymusdrüse gehört zu den sogenannten "hormonbildenden Drüsen". So wie die anderen hormonbildenden Drüsen gibt sie Hormone in die Blutbahn ab. So gelangen sie zu anderen Organen und steuern dort die Funktion dieser Organe.

Ein klassisches Beispiel für die Funktion eines Hormones ist die Wirkung des "Streßhormones" Adrenalin. In Gefahrensituationen wird dieses Hormon von den Nebennieren ausgeschüttet und bewirkt folgende Veränderungen: erhöhte Durchblutung der Muskulatur und des Gehirns, Freisetzung von Zukker für eine bessere Versorgung und Funktion dieser Organe, die den Körper in die Lage versetzen, schneller auf eine drohende Gefahr zu reagieren.

Auch die Thymusdrüse produziert eine Reihe solcher Substanzen, die zu Veränderungen im Körper führen. Man hat in der Vergangenheit diese Stoffe, um sie von den "klassischen Hormonen" wie Adrenalin usw.zu unterscheiden, nicht als Hormone sondern als "Thymuspeptide" bezeichnet. Diese Thymushormone bewirken:

- Veränderungen der immunkompetenten und -vermittelnden Zellen.
- Sie locken die "Prä - Thymus - Lymphozyten" in die Thymusdrüse.
- Sie aktivieren Thymus - Suppressorzellen und Thymus - Helferzellen.
- Sie unterstützen die Interferonherstellung im Körper.
- Die Aktivität der Makrophagen wird erhöht.
- Sie sind außerdem in der Lage, den Körper vor Schäden durch Strahlung (Radioaktivität) zu schützen.

**Infobox: Immunbiologische Wirkung der verschiedenen Thymushormone (Thymuspeptide)**

● Gleichen Funktionsstörungen der Thymusdrüse aus, beeinflussen die an der Immunität beteiligten inneren Organe (Endokrinum), schützen vor den Folgen von Radioaktivität

● Beeinflussen die Reifung der lymphoiden Zellen in der Thymusdrüse

● Bewirken Reifung und Differenzierung der Thymozyten, erhöhen die Lymphokinproduktion in Makrophagen, regen die Interferonherstellung an.

● Aktivieren die T - Suppressor - Zellen.

● Regen die Freßaktivität der Makrophagen an,

● Bewirken die Reifung von Prothymozyten in Thymozyten und regen die T - Helfer - Lymphozyten an

● Behindern die T - Zelldifferenzierung im Prothymozytenstadium

● Führen zur Hemmung der T - Suppressor - Lymphozyten

Die Immunschwächekrankheit AIDS hat die Bedeutung einer funktionsfähigen Immunabwehr in den letzten Jahren verstärkt ins Bewußtsein gerückt. Die Immunabwehr bildet ein Netzwerk verschiedenster Systeme zur Abwehr von Mikroorganismen, Parasiten und Viren. Sie befähigt auch die Kontrolle der Wachstumsvorgänge von Zellverbänden (Geweben) und vermeidet die Entwicklung von Geschwülsten.

Thymuslose Wesen sterben infolge einer totalen Immunabwehrschwäche rasch an einer Infektion mit im Normalfall harmlosen Keimen. Im Rahmen der sogenannten AIDS - Erkrankung zerstören verschiedene Erreger, wovon das HIV - Virus nur ein einzelnes darstellt, das Thymusorgan und die davon abhängigen Helferzellen. Das kann schwerwiegende Folgeerkrankungen auslösen.

**In der Vorgeschichte der AIDS - Erkrankung   finden sich häufig:**
•

● Erkältungskrankheiten ohne Fieber
● Allergien
● Atopien wie z. B. Milchschorferkrankungen o. ä.
● Autoimmunleiden, bei denen sich das Immunsystem gegen den eigenen Körper richtet, z. B. die Multiple Sklerose

- Folgen ständig wiederkehrender schwerer Virusinfektionen wie Hepatitis (Gelbsucht), Masern, Epstein - Barr - Virusinfektionen Herpesinfektionen
- Magersucht, geringes oder erhöhtes Körpergewicht
- Diabetes (Zuckerkrankheit)
- Arteriosklerose (Gefäßverkalkung)

Niedrige absolute Lymphozytenzahlen unter 1000 Zellen pro Kubikmillimeter Blut und ein Mangel an T - Helferzellen deuten auf eine mangelnde Thymusdrüsenfunktion hin.

Je älter ein Menschen wird, desto geringer sind die Spiegel an Thymusfaktoren im Serum. Zahlreiche chronische Erkrankungen gehen mit einer Schwäche der Immunabwehr einher, die man oft sehr günstig mit einer Thymustherapie behandeln kann. Das gilt auch für Abwehrschwächen im Rahmen ärztlicher Behandlungen wie:

- Anhaltende Gaben von Kortisonpräparaten
- Therapiezyklen mit Zellgiften zur Krebstherapie (Zytostatika)
- Belastungen durch Szintigramme, Röntgenstrahlungen und Radioaktivität in Diagnose (besonders die Computertomographie und Mammographie) und Behandlung
- Belastung durch medizinische Werkstoffe (Amalgam usw.) und
- sonstige, das Immunsystem unterdrückende Medikamente

Insgesamt werden durch Thymuspeptide die Mechanismen einer ausgeglichenen Immunbalance reguliert. Deutliche Wirkungen sind auch auf das psychovegetative System sowie auf die Drüsen mit innerer Sekretion (hormonproduzierende Drüsen) nachzuweisen.

### Wo hilft eine Thymustherapie?

- Abwehrschwächen wie häufige Virus- und Pilzinfekte
- Wenn Antibiotika bei Infekten nicht helfen
- Abwehrschwächen infolge von Alter, Abmagerung, Knochenmarks-
- Folgen von Chemotherapien und Bestrahlungen mit Schäden
- Altersleiden wie Arteriosklerose, alle Durchblutungsstörungen des Herzens, Gehirns sowie der Arme und Beine
- Unterschenkelgeschwüre mit schlechter Heilungstendenz
- Altersdiabetes mit Netzhautschäden und Amyloidose

- Weitere Alterungserkrankungen wie Gelenk- und Wirbelsäulenverschleiß
- Alterungsprozesse der Haut, Haarausfall
- Prostatavergrößerungen, Veränderungen der Brustdrüse
- chronische Atemwegsinfektionen, häufige Virusinfektionen des Magen - Darmtraktes, des Urogenitaltraktes und der Haut
- Ergänzende Behandlungen bei krebsartigen Leiden (Leukämien Lymphomen, Sarkomen und soliden Tumoren)

Besonders wirksam ist die Thymustherapie, wenn sie mit einer weiteren immunstabilisierenden Behandlung verknüpft wird. Die Therapie mit Thymuspräparaten ist an und für sich unproblematisch und ohne schwerwiegende Risiken. Allergische Erscheinungen sind nur vereinzelt beobachtet worden.

Es werden zur Zeit in der BRD verschiedene Thymuspräparate in der Therapie verwendet. Die Hauptunterschiede in der Herstellungsweise dieser Medikamente liegen in der Gewinnung. Es gibt:

- synthetisch (künstlich) hergestellte Präparate, die jeweils nur ein oder zwei Thymuspeptide beinhalten
- die sogenannten natürlich gewonnenen "Thymusgesamtextrakte". Die natürlichen Thymuspeptide sind nach wie vor den synthetisch gewonnenen therapeutisch überlegen.

Die Therapie mit Thymusextrakten ist risikoarm. Bei über 50.000 dokumentierten Behandlungen mit Thymusgesamtextrakt nach Sandberg (THX) ist nicht eine einzige schwere Nebenwirkung, wie allergische Schockzustände oder allergische Reaktionen mit Todesfolge, beobachtet worden. Beachtet werden muß, daß es wegen Wechselwirkungen mit anderen Hormonen zur Verstärkung der Schilddrüsenfunktion und der Bauchspeicheldrüse kommen kann. So ist z. B. die Anpassung einer Insulindosis notwendig.

### Thymustherapie - Cortison - Chemotherapie

Hohe Cortisondosen schwächen die Thymuswirkung, heben sie allerdings nicht auf. Oft kann unter der Thymustherapie die Dosis von Cortison allmählich vermindert werden.

Die Erholung des Knochenmarks nach einer Chemotherapie kann durch eine Thymustherapie wesentlich beschleunigt werden. Ähnliches gilt für die Verringerung von Strahlenschäden und Erholungsphasen nach operativen Eingriffen. Die Thymustherapie hat keine schädigende Wechselwirkung mit anderen Präparaten oder Therapieformen.

**Erfolge der Thymustherapie - Forschungs- und Behandlungsergebnisse**

**Erkrankungen des rheumatischen Formenkreises:**

- In ihrer Arbeit "Thymusfaktoren bei rheumatischen Erkrankungen" stellen die Autoren Dumrese und Neumeyer die immunologische Situation bei rheumatischen Erkrankungen wie folgt dar: "Im Bereich der Gelenkschleimhäute kommt es stoßweise zu einer fast tumorartigen Zerstörung an Knorpel und Knochen. Die rheumatoide Arthritis (rheumatische Gelenksentzündung) wird vermutlich durch Infektionen gestartet. Es wird ein Überhang an T - Helferzellen und ein Mangel an T - Suppressorzellen (die Entzündungsreaktionen unterdrücken) im Blutbild beobachtet". Die immunologische Wirkung der Thymuspräparate bewirkt eine Normalisierung dieses Zustandes mit regelrechter T4/T8 - Ratio. Die Entzündung flacht ab.
- Andere Ärzte berichten über Erfahrung mit Injektionen von Thymusgesamtextrakt bei entzündlichem Gelenkrheuma. Danach kam es nach Durchführung von mindestens 20 Injektionen zu 24 vollständigen , in 13 Fällen zu teilweisen Rückbildungen und bei 26 Fällen zu vorübergehenden Rückbildungen .
- Eine Reihe weiterer Arbeiten zum Thema "Thymus und Rheumatoide Arthritis" bestätigen das oben angegebene Ergebnis: "Die Gesamtergebnisse zeigten eine statistisch eindeutige Verbesserung (des Zustandes) zu Behandlungsende"
- "Mit der (intramuskulären) Gabe von Thymalin an fünf aufeinanderfolgenden Tagen und über mehrere Wochen kam es bei zwei von fünf Patienten in der 4. und 6. Behandlungswoche ... zu einer vorläufigen Besserung. Durch die Ergebnisse dieser Untersuchung wird ein Behandlungsplan mit Thymalin bei der Behandlung der Rheumatoiden Arthritis grundsätzlich empfohlen"

Diese vier Literaturstellen bilden nur einen kleinen, willkürlichen Auszug aus der Menge der Arbeiten über die Verwendung von Thymuspräparaten in der Rheumatologie. Die Erwähnung aller Arbeiten - und sei es nur in Form einer Aufzählung - würde den Rahmen dieses Kapitels, ja dieses Buches bei weitem sprengen.

**Verwendung von Thymuspräparaten bei Hautkrankheiten**

Auch in der Behandlung von Hautleiden hat sich die Thymustherapie als erfolgreich erwiesen: In der Zeitschrift "Der Deutsche Dermatologe" werden folgende Fälle dargestellt:

- Pilzbefall mit dem Candidapilz: Nachdem eine Therapie mit einem hochwirksamen Pilzmittel (Nystatin), innerlich und äußerlich angewendet, nur eine mäßige Wirkung erreicht, erfolgt nach einer Kur mit Thymus endgültige Abheilung.
- Herpes simplex (durch den Herpesvirus hervorgerufene Hauterkrankung mit schmerzhaften Bläschen) bei dem allerdings 5 mal 25 Ampullen Thymus Mulli erforderlich waren.
- In einem Fall von Alterserschöpfung erfolgte eine Thymusbehandlung. Dabei stellte die Patientin fest, daß zunächst einmal ihr Heuschnupfen abklang und Hühnereiweiß wieder verträglich wurde. Auch die Hausstaubkrankheit (Hausstauballergie) spricht hervorragend auf die Thymusbehandlung an.
- Des weiteren wurde die Wirksamkeit bei Rosaceaerkrankung (eine Hauterkrankung mit Rötung, die bis zur Bildung einer Knollennase führen kann) nachgewiesen."

**Die Thymustherapie bei bösartigen Erkrankungen (Krebs, Leukämie und andere)**

Eine Reihe von Arbeiten beschäftigt sich mit der Wirkung von Thymuspräparaten bei bösartigen Erkrankungen. Auch hier ist es aus Platzgründen nur möglich, eine kurze Übersicht der verfügbaren Arbeiten zu bieten.

Über die Probleme der konventionellen Therapie der Krebserkrankungen berichten wir an anderer Stelle dieses Buches. Dennoch sollten hier nochmals die hauptsächlichen Nachteile dieser Therapie besprochen werden. Wie zahlreiche Untersuchungen zeigen, ist oftmals bereits **vor einer Krebsbehandlung** der Zustand des Immunsystems der Erkrankten ruinös. Die konventionelle Krebstherapie greift mehr oder weniger wahllos in diesen Zustand ein, verschlechterte Abwehrsituation. Die erfolgreiche Verwendung von Thymus-präparaten bei Krebserkrankungen wurde schon von Sandberg beschrieben. Aber erst die Erforschung der Thymusdrüse, bzw. ihrer Peptide, stellte diese Ergebnisse auf sicherere Füße. So kam es in der Folge zu vielen Versuchen, Thymuspräparate zur Verbesserung der Situation der Patienten, beziehungsweise der Therapieergebnisse, einzusetzen.

Witold Kiczka schreibt in seiner Arbeit "Anwendung von Thymusextrakten bei Malignomerkrankungen":

"Die seit fast 100 Jahren unternommenen Versuche mit der Immuntherapie bei Krebskranken werden von Jahr zu Jahr intensiver durchgeführt und die Immuntherapie findet immer mehr Anhänger."

Kiczka hat eine Theorie entwickelt, warum die Wirkung einer Chemotherapie allein nicht zur Bekämpfung einer Krebserkrankung ausreicht:

- Entscheidend für die Vernichtung von Krebszellen durch das Immunsystem ist die ungestörte Heranführung der Helferzellen an die Tumorzellen, die "Chemotaxis".
- Bei Tumorkranken kommt es zu einer "Blockade" der von den Tumorzellen abgegebenen Informationen. Diese Blockade verhindert die Alarmierung der Helferzellen.
- Eine Chemotherapie oder Bestrahlung vermag diese Blockade zu brechen, die Information gelangt zu den Helferzellen, die darauf ihre Aufgabe der Tumorbekämpfung aufnehmen.
- Es kommt zu einem "Anfangserfolg" der Therapie, der Tumor nimmt an Größe ab.
- Bald aber sind die Helferzellen durch die gleiche Behandlung so geschädigt, daß sie auf diese Information nicht mehr ausreichend reagieren können. Und so erlischt die Wirkung der Chemo- oder Strahlentherapie nach den anfänglichen Erfolgen mehr und mehr. Führt man zu diesem Zeitpunkt dem Organismus die Thymusextrakte als das Immunsystem anregende Substanzen hinzu, wird die Tätigkeit der Lymphozyten erhöht und das Ergebnis der Therapie verbessert.

Zur Bestätigung dieser "Arbeitshypothese" von Kiczka aus dem Jahre 1983 liegt uns eine Reihe von 17 Arbeiten vor. So wertet eine Arbeit aus dem Jahre 1989: "Bei 26 Patienten mit kleinzelligem Bronchialkarzinom wurden die Effekte von Thymostimulin auf die Toxizität einer Chemotherapie und die Langzeitüberlebensrate ermittelt. Die Myelosuppression (Schädigung des Knochenmarks), das Auftreten von Fieber und infektiöser Erkrankungen waren bei der mit Thymusextrakten behandelten Patientengruppe deutlich weniger bedrohlich,... eine deutlich erhöhte Wirksamkeit der Therapie, bzw. der Überlebenszeit, wurden ebenfalls beobachtet."

Eine weitere Arbeit aus Deutschland stellt fest: "Die Behandlung mit Thymusextrakten ... kann die Ausbildung von Metastasen verhindern, wenn sie vor und nach einer Operation angewendet wird. Als Zusatztherapie zur Chemo- und Strahlentherapie bei metastasierenden Erkrankungen kann die

Lebensqualität verbessert, die Zeit bis zum Auftreten eines Rückfalls und die Überlebenszeit verlängert werden"

*(Hier wird die Aussage von Kiczka insofern erweitert, da eine "Anti - Krebs - Wirkung" der Thymustherapie auch ohne begleitende Chemo- oder Strahlentherapie zu existieren scheint.)*

Eine weitere deutsche Studie beschreibt, daß..."bereits ein Monat nach Beginn der Therapie mit Thymusextrakten bei Brustkrebs die Anzahl der T4 - Helferzellen ansteigt"

*(Interessant ist hier, daß die positive Wirkung der Thymustherapie offensichtlich auch bei der Einnahme des Präparates in Tablettenform erreicht werden kann.)*

In einem amerikanischen Buch wird festgestellt , daß..."es einen deutlichen Effekt von Thymusfaktoren auf die körperliche Abwehr gegen Krebs gibt". Weiter heißt es: "Wir beobachteten **keine wesentlichen toxischen oder allergischen Nebenwirkungen bei den über 100 Patienten, was die Erfahrungen anderer Untersucher in über 100 Studien bestätigt**".

Gerade die letzte Behauptung über allergische oder giftige Wirkungen der Thymuspräparate ist von erheblicher Bedeutung. In der Annahme von Thymusbehandlungen durch die Krankenkassen wird durch die Vertrauensärzte (heute vornehmer "Medizinischer Dienst" genannt) als Hauptargument zur Verweigerung solcher Therapien immer wieder deren Gefährlichkeit und angebliche Risiken hervorgehoben. Daß unter Chemotherapien jährlich über tausende von Menschen an hochtoxischen Vergiftungserscheinungen sterben und in jedem Falle schwerstwiegende Nebenwirkungen vorhanden sind, wird gedankenlos und in meinen Augen fast menschenverachtend hingenommen.

Daß Chemotherapien darüberhinaus wesentlich teurer sind, wird ebenfalls akzeptiert. Schulmedizinische Lehrmeinungen dürfen in keiner Weise angekratzt werden. Daß der Mensch in seiner letzten Lebensphase durch schwerwiegende therapeutische Maßnahmen oft dadurch entwürdigt wird, daß er durch Behandlungsformen mit massivsten Nebenwirkungen ans Krankenhaus gefesselt wird, steht auf einem anderen Blatt.

**Welch wahnwitzige Betriebsblindheit!**

### Thymuspräparate und AIDS

Wir wollen in einem besonderen Kapitel des in Kürze erscheinenden Buches "Immunbuch II" noch speziell auf die AIDS - Problematik - insbesondere was die Diagnosestellung und Therapie betrifft - eingehen. Dennoch sollte in diesem Zusammenhang eine Arbeit aus der Zeitschrift "Therapiewoche" nicht unerwähnt bleiben. Autorin dieser Arbeit ist die Frankfurter Ärztin Dr. med. J. Sacher, die in der letzten Zeit durch die naturheilkundliche

Behandlung AIDS - Kranker bekannt geworden ist. Sie schreibt zum Thema Thymus und AIDS: "Bei keinem Patienten trat während der Behandlung mit Thym - Uvocal eine sekundäre Infektion auf. Das Verhindern sekundärer Infektionen ist als ganz entscheidender Erfolg für die Lebensqualität und Lebenserwartung HIV - infizierter Patienten zu werten. Es ist anzunehmen, daß zwischen der Phagozytose - Aktivierung durch Thym Uvocal und der Verhinderung sekundärer Infektionen ein Zusammenhang besteht."

Dennoch relativiert die Autorin ihre Ergebnisse: "Thym - Uvocal ist kein Heilmittel gegen AIDS. Es ist ein Immuntherapeutikum, von dem wir annehmen, daß es die noch intakten Funktionen der körpereigenen Abwehr unterstützt. Fazit: Lebensqualität verbessert, Leidensprogression vielleicht verzögert."

**Thymuspräparate und psychische Erkrankungen**

Die folgende Arbeit mag als Randnotiz gesehen werden. Die Beschreibung von (nur) drei Fällen bietet eine zu geringe statistische Aussagekraft, um bereits als allgemein gültige Aussage interpretiert zu werden. Dennoch belegt sie unter Umständen den engen Zusammenhang von Immunsystem und Psyche, einem Thema, dem wir noch ein eigenes Kapitel widmen werden.

In dieser Arbeit des Institutes für Psychphysiologische und Sprachstörungen, Beograd, wurden - unter der Vorbedingung, daß eine Verbindung zwischen dem Zentralnervensystem (ZNS) und dem Immunsystem besteht - ..." drei (autistischen) Kindern im gleichen Alter von 6 Jahren ein Thymusgesamtextrakt nach Sandberg (THX) gegeben. In den folgenden 6 Monaten wurden diese Patienten kontinuierlich beobachtet und die folgenden Beobachtungen gemacht:

- Das Auftreten von Infektionen reduzierte sich auf ein Minimum.
- Es kam zum Rückgang aggressiven Verhaltens.
- Abnorm verstärkter Bewegungsdrang (Hyperkinesiologie) nahm deutlich ab.
- Der Kontakt zur Umgebung wurde besserte sich.
- Das Behandlungskonzept wurde besser angenommen.
- Ein erhöhtes Interesse für alle Vorkommnisse in der Umgebung sowie regelrechte Reaktionen auf diese Vorkommnisse waren wieder vorhanden.

Jedem, der sich mit der Problematik autistischer Kinder befaßt, sei es als betroffener Elternteil oder als Therapeut, kann ermessen, was diese - eher trockenen - Aussagen für alle Betroffenen bedeuten!

Trotz der angeführten offensichtlichen Erfolge einer Therapie mit Thymusfaktoren wird deren Wirkung - vor allen Dingen in der Schulmedizin - angezweifelt, ja die Behandlung wird oftmals mit dem Argument eines erhöhten Behandlungsrisikos abgelehnt. Insbesondere die Schulmedizin ignoriert bei der Bewertung der Thymustherapie alle vorliegenden Behandlungsergebnisse. Oft übernehmen die Krankenkassen diese ablehnende Argumentation , wenn sie um die Erstattung der Kosten für eine Thymustherapie gebeten werden.

Stellvertretend für die Haltung der Krankenkassen zu diesem Thema hier ein Auszug aus einem Brief der Barmer Ersatzkasse , den sie einer ihrer Versicherten schickte, die um die Erstattung der Kosten für eine Thymustherapie gebeten hatte:

Da steht unter anderem:...” Organextrakte sind bekanntlich mit nachweisbarem hohen Risiko verbunden. Die Präparate aus tierischen Organen sind weder auf Wirksamkeit noch auf Unbedenklichkeit geprüft worden. Im Zusammenhang mit malignen Erkrankungen gibt es bisher keine nach anerkannten Kriterien durchgeführten Studien, die einen Effekt von Thymuspräparaten auf die Prognose maligner Erkrankungen belegen. Ihr mögliches Risiko überwiegt den erwiesenen Nutzen und kann daher nicht als medizinisch notwendig eingestuft werden.”

Etwas differenzierter - wenn auch nicht korrekter äußert sich da ein Buch aus dem Jahre 1992. So steht z. B. in dem Buch “Die andere Medizin - Nutzen und Risiken sanfter Heilmethoden” zum Thema Thymustherapie folgendes:

**Die Thymustherapie ... “ist abzulehnen, weil ihr mögliches Risiko den nicht erwiesenen Nutzen überwiegt.”**

Und im Einzelnen bemängeln die Autoren unter anderem:

1. “Dreißig Todesfälle sind nach dem Spritzen verschiedener Frischzellenpräparate (dazu zählen die Autoren fälschlicherweise auch die Thymustherapie) - davon einer nach Thymusextrakt - dokumentiert”.
2. Die Thymusspritzen können “allergische Reaktionen bis hin zum tödlichen Schock auslösen”.
3. Es kann sich “an der Einstichstelle ein Abszeß bilden und die Injektion Krankheitserreger übertragen”.

Dazu ist Folgendes anzumerken:

Die bereits erwähnten Forscher Knipping und Sandberg betonen ausdrücklich, daß es in "keinem Fall zu Unverträglichkeitsreaktionen durch die Injektion von Thymusfaktoren gekommen ist." Diese Einschätzung wird - wie oben erwähnt - von über 100 Forschern bestätigt.

Aus der eigenen Praxis können wir bestätigen, daß es bei der durchschnittlichen Verabreichung von über 4500 Thymnusinjektionen pro Jahr mit den Präparaten Thym Uvocal und Thymusgesamtextrakt nach Sandberg nur ganz vereinzelt (weit unter 1 %) zu lokalen Reaktionen im Bereich der Einstichstelle gekommen ist.

Deswegen darf wohl behauptet werden, daß die Risiken einer Injektion mit Thymuspräparaten um nichts größer (wenn nicht sogar geringer) sind, als die Injektion anderer, von der Schulmedizin verwendeter Medikamente.

Jede Injektion eines Medikamentes in den menschlichen Körper trägt das Risiko einer nachfolgenden Entzündung oder Überempfindlichkeitsreaktion in sich. Bei der Infusion oder Injektion von Zellgiften (Zytostatika) im Rahmen einer Chemotherapie treten manchmal - selbst bei korrekter Lage der Injektionsnadel - grauenhafte Gewebszerstörungen auf. Todesfälle als Nebenwirkungen sind keine Rarität.

Noch nie haben wir gelesen, daß ein Vertrauensarzt oder eine Krankenkasse aufgrund dieser aggressiven Nebenwirkungen je eine Therapie abgelehnt hätten. Bei der Thymustherapie ist dieses aber gang und gäbe. Der Patient, der durch seine Krankenkassenbeiträge ein Leben lang Vorsorge für den Krankheitsfall getroffen hat, wird entmündigt und zu Behandlungen gezwungen, die von ihm nicht akzeptiert werden.

Zur Verunsicherung in der Bevölkerung hat in der letzten Zeit zunehmend die Möglichkeit der Infektion mit dem Erreger des sogenannten "Rinderwahnsinns" - auch bekannt als Scrapie oder bovine spongioforme Enzephalopathie (BSE) - durch Thymusspritzen geführt.

Hierzu erstellte das bereits genannte Institut Dr. Neumeyer, Hamburg eine Erklärung, die hier in wesentlichen Punkten zitiert werden soll:

"Zu einer möglichen Übertragungsgefahr durch Thymus- oder Milzpeptide, die aus Rinderorganen gewonnen werden, läßt sich zusammengefaßt folgendes sagen:

- Thymus- und Milzpräparate werden aus Organen von überwachten Kälbern gewonnen, also nicht aus Rindern.
- Diese Kälber erhalten nur Milchnahrung. Häufigste Ursache für BSE bei Rindern soll nach bisherigem Kenntnisstand die Infektion durch Tierfutter sein, das aus Tiermehl infizierter Tiere hergestellt wurde.

Mit dieser Tiermehlnahrung kommen die Kälber nicht in Berührung.
- Eine Übertragung der BSE auf Menschen ist bisher nicht bekannt geworden.
- Aus diesen Gründen ist eine Infektion von Thymus- und Milzpräparaten weitestgehend ausgeschlossen."

### Thymus - die Zuckerkrankheit und Arteriosklerose

Wie vehement die Wirkung einer solchen Thymustherapie bei Diabetes ist, stellte ich bei einem Freund meines Schwiegervaters fest. Dieser ältere Herr war passionierter Jäger, aber auf Grund einer fortgeschrittenen Gefäßerkrankung war sein Gang schlurfend geworden, seine Hände schwangen nicht mehr richtig mit, seine Reaktionsfähigkeit war verlangsamt. Die Jagd konnte er allenfalls vom Hochsitz aus betreiben. Gleichzeitig litt er an einer Zuckerkrankheit, die nur mit höchsten Dosen von Medikamenten, aber ohne Insulin, behandelt werden mußte. Zusätzlich bestanden Herzrhythmusstörungen und eine Herzerweiterung, um nur die wichtigsten Krankheitserscheinungen zu nennen. Aufgrund einer schweren Arteriosklerose kam der Freund meines Schwiegervaters zu mir in dieBehandlung. Wir stellten einen ziemlich entgleisten Zuckerstoffwechsel fest. Der Nüchternblutzucker betrug trotz aller Medikamente 389 mg%. Es erfolgte die Einnahme von 3 1/2 Tabletten eines stark blutzuckersenkenden Medikamentes (Euglucon).

Wir führten eine Behandlungsserie mit Sauerstoffinfusionen (Oxyvenierungstherapie nach Regelsberger) und eine Therapie mit Thymusgesamtextrakt nach Sandberg (THX) durch. Nach wenigen Wochen war ohne eine weitere diätetische Maßnahme und Änderung der Blutzuckermedikamente der Blutzuckerspiegel von 398 auf nur 118 mg% gesunken und damit gut eingestellt. Nie in meinem ganzen Leben als Arzt habe ich eine einzige andere Therapieform kennengelernt, die sich so drastisch und überzeugend regulierend auf den Zuckerstoffwechsel auswirkt.

Ein Jahr später kam der gleiche Patient nochmals in die ambulante Behandlung. Der Zuckerspiegel war wieder etwas angestiegen, aber bei weitem nicht so hoch wie seinerzeit. Der Zuckerspiegel lag jetzt bei 189 mg% und ging während der Behandlung auf 110 mg% herunter.

Da eine Zuckerkrankheit in erheblichem Maße zu einer vorzeitigen Verkalkung der Gefäße beiträgt, wirkt sich natürlich eine Therapie, die günstige Einflüsse auf den Blutzuckerspiegel hat, in hohem Maße auch antisklerotisch ( gegen Gefäßverkalkung) aus.

(Interessierte Ärzte oder Therapeuten sollten sich zur weiteren Informationsbeschaffung an die einschlägige Fachpresse bzw. an folgende Adressen wenden:

Arbeitskreis Immuntherapie e. V.

Gademannstraße 16

**2000 Hamburg 50 (ab Juni 93 neue PLZ beachten!)**
**Tel.: 040 / 381943**

## Verwendete Literatur:

1) Med Organica Nr.1, April 1992
2) Thymusdatenbank Hamburg, Leiter. Internist Dr. med. Neumeyer
3) J. Dumrese & G. Neubauer , "Thymusfaktoren bei rheumatischen Erkrankungen" Rheuma 4/1987)
4) H. J. Weiser & A. Pflugbeil, "Weitere Erfahrungen der therapeutischen Anwendung eines wässerigen Thymusextraktes bei juveniler rheumatioder Arthritis", Erfahrungsheilkunde 9/88.
5) M. Malaise, P. Frachimont und andere, Lüttich: "Confirmative Study of the Effectiveness of Thymopentin in Active Rheumatiod Arthritis", Survey of Immunologic Research Nr.4/1985, pp. 87 - 93.
6) V. D. Melekhin, V. V. Sinjachenko und andere, SU, "Immunmodulatorjv terapii revmatoidnogo artrita", Revmatologija, Nr. 3/ 1985, pp. 43 - 46)
7) Th. Müller, "Über die Möglichkeiten der Thymusbehandlung in derDermatologie anhand von einigen Beispielen",
   Der deutsche Dermatologe, pp. 534 - 536 / 1982
8) W. Kiczka, "Anwendung von Thymusextrakten bei Malignomerkrankungen" THX Thymus - Fachverlag, Bad Harzburg, 1983):
9) P. Macchiarini, R. Danesi und andere, "Effects of thymostimulin on chemotherapy - imduced toxicity and long - term survival in small cell lung cell cancer patients", IT Pisa, 1989).
10) H. Mastall, "Einfluß von nativen Thymusextrakten bei der Behandlung bösartiger Tumoren", Deutsche Zeitung für Onkologie, Nr. 1/1987, pp. 8 - 13)
11) H. Trutwin, "Doppelblindstudie über den Immunstatus bei Mamma-karzinompatienten mit peroral appliziertem Thymusextrakt"
12) J. Shoham, A. S. Klein, "The Potential of Thymic Factors in the Treatment of Cancer", aus "Thymic Factor Therapy", 1984, Raven Press New York)
13) Dr. med J. Sacher, "Thymuspeptide bei HIV", Therapiewoche 40, 31/32 (1990)
14) Dr. med. Pesic (Hrsg.), "Immunologische Forschungen mit THX - Gesamt - Thymus - Extrakt", 1980, Bad Harzburg
15) Stiftung Warentest "Die andere Medizin - Nutzen und Risiken sanfter Heilmethoden", 1992

# Kapitel 5
# Zerbricht die Mutter das Immunsystem ihres Kindes?

Wann immer ich im Rahmen von Vorträgen diese Frage angesprochen habe, stieß ich auf Entrüstung. Jede Mutter ist ja so besorgt um das Wohl ihres Kindes, daß diese Frage an sich eine Ketzerei darstellt. Und wer eine solche Frage ausspricht, gehört auf den Scheiterhaufen! Und trotzdem! Wäre das Thema nicht so brisant und diskussionsbedürftig, würde ich diese Frage nicht immer wieder anführen. Denn die Antwort auf diese Frage heißt: Ja! Die Mutter ist - in der Regel in Komplizenschaft mit den behandelnden Ärzten - das erste Wesen, das an der Schwächung des Immunsystems des Kindes beteiligt ist. Die Mutter tut dies in vielen Fällen unbewußt, obwohl Unbewußtsein manchmal kombiniert ist mit Verdrängen. Denn manches, was die Mutter tut, ist ja doch in irgendeiner Form zweifelhaft, auch wenn sich natürlich für alles gute Argumente finden lassen.

Die Ernährung und das Verhalten der Mutter während der Schwangerschaft, wenn nicht sogar vor der Schwangerschaft an sich, ist schon ein wichtiger Punkt, der über das Gedeihen des Kindes entscheidet. Aber auch dieses wollen wir außer acht lassen, wenn es auch aus Gründen der Vollständigkeit erwähnt werden soll. Das Entscheidende wird sein, wie sich Mutter und Ärzte angesichts von Bagatellkrankheiten der Kinder verhalten.

### Eine Großmutter ist so viel wert wie zwei Kinderärzte
So schreibt der amerikanische Kinderarzt Dr. Mendelson in seinem Buch? "Trau keinem Doktor". Und er hat Recht!

Früher übermittelten die Großmütter das Wissen an Kinder und Enkelkinder. Die junge Mutter, die ihr krankes Kind zu betreuen hatte, war nicht auf sich selbst angewiesen. Sie konnte auf die Erfahrung der anderen Familienmitglieder, besonders der Eltern und Großeltern, bauen. Da die früheren Generationen noch keine Kenntniss über chemische Giftstoffe hatten oder solche noch nicht vorhanden waren, waren die Ratschläge naturgemäß und sinnvoll.

### Chemie für den Säugling
Was passiert in einem banalen Krankheitsfall heute? Die junge Mutter ist höchst beunruhigt, wenn eine fieberhafte Infektion auftritt. Eine Krankheit, die das Allernatürlichste der Welt darstellt. Muß sich der Säugling doch erst gegen viele Erreger Widerstandskräfte erwerben! Jeder neue Erreger, der

den kindlichen Organismus betritt, führt zu einer Auseinadersetzung mit dessen Immunsystem. Im Rahmen einer Abwehrschlacht werden von dem kindlichen Organismus spezifische Antikörper gegen die jeweilig den Infekt bestimmenden Viren, Bakterien oder auch andere Erreger gebildet. Damit erwirbt sich das Kind die häufig jahrzehntelang anhaltende Immunität, das heißt Schlagkraft seiner Abwehrsysteme gegen Mikroben.

Die Mutter wähnt in dem fieberhaften Infekt eine Bedrohung des Kindes. Von Haus- und Kinderärzten ist sie schon dahingehend bearbeitet worden, dem Kind im Notfall ein fiebersenkendes Mittel zu geben, in der Regel eine chemische Substanz mit dem Namen Paracetamol. Dieses Medikament wirkt fiebersenkend und schmerzlindernd. Wird am Wochenende der Notarzt zu einem fiebernden Kind gerufen, findet er in der Regel ein bereits entfiebertes Krankheitsstadium vor.

**Die Mutter atmet auf**
Befreit und erleichtert dank des raschen "Heilverlaufes" berichtet die Mutter dem Arzt stolz, daß das Fieber bereits vorbei sei. Die Temperatur ist von 39,7 auf 37, 2 Grad gesunken. Die Mutter ahnt nicht,. daß sie damit verzögernd in den Heilungsverlauf ihres Kindes eingegriffen hat. Der Arzt verschreibt weitere Fieberzäpfchen, falls dies zur weiteren Behandlung notwendig ist. Das Kind wird damit "pflegeleicht" gemacht, denn es bedarf ja nun keiner Zuwendung mehr. Welche Mutter weiß schon, daß Kinder in der Regel eine ca. 1° Celsius höhere Körpertemperatur haben als Erwachsene. Daß also dieselbe Temperaturerhöhung bei einem fieberhaften Infekt bei einem Kind anders zu werten ist als bei einem Erwachsenen.

**Ein Tee wird verboten**
Eine Schwangere bringt ein mißgebildetes Kind zur Welt. Bei dem Neugeborenen liegt eine Mißbildung der Gallenwege vor. Das Kind stirbt daran. Man geht der Sache nach und erfährt, daß die Mutter zu Zeiten der Schwangerschaft einen bestimmten Tee getrunken hat: Huflattich. Aufgrund dieses gemeldeten Falles von Mißbildung werden aberhunderte Huflattich enthaltende pflanzliche oder homöpathische Mittel aus dem Verkehr gezogen. Als sich später herausstellt, daß die Mutter drogenabhängig war, wird dieses Verbot nicht widerrufen und existiert bis heute.

Jahr für Jahr sterben einige tausend Menschen durch das Fieber- und Schmerzmittel Acetylsalicylsäure (=Aspirin). Eine Einschränkung in der Verordnung dieser Substanz ist bis heute nicht erfolgt.

Fiebersenkende Medikamente gelten als hochtoxisch. Die Verordnung eines fiebersenkenden Mittels braucht in der Dosierung nur um das Mehrfache der empfohlenen Höchstdosis überschritten werden, um bereits bei der Hälfte der Behandelten schwerwiegende Nebenwirkungen und bei höherer Dosierung sogar den Tod hervorzurufen. Ein Verbot eines solchen Mittels existiert nicht.

Aber solche Giftstoffe werden den Kindern millionenfach im Rahmen von Infekten eingegeben.

**Ein Mensch, der nicht mehr fiebern kann, wird krank**
Fieber hat eine hohe Heilkraft für den Menschen. Ein krankes Tier kennt überhaupt nur drei Heilfaktoren: Fieber, Fasten und gesunde Ernährung.

Das Fieber erhöht die Abwehrkraft gegen Bakterien, Viren und andere Erreger. Es beschleunigt alle Verbrennungsvorgänge, es kommt zu einer massiven Ausschwemmung von Schlacken- und Giftstoffen aus den Geweben. Durch vermehrtes Schwitzen werden die Giftstoffe nach außen befördert. Da die meisten Erreger sich im Magen-Darmtrakt vermehren, auch bei Infekten, die andere Organe mitbetreffen, kann - wie üblicherweise früher durchgeführt- durch Einläufe eine schnellere Ausheilung erreicht werden. Oft kann, wenn diese Prozedur früh genug durchgeführt wird, dadurch ein akuter Krankheitsverlauf vermieden werden.

**Die Abwehr wird gestoppt**
Durch fiebersenkende Medikamente wird die Abwehrreaktion des Menschen im Keim erstickt. Wohl mag es zu einer Überwindung des Infektes kommen. Aber die Schlagkraft gegen eingedrungene Bakterien und Viren ist gemindert. So wird ein größerer Teil an widerstandsfähigen Keimen im Körper verbleiben als wenn die Abwehr ungebremst verläuft. Zwar kommt es vordergründig zur Genesung, aber bei einer erneuten Belastungssituation des Organismus (Unterkühlung, Fehlernährung, negative klimatische Einflüsse, Streß und Angst) wird es viel eher zur Reaktivierung des Infektes kommen.

Da durch Verbrennungsvorgänge im Rahmen von fieberhaften Reaktionen im Körper im Rahmen einer allgemein gesteigerten Abwehr auch Tumorzellen mit vernichtet werden und auch Schlacken ausgeschieden werden sollen (strikter Abfall der pH-Werte während eines Infektes), ist eine Fieberreaktion wie ein reinigendes Gewitter im Körper. Giftstoffe werden ausgeschwitzt und belasten nicht mehr.

Aber uns Eltern und Ärzten ist die Unterdrückung des Fiebers nicht genug. In vielen Fällen, und - ich glaube, in den meisten Fällen sogar vollkommen wirkungslos - werden zusätzlich Antibiotika verabfolgt. Antibiotika sind gegen das Leben gerichtete Medikamente. Sie tragen ihren Namen nach den Wörtern ante=gegen und bios=das Leben.

### Freund und Feind werden vernichtet

Antibiotika können aber nicht unterscheiden zwischen Bakterien, die für den Körper nützlich sind und solchen, die ihm schädlich sind. So werden zu einem wesentlich größeren Anteil nützliche und wertvolle Bakterienkörper vernichtet, statt schädliche. Die Folge daraus ist eine massive Schädigung der körpereigenen Schutzbakterienflora der Haut und Schleimhäute, besonders des Respirationstraktes und des Magen-Darm-Traktes. Forscher berichteten, daß die Auswirkung einer einzigen Penicillintablette auf den Körper noch nach zwei Jahren feststellbar sein kann. Mit hohen Antibiotikadosen kann man einen Darm steril bekommen. Da es aber keine Bereiche in unserem Dickdarm gibt, die auf Dauer steril sind, siedeln sich hier andere Erreger, und nicht selten als Folge, Pilze an.

### Antibiotika (Penicilline) sind die Waffen der Pilze zur Erkämpfung von Lebensraum

Das heißt, indem wir Bakterien den Lebensraum vernichten, schaffen wir gleichzeitig ideale Standortbedingungen für Pilze. Die Verpilzung der heutigen Generation von Jungend an ist bereits vorgegeben. Pilze bewirken aber bei vielen Patienten chronische Allergien wie Neurodermitis, Asthma bronchiale, chronische Darmentzündungen oder sogar rheumatische Erkrankungen. Pilzgiftstoffe können ebenso mit weiteren Störfaktoren zusammen Depressionen begünstigen, sie stellen wohl auch eine wichtige Ursache der Schuppen-flechte (Psoriasis) dar. Treten zusätzliche Störungen der körpereigenen Abwehr ein, wird aus dem Pilzbefall eine zum Teil erhebliche Pilzkrankheit . Bei Krebspatienten kann diese Krankheit tödlich sein, bei Kindern wird sie erstmals nur zu leichten Symptomen führen. Aber schon das Auslösen einer chronischen Allergie ist ja für die weitere Lebensgeschichte eines Kindes von erheblicher Bedeutung.

### Antibiotika vorbeugend

Besonders krass ist die häufige Verordnung von Antibiotika zu "vorbeugenden" Zwecken. Diese Verordnung ist in höchstem Maße unsachlich. Oft habe ich in meiner Praxis erlebt, daß gesundheitsbewußten Müttern oder Kranken allgemein Antibiotika regelrecht aufgedrängt worden sind, zum großen Teil auch bei Bagatellinfekten. Bei Viren, die zu den häufigsten Auslösern von fieberhaften Infekten gehören - besonders solchen der Atemwege - und wo Antibiotika von vornherein wirkungslos sind, wird jede Therapie vergeblich sein und nur Nebenwirkungen produzieren.

Ganz abgesehen davon ist unüberschaubar, in welchem Ausmaß wir Antibiotikarückstände durch Fleischnahrung aus Massentierhaltung zu uns nehmen.

## Sinnvolle Infektbehandlung

Darmeinläufe oder Darmreinigung, z.T. mit Microklist- Lösungen, sind bei Säuglingen das naturgemäßeste derWelt. Bei Infektanfälligkeit haben die kränkelnden Kinder früher Lebertran bekommen. Wozu ist Lebertran tauglich? Er enthält einen hohen Anteil an natürlichem Vitamin A. Vitamin A ist das Hauptschutzvitamin für Haut und Schleimhäute. Da alle Infekte von Schleim-häuten oder auch der Haut ausgehen, ist erklärbar, daß hier Vitamin A die Hauptschutzfunktion wahrnimmt. Durch längere Zufuhr von Lebertran resultiert eine erhebliche Infektminderung. Das haben sich Eltern und Groß-eltern der Kinder früherer Generationen zunutze gemacht. Darüber hinaus hat Lebertran bei Kindern ein zweites Einsatzgebiet: Es führt zu vermehrtem Kalziumeinbau in die Knochen und hat so den Kindern früherer Generationen zusätzlich einen Schutz vor Knochenerweichung, sprich Rachitis, gewährt. Dieselbe Funktion kann Lebertran auch in der Vorbeugung des Knochenschwundes, sprich Osteoporose, wahrnehmen.

Es gibt eine Fülle homöopathischer Medikamente, um kindliche Infekte mit Erfolg zu behandeln. Ein von mir selbst häufig verordnetes Präparat ist das Medikament Viburcol der Firma Heel in Zäpfchenform. Bei keinem beginnenden Infekt ist es fehl am Platze. Eine besonders gute Wirkung hat es bei Mittelohrentzündungen, die in der Regel genauso gut oder häufig sogar besser als die von Antibiotika ist. Der narturheilkundlich arbeitende Arzt wird also durch vollkommen ungefährliche Mittel Antibiotika weitgehend vermeiden können. Die Häufigkeit der Anwendung von Antibiotika spiegelt letztendlich die Unerfahrenheit des Arztes wieder. Wenn ich im Laufe eines Jahres vielleicht zwei bis drei mal eine Gabe von Antibiotika einsetze, so ist es wahrscheinlich viel. Ich kann mich überhaupt nicht mehr erinnern, wann ich solche Medikamente das letzte Mal verwendet habe.

Und aus der Tatsache heraus, daß ich sie nicht einsetze, mag der Leser bereits erkennen, daß sie in diesen Fällen auch nicht notwendig waren. Denn ich würde keinem Patienten eine absolut notwendige Behandlung , auch nicht Kindern und auch nicht bei schädlichen Nebenwirkungen, vorenthalten wollen. Nicht bei eitrigen Mandelentzündungen, auch nicht bei Lungenentzündungen sind Antibiotika notwendig. Im Prinzip lassen sich diese Krankeiten durch einen erfahrenen Arzt genausogut naturheilkundlich ausheilen.

Erschreckend ist für mich, in wie vielen Fällen sogar "naturheilkundliche Ärzte" zu solchen Mitteln greifen. Die Wirkung der Antibiotika ist zumindest in einem Teil der Fälle ungewiß, die Nebenwirkungen sind gewiß.

Selbst bei der meldepflichtigen Krankheit Scharlach lassen sich durch die Therapie mit Belladonna als homöopathischem Hauptmittel für diese Krankheit gute Heilerfolge verzeichnen. An sich ist hier aber in der Schulmedizin die Verordnung von Penicillin vorgeschrieben.

Dies sollen keine Hinweise für eine Selbsttherapie sein, sondern soll nur die Widersprüchlichkeit vieler medizinischer Verfahren beleuchten. Schwerwiegende Krankheiten sollten immer unter therapeutischer Aufsicht behandelt werden. Verständlich ist mir aber natürlich, wenn viele Patienten, und auch Mütter von Kindern, diese Behandlungswege scheuen, weil sie keine verständnisvollen oder erfahrenen Ärzte vorfinden, die bereit und in der Lage sind, Krankheiten natürlich zu behandeln.

**Fazit:**
**Der fieberhafte Infekt eines Kindes ist der natürlichste Vorgang überhaupt. Der kindliche Organismus muß sich mit allen neu auf ihn zukommenden Erregern, in der Regel Bakterien und Viren, auseinandersetzen. Er entwickelt dabei Immunität, die meistens lebenslang bestehen bleibt. Das Fieber ist Bestandteil der Intensität der Abwehrvorgänge und fördert die Entwicklung der Immunität. Die Unterdrückung der Fiebersymptome - zumindest mit chemischen Medikamenten, die hoch toxisch sind - ist nicht nur in höchstem Maße belastend, sondern reduziert auch die natürliche Abwehrsituation. Durch die Verkürzung der Auseinandersetzung mit den Fremderregern bleiben häufig Virus- oder Bakterien-nester in höherer Anzahl im Körper übrig. Dies kann bei neuerlicher Schwächung zu einem Rezidiv (Reinfekt) führen. Jedenfalls wird ein solcher Rezidivinfekt häufiger auftreten, als wenn die Abwehr ungebremst verläuft. Darüberhinaus treten durch Antibiotika allmählich widerstandsfähige Krankheitserreger auf. Die leicht abzutötenden Erreger werden vernichtet, die heimtückischeren Bakterien überleben und wirken sich um so aggressiver bei einem neuen Infekt aus. Des weiteren wird hiermit die Verpilzung des Menschen eingeleitet, die in hohem Prozentsatz die Folge der Auswirkung von Antibiotika und Cortison ist. Bereits bei Kindern und jungen Menschen, auch Soldaten, finden wir Pilzerkrankungen heute in vielfach höherem Prozentsatz als früher. Bei älteren Menschen finden wir Pilze fast generell. Durch die Vermeidung der Fieberreaktionen wird gleichzeitig schwereren Erkrankungen Vorschub geleistet. Krebskranke Menschen sind zum Beispiel häufig solche Menschen, die über Jahre und Jahrzehnte nicht mehr in der Lage waren zu fiebern.**

**Durch sich manifestierende Pilzinfekte oder bakterielle und virale Infektionen, die sich auf Dauer im Körper einnisten, werden vielfältige weitere Erkrankungen ausgelöst wie Rheuma, Allergien in allen Formen, bei**

Kindern besonders Neurodermitis, Krupp-Husten, Asthma bronchiale, Magen-Darm Beschwerden bis hin zu Koliken und so weiter. Durch Antibiotika und fiebersenkende Medikamente werden im hohen Umfang im Körper Vitamine vernichtet. Da Vitamine eine hohe Schutzwirkung auch gegenüber Infekten haben, besonders Vitamin A und Vitamin C, wird auch auf dieser Ebene schädlich in den kindlichen Organismus eingegriffen.

Es ist unter diesen Aspekten nur ein Wunder, wie viel ein Organismus vertragen kann und manchmal auch muß. Auch Wadenwickel zur Unterdrückung von Fieberreaktionen auf natürliche Weise sind nicht sinngemäß, denn das Fieber ist die Abwehrwaffe des Kindes.

Weitere Fehler der Mütter: Fast ein Verbrechen gegen die kindliche Gesundheit ist die Anwendung von gesüßten Kindernahrungsmitteln. In der Vergangenheit, das hat eine Untersuchung ergeben, waren 80% der Nahrungsmittel für die ersten Lebensjahre gesüßt. Nicht nur, daß dadurch Karies auftritt, wichtige Vitamine zerstört werden usw.: Der Organismus des Kindes wird übersäuert, entkalkt, und die beginnende Entwicklung von vielen Zivilisationskrankheiten einschließlich Arteriosklerose wird in die Wege geleitet. Eine Untersuchung ergab, daß bereits bei etwa 40% der Kinder als Folge der zivilisatorischen Kost Arterioskleroseveränderungen in den Gefäßen nachweisbar waren. Statt Liebe, Zuwendung und Zeit erhalten Kinder oft Süßigkeiten.

Allein die Vermeidung von Mangelernährung (Mangel an Nährstoffen) und bessere Kenntnisse der Seuchenhygiene haben dazu beigetragen, daß trotz allem Säuglings- und Kindersterblichkeit erheblich reduziert werden konnte, allerdings unter Inkaufnahme immer höherer Zahlen von chronischen Krankheiten, einschließlich Allergien. Auch Krebserkrankungen bei Kindern treten in den letzten zwanzig Jahren wesentlich häufiger auf als in früheren Jahrzehnten.

In der Schwangerschaft selber entscheidet die Mutter durch ihrer Ernährung über das Auftreten von Allergien, Abwehrlage und embryonale Entwicklung und so über das künftige Schicksal ihres Kindes.

Die Ernährung des Kindes und Vermeiden von Überreaktion bei bagatellhaften Erkrankungen ist das A und O. Im Krankheitsfall ist das Kind meist problemloser zu behandeln als die Mutter.

**Quellennachweis:**

1) Dr. med Hedwig Imhäuser, "Homöopathie in der Kinderheikunde",
   Karl F. Haug Verlag, Stuttgart, 1989
2) Dr. med. Robert S. Mendelsohn, "Trau keinem Doktor", Verlag Mahajiva,
   1988

# Impfungen -notwendiges Übel oder vermeidbares Risiko?

Spätherbst 1973. In einem Krankenhaus in Norddeutschland werden alle Mitarbeiter per Rundschreiben zur Teilnahme an einer Reihen - Grippeimpfung einbestellt, ja geradezu befohlen. Auf die Einwendungen einiger Mitarbeiter, man wolle lieber selber entscheiden, ob und wogegen man sich impfen ließe, erwidert die das Rundschreiben überbringende Oberin: "Dann will ich aber auch nicht sehen, daß Sie in diesem Winter wegen einer Erkältung krankfeiern".

Im Frühjahr 1992 treffen sich die Eltern der 5. Klasse einer Schule. Sie wollen die Klassenfahrt ihrer Kinder im nächsten Sommer besprechen, die in die "neuen Bundesländer" führen wird. Eine Mutter, Inhaberin einer Apotheke am Ort, legt aufgeregt ein Merkblatt vor. In der Gegend, in die die Kinder reisen werden - so das Merkblatt - besteht die sogenannte Frühsommermeningoenzephalitis (FSME), jener Entzündung der Gehirnhaut, die durch einen Zeckenbiß ausgelöst werden kann. Es bestehe - so die fachkundige Mutter - aus zeitlichen Gründen nur noch die Möglichkeit, einen vorübergehenden Impfschutz gegen diese Erkrankung vorzunehmen. Alle Eltern sollen sich mit ihrem Hausarzt wegen einer solchen Schutzimpfung in Verbindung setzen.

Der Klassenlehrer und ein fachkundiger Vater versuchen abzuwiegeln. Sie weisen auf eventuelle Risiken einer Impfung hin, erklären, daß eine solche Maßnahme auch noch nach einem Zeckenbiß vorgenommen werden kann. Der Lehrer verspricht, sich in dieser Sache am Urlaubsort zu informieren und diese Nachfrage ergibt: Weder ortsansässige Lehrer noch die Ärzte oder Krankenhäuser wissen von einer solchen Gefahr, haben auch noch keinen FSME - Fall in der Region erlebt.

Im Winter 1992/93 berichten einige medizinische Fachzeitschriften, rund 30% - das heißt jede dritte - durchgeführte Tetanusimpfung bei Männern sei kontraindiziert, oder um es konkreter zu sagen: Es wird nicht nur jeder dritte Mann ohne medizinischen Anlaß geimpft, diese Impfung ist unter Umständen sogar schädlich. Gleichzeitig berichten dieselben Zeitschriften, daß die Deutschen in zunehmendem Maße "impfmüde" geworden seien.

"Impfungen" - so schreibt der anerkannte Hämatologe und Krebsforscher Jean Barnard "sind die einfachsten und sichersten Vorbeugungsmethoden. Die chronologische Folge: kostspielige Behandlung - billige Schutzimpfung ist nicht ihr einziger Vorteil. Die zwei aufsehenerregendsten Schutzimpfungen, die Geschichte gemacht haben - die Pockenschutzimpfung von Jenner und die Tollwutimpfung von Pasteur - waren lange Zeit das einzige, was gegen diese Krankheiten getan werden konnte".

Aus diesem Grunde sind wir alle wohl auch so daran interessiert, daß bald eine AIDS- oder Krebsschutzimpfung gefunden wird: Können wir diese Erkrankungen schon nicht heilen, so ist es zumindest möglich, sie durch Impfungen zu verhindern!

Möglichkeiten und Gelegenheiten zur Impfung sind reichlich vorhanden. So empfiehlt ein von der Fa. Behringwerke AG, Marburg herausgegebener "Impfkodex" bereits in den ersten drei Lebensjahren 5 verschiedene Impfmaßnahmen praktisch als "Grundausstattung" für das sorgenfreie Leben. Der "Rundumschutz" beginnt in der ersten Lebenswoche mit der Tuberkulose - Schutzimpfung und endet - nach Vorstellungen der Herausgeber des "Impfkodex" erst mit dem Ableben des Impflings.

### Impfungen - ein wirtschaftlicher Faktor

Keine medizinische Maßnahme - vielleicht von der Einnahme von Schmerz-, Schlaf - oder Abführmitteln abgesehen - wird in der BRD häufiger routinemäßig durchgeführt als die Impfung. Besonders intensiv wird mit Spritzen, Impflanzetten und medikamentengetränkten Zuckerwürfeln im Kindesalter hantiert, aber auch die späteren Lebensjahre haben "ihre" Impfungen. So wurden im Jahre 1989 allein auf Kosten der gesetzlichen Krankenversicherungen 6.179.200 Impfungen durchgeführt.

### Impfungen - wann und wogegen?

Folgende Impfungen empfiehlt der Hersteller (in Ermangelung eines bundesweit gültigen Impfkalenders):

**Erstes Lebensjahr:**

- Tuberkulose - Schutzimpfung (auch BCG Impfung genannt) Erstimpfung in der ersten Lebenswoche
- Diphtherie - Tetanus (Wundstarrkrampf) - Schutzimpfung (DT - Impfung), Impfung zweimal während des ersten Lebensjahrs, alternativ die
- Diphtherie - Keuchhusten - Wundstarrkrampfimpfung (Diphtherie - Pertussis - Tetanusimpfung, auch DPT - Impfung genannt), bei besonders gefährdeten Kindern, drei Impfungen ebenfalls vor Abschluß des ersten Lebensjahres

● Poliomyelitis (Kinderlähmung) - Schluckimpfung, zusammen mit der ersten oder zweiten DT oder der ersten und dritten DPT - Impfung

(Somit wird ein Kind bis zur Vollendung des ersten Lebensjahres bereits fünf bis sechs Mal geimpft)

**Zweites Lebensjahr:**

● Schutzimpfung gegen Masern, Röteln, Mumps (MMR - Impfung) ab dem 15. Lebensmonat
● Abschlußimpfung der DT - oder DPT - Impfung (Erklärung siehe oben) vor dem abgeschlossenen 2. Lebensjahr
● Dritte Poliomyelitis - Schluckimpfung

(Summe der Impfmaßnahmen im ersten und zweiten Lebensjahr: Acht bis elf Impfungen)

Aber auch im weiteren Verlauf des Lebens eines Jugendlichen gibt es weitere Impftermine:

● Nachholimpfungen (insbesondere MMR) im dritten bis sechsten Lebensjahr
● Auffrischung der DT - Impfung im sechsten Lebensjahr
● Auffrischung der Polio - Impfung im zehnten Lebensjahr
● Eine weitere Röteln - Schutzimpfung für alle Mädchen zwischen elf und fünfzehn
● Die erste Auffrischung gegen Tetanus und Diphtherie (DT)

Wen wundert es, daß das Geschäft mit Impfstoffen blüht? Und wen wundert es, daß die Hersteller der Impfstoffe an einer weiteren Ausweitung dieser Routineimpfungen interessiert sind?

Der Umsatz an Impfstoffen betrug 1989 145 Millionen Deutsche Mark! Und das sind nur die Kosten für Impfungen, die von den gesetzlichen Krankenkassen aufgebracht wurden. Nicht berücksichtigt sind Impfungen durch das Gesundheitsamt oder die Kosten für private Kassen!

# Kapitel 6: Impfungen - vermeidbares Risiko?

Und das Geschäft läßt sich noch verbessern. Die Möglichkeiten zusätzlicher Impfungen nehmen ständig zu:

Die Impfung gegen die "Zecken- oder Frühsommermeningoenzephalitis" hier, die Grippeschutzımpfung da, vor der Afrikareise die Malaria- oder Cho-leraimpfung. Sicher ist sicher und vorbeugen ist besser als heilen.

## Sind wir impfmüde?

Dennoch meinen die Verantwortlichen, Grund zur Sorge zu haben. So schreibt der bereits erwähnte "Impfkodex": "Diese Sicherheit (nämlich die durch Impfungen vermittelte) steht auf tönernen Füßen, weil der Anteil Geschützter, d. h. durch Impfung immun gewordener, immer geringer wird. Impfen ist nicht "in" - Impfmüdigkeit heißt das neue Schlagwort."

Tatsächlich macht sich in der BRD eine gewisse Impfunlust breit. Immer mehr Mütter sind nicht mehr bereit, ihre Kinder nach Routineverfahren "durchimpfen" zu lassen. Gehen diese Mütter wirklich ein so hohes Gesundheitsrisiko für ihre Kinder ein?

Oder wissen sie nur, daß dieser Feldzug gegen Krankheit auch seine Opfer fordert? Opfer nicht nur unter den Krankheitserregern sondern auch aus den Reihen der Geimpften, die krank oder tot am Rand des Siegeszuges liegenbleiben.

## Das Drama mit der Pockenschutzimpfung

In der Vergangenheit forderte gerade ein besonders erfolgreicher Impffeldzug eine enorm hohe Anzahl an Opfern: Seit der Engländer Edward Jenner im Jahre 1796 mit der Pockenschutzimpfung begann bis zur "Herausnahme" dieser Impfung aus den Empfehlungen des Bundesgesundheitsamtes im Jahre 1983, kam es zu einer hohen Rate von impfbedingten Erkrankungen, sogenannten Impfschäden.

Als der Arzt Dr. Gerhard Buchwald in den sechziger Jahren die Abschaffung der Pockenschutzimpfung wegen mangelnder Wirksamkeit und nachgewiesener Schädlichkeit forderte, wurde behauptet, eine Aufhebung der Pockenimpfpflicht zöge eine Seuchenausbreitung wie im Mittelalter nach sich.

Demgegenüber äußerte Professor K o c h , Mitglied der "Ständigen Impfkommission am Bundesgesundheitsamt (BGA) in einer Sendung des Süddeutschen Rundfunks am 25. 01.92: "Die Pockenimpfung hatte ganz erheblich Nebenwirkungen, und man kann eigentlich nur beklagen, daß wir die Pockenimpfung so spät erst abgeschafft haben. Wir hätten sie - mit etwas Mut - schon früher einstellen können".

Die genaue Zahl aller Impfschäden durch die Pockenimpfung in diesem Zeitraum festzustellen ist nahezu unmöglich. Zum einen wurde in Deutschland erst seit 1875 eine einheitliche Durchführung und Dokumentation aller Impfungen vorgenommen, zum anderen ist es generell schwierig, eine Erkrankung in einen Zusammenhang mit einer, oftmals Jahre oder Jahrzehnte(!) zuvor durchgeführten Impfung zu bringen.

Dennoch existieren zu Impfschäden, die durch die Pockenschutzimpfung hervorgerufen wurden, Zahlen, die aber nur bedingt den Stand der Dinge wiedergeben können:

● Nach verschiedenen Untersuchungen betrug der Anteil der sogenannten "postvakzinalen Enzephalitis", einer Impffolge, die bei den Betroffenen, früher gesunden Kindern, zu schwersten geistigen Behinderungen bei der Pockenschutzimpfung zwischen 12,3 bis 250 Fällen auf 1.000.000 Impfungen.

Das erscheint relativ wenig, wenn man voraussetzt, daß ohne Impfung die restlichen 999.750 an Pocken erkrankt und lebenslang invalide geblieben oder gar gestorben wären. Sieht man das aber aus der Sicht der Betroffenen, die lebenslang mit einer schweren geistigen Behinderung leben müssen, bzw. deren Angehörigen, die sich um diesen Kranken kümmern müssen, ist jeder dieser 250 Fälle ein Krankheitsfall zuviel! Und auch das Argument, dies sei "Schnee von gestern", die Impfung werde nicht mehr durchgeführt, verliert angesichts der Tatsache, daß diese Opfer noch unter uns leben seine Gültigkeit.

### Verhindern Impfungen wirklich Erkrankungen?

Und außerdem: Wären wirklich alle Nicht-Geimpften zwangsläufig an Pocken erkrankt? Wie sieht es mit der Erfolgsquote von Impfungen allgemein aus? Sind Impfungen wirklich an der Beseitigung der ansteckenden Krankheiten beteiligt gewesen? Auf den ersten Blick könnte man diese Frage mit "Ja" beantworten.

Die Krankheitsstatistiken weisen ausdrücklich auf folgendes hin:

● Die Zahl der an Tuberkulose erkrankten Patienten in der BRD nahmen von 160.000 Fällen im Jahre 1949/50 auf unter 10.000 im Jahre 1987 ab.
● 1980 betrugen die Sterbefälle an Keuchhusten nur noch unter 50, 1964 starben hieran noch 1500 Kinder.

● Erkrankten 1962 noch rund 300 Menschen an Kinderlähmung
(Poliomyelitis), so nahm diese Zahl 1985 auf einige wenige
Erkrankungen ab.

Ein klarer Erfolg der gegen diese Erkrankungen gerichteten Impfungen -
möchte man meinen.

Aber - die gleiche Quelle (Statistisches Bundesamt) weist einen ähnlich
starken Rückgang der Geschlechtskrankheiten Syphilis und Gonorrhoe für
den gleichen Zeitraum auf. Beides sind - wie wohl bekannt sein dürfte -
Geschlechtskrankheiten, gegen **die keine Impfung vorgesehen ist!** Die Verringerung dieser Erkrankungen hat eindeutig ihre Ursache in einer besseren
Hygiene, in besseren Lebensbedingungen.

### Infektionskrankheiten durch schlechte Lebensbedingungen

Der Engländer Thomas McKeon weist in seinem Buch "Die Bedeutung der
Medizin"nach, daß alle Infektionskrankheiten in den letzten 200 Jahren be-
ständig zurückgegangen sind. Ursache dieses Rückganges ist - so McKeon -
der Hunger. Gemeint ist damit die Beseitigung der Unterernährung mit all
ihren Mangelerscheinungen, die zu einer Schwächung des Immunsystems
führen.

Seit Beginn seiner Existenz vor ca. 3 Millionen Jahren hat die überwiegende
Menschheit fast immer Hunger leiden müssen. Mit der Beseitigung des Hun-
gers und der Besserung der allgmeinen hygienischen Verhältnisse für weite
Teile der Bevölkerung (zumindest in der westlichen Welt) kam es auch zum
Rückgang der Infektionserkrankungen.

Auf dem Boden dieser Theorie muß angenommen werden, daß die oben
beschriebene Abnahme der Tuberkuloseerkrankungen ebenfalls mehr auf
bessere Umweltbedingungen als auf die Impfungen zurückzuführen sind.
Diese Annahme läßt sich freilich nicht eindeutig beweisen. Dazu wäre ein
Versuch notwendig, in dem jeweils eine Gruppe von geimpften und nicht
geimpften Patienten mit den Erregern einer ansteckenden Krankheit infiziert
werden müßten, um die Schutzwirkung der Impfung zu beweisen. Ein solcher Versuch wäre allerdings in keiner Weise mit der medizinischen Ethik
vereinbar!

# Kapitel 6: Impfungen -vermeidbares Risiko?

Zu diesem Thema muß eine historische Randbemerkung gemacht werden: Es hat in der Vergangenheit durchaus Versuche zum Wirkungsnachweis von Impfstoffen gegeben. So hat man sowohl in der Zeit des Dritten Reiches an KZ - Häftlingen als auch in jüngerer Vergangenheit in den USA an verurteilten Verbrechern solche Versuche durchgeführt. Federführend waren in allen Fällen auch hier Mediziner, (so viel zum Thema "Medizinische Ethik").

Sie sehen, die Frage nach dem Sinn, der Notwendigkeit einer Impfung läßt sich nicht befriedigend beantworten. Die Schulmedizin ist sich dieser Tatsache durchaus bewußt, befürwortet aber dennoch die Durchführung von Impfungen mit dem Argument, daß die Durchführung ungefährlich, die Unterlassung weitaus risikoreicher sei. Stimmt das?

Um dieser Frage nachzugehen, wollen wir einige der häufigsten Impfungen unter die Lupe nehmen und auf ihre Wirkungen untersuchen.

**Was ist eine Impfung?**

- Bei einer Impfung werden Impfstoffe oder "Vakzine" in den Körper eingebracht. Man unterscheidet die "aktive" und die "passive" Impfung:

**Aktive Impfung:**

- Zur Impfung werden Impfstoffe aus toten oder lebenden Erregerkulturen verwendet. Impfstoffe aus toten Erregerkulturen bilden ein geringeres Impfrisiko, wohingegen die Schutzwirkung dieser Impfung aber auch nicht lebenslang anhält.
- Diese Impfstoffe aus veränderten (abgetöteten) Krankheitserregern täuschen dem Immunsystem eine abgeschwächte Infektion vor.
- Das Immunsystem reagiert auf diese Impfung mit Abwehrmaßnahmen.
- Das Immunsystem bildet bei der Abwehr der Krankheitserreger Abwehrstoffe und Gedächtniszellen, die dem Körper bei einem erneuten Kontakt mit den Erregern in den Zustand einer gesteigerten Abwehrfunktion versetzen, die Krankheit tritt nur abgeschwächt oder garnicht auf. Dieser Zustand hält mehrere Jahre bis lebenslang vor. Eine aktive Immunisierung erfolgt bei fast allen bisher genannten Schutzimpfungen

# Kapitel 6: Impfungen - vermeidbares Risiko?

**"Passive Immunisierung":**

- Injektion von Antikörpern oder Immunglobulinen, gewonnen aus dem Blut von Menschen, die bereits eine Infektion mit einem bestimmten Erreger überstanden haben.
- Vorteil: auch noch nach einer Infektion möglich,
- Nachteil: die so gewonnene Immunisierung hält nur wenige Monate vor. Typische passive Immunisierungen können bei einer Form der Tetanus- oder Wundstarrkrampf-, der Hepatitis- bzw. der Frühsommermeningoenzephalitis (FSME) - Impfung vorgenommen werden.

Die Gefahren der passiven Impfung sind bei weitem nicht so gravierend wie die der aktiven Immunisierung. Das kommt daher, daß die Impfstoffe für die aktive Impfung aus den Krankheitserregern selbst gewonnen werden. Die Kultivierung, das heißt das Wachstum dieser Erreger findet auf Gewebekulturen statt. Dabei können diese Gewebskulturen, die in der Regel von Tieren stammen, selbst von Viren befallen sein und somit ihre "eigenen" Krankheitserreger in den Impfstoff mit einbringen.

Als klassisches Beispiel für diesen Vorgang wird immer der Befall eines Polioimpfstoffes (Polio = Kinderlähmung) mit dem SV - 80 Virus in den USA zitiert. 98 Millionen (!) sollen nach der Ansicht von Fachleuten in den 50ger oder 60ger Jahren mit diesem Virus angesteckt worden sein. Da man dieses Virus immer nur in den Gehirnen von Patienten mit Gehirnkrebs, niemals aber in gesunden Gehirnen oder den Gehirnen von Patienten mit Hirnmetastasen vorfand, muß man annehmen, daß dieses Virus für das Auftreten von Gehirnkrebs verantwortlich gemacht werden muß.

Ebenfalls sollen 1945 hunderttausende von US - Soldaten durch einen Impfstoff infiziert worden sein, der mit dem Hepatitis-B - Virus verunreinigt war.

### Krebserregende Chemikalien in Impfstoffen.

Ein weiteres Risiko der Impfung entsteht durch die Abschwächung der verwendeten Krankheitserreger. Diese Krankheitserreger werden entweder durch physikalische Verfahren (Wärme oder Schall) oder durch chemische Verfahren abgetötet. Aber besonders aus den chemischen Abschwächungsmethoden können sich weitere Probleme ergeben. So enthalten Tetanus-, Grippe-, und Diphterieimpfstoffe das krebserregende Mittel Formaldehyd; auch das Betapropriolakton - als Mittel zur Inaktivierung von Kinderlähmungs- oder Polioimpfstoff verwendet - soll oder ist wegen seiner krebserregenden Wirkung aus dem Verkehr gezogen worden.

## Impfen - Krank statt gesund?

Außerdem ist es möglich, daß jede Impfung genau die Krankheit hervorrufen kann, gegen die sie ursprünglich gedacht war. In einem Artikel der Zeitschrift "raum & zeit" beschreibt der Autor das Auftreten von fünf Patienten, die nach einer FSME - Impfung alle Krankheitserscheinungen der Frühsommermeningoenzephalitis zeigten.

Im "Deutschen Ärzteblatt" wurde im Frühjahr 1993 darauf hingewiesen, daß es nach FSME - Impfungen zu "Störungen des peripheren und zentralen Nervensystems bis hin zu ... Krampfanfällen oder Enzephalomeningitis" kam.

Auch der Arzt Dr. G. Buchwald berichtete in einem Artikel in der Zeitschrift "Naturamed" über ähnliche Vorkommnisse in der Vergangenheit:

- So erhöhte sich die Anzahl der Diphterierkrankungen nach dem Beginn der Impfungen mit einem Impfstoff im Jahre 1925 in den folgenden 20 Jahren von rund 50.000 Erkrankungen auf 250.000 Erkrankte.
- Auch die Sterbefälle an Keuchhusten stiegen nach der Einführung des DPT - Impfstoffes im Jahre 1960 erst einmal um ein Drittel an.

## Impfungen und Immunsystem

Daß es nach einer Impfung rund um die Einstichstelle der Spritze zu einer örtlich begrenzten Rötung und Schwellung kommen kann, die allergischen Ursprungs ist, gilt als allgemein bekannt. Weniger bekannt ist, daß jede Impfung auch weitere Auswirkungen auf das Immunsystem hat.

"Jede Impfung kann durch die von ihr angeregten Immunprozesse ... einen vorher bestehenden krankheitsträchtigen Prozeß noch verschlimmern" steht in einem französischen Artikel aus dem Jahr 1971. Weiter wird da ausgeführt, daß Pockenimpfungen, die im Jahr 1956 ..."an Leukämie-, Hodgkin- (einer Krebsform, die das Lymphsystem des Körpers befällt) und Krebskranken ganz plötzlich vorgenommen wurden und deren Krebs daraufhin verstärkt ausbrach".

In der amerikanischen Zeitschrift "Harper's Queen" vom Dezember 1985 steht: "Die Tatsache, daß das Immunsystem durch Impfungen stark geschwächt wird, wurde in einer Untersuchung eindeutig bewiesen, die durchgeführt wurde, um die Wirkung von Zweitimpfungen gegen Tetanus anhand der T - Helfer und Suppressorzellen festzustellen" Wissenschaftler stellten nach einer Impfung eine leichte Funktionsverringerung dieser Zellen fest. Die stärkste Verringerung ist zwischen dem 3. und 14. Tag festzustellen.

## Kapitel 6: Impfungen - vermeidbares Risiko?

Geht man davon aus, daß diese Verringerung der T - Zellen charakteristisch für AIDS ist, muß man sich die Frage stellen, "ob nicht ein AIDS - ähnlicher Zustand geschaffen wird, wenn Kinder geimpft werden, und das vor allem zu Beginn ihres Lebens, wenn sich das Immunsystem gerade erst zu entwikkeln beginnt" folgern die Autoren F. und S. Delarue in ihrem Buch "Impfungen - der unglaubliche Irrtum".

Und an anderer Stelle greifen sie das Thema nochmals auf: "Die hohe Zahl der AIDS - Fälle in den USA entspricht den dort durchgeführten intensiven Impfkampagnen. Auch in Brasilien, dem einzigen Land Lateinamerikas, in dem eine Kampagne zur Bekämpfung der Pocken durchgeführt wurde, ist die Zahl der AIDS - Fälle am höchsten."

**Impfschäden - eine Statistik des Leidens.**

Sind die vorgenannten Auffasssungen noch Mutmaßungen, gibt es greifbarere Indizien für negative Auswirkungen des Impfens. Nicht nur die Pockenschutzimpfung, auch andere Impfverfahren führen zu den sogenannten Impfschäden. So wurden im Jahr 1991 bei den Krankenkassen 829 Anträge auf Anerkennung von Impfschäden gestellt, von denen 145 Fälle anerkannt und 160 abgelehnt wurden. Die restlichen Verfahren sind noch nicht entschieden und belaufen sich mit Fällen aus den Vorjahren auf weitere 523 Fälle. Diese Zahlen geben die wahre Sachlage aber wohl nur unzureichend wieder. Denn oftmals ist es schwierig, den Zusammenhang zwischen einer Impfung und einer Folgeerkrankung zu beweisen oder auch nur zu vermuten. Deswegen muß die Dunkelziffer der Fälle, die nicht mit einer Impfung in Zusammenhang gebracht wurde, weitaus höher sein.

Knapp 900 Fälle von vermuteten Impfschäden bei rund 6 Millionen Impfungen? Ist es nicht vermessen, bei diesen Zahlen von einer Gefahr zu sprechen? Rein zahlenmäßig scheint dieses Verhältnis tatsächlich kaum der Rede wert zu sein. Führt man sich allerdings vor Augen, daß hinter jedem der 1000 Fälle ein persönliches Schicksal steckt, ein ehemals gesunder Mensch, der durch nur eine Spritze zum Idioten, zum Krüppel oder zumindest krank gemacht wurde, so ist jeder der 900 Fälle ein Fall zuviel!

Der bereits zitierte Artikel aus der "raum & zeit" vermittelt uns eine plastische Vorstellung, wie so ein Leben aussieht: "Es handelt sich dabei um Kinder, die sich zunächst völlig normal entwickeln, mit denen man beispielsweise schon sprechen kann. Dann tritt plötzlich eine Änderung der Entwicklung ein. Als erstes Anzeichen machen sich Sprachstörungen bemerkbar, und innerhalb weniger Monate vollzieht sich ein intellektueller Abbau, der in kurzer Zeit zur völligen Verblödung führt," wird da der Verlauf der "Postvakzinalen Enzephalopathie" beschrieben, einer Krankheit, bei der es zu einer Schädigung des Gehirns durch Impfungen kommt.

Aber damit ist der Reigen der Impfschäden bei weitem nicht beendet.

Neuere Untersuchungen lassen vermuten, daß viele andere Erkrankungen ihre Ursache in Impfungen im Kindesalter haben. So nimmt man an, daß die das Abwehrsystem verändernde (immunmodulierende) Wirkung der Impfungen die Ursache für folgende Erkrankungen sein können:

- Heuschnupfen, Neurodermitis oder andere allergische Erkrankungen
- Multiple Sklerose
- "Zappelphillip - Krankheit" (Hyperkinetisches Syndrom)
- Angstzustände (Panikzustände, "Phobien") mit Herzrasen
- Leukämie
- Gefühlsstörungen
- Lähmungen oder Krampfzustände der Glieder
- plötzlicher Kindstod.
- jugendlicher Diabetes
- Herzinfarkt

Fassen wir zusammen: Die Langzeitwirkungen der Impfungen sind nicht eindeutig geklärt. Daraus ergibt sich einerseits die Frage, inwiefern Impfungen zur Erhaltung der Volksgesundheit und der persönlichen Gesundheit unver-zichtbar sind. Das gilt aber andrerseits auch für die Frage nach den Krankheiten und Folgeschäden, die Impfungen mit sich bringen. Es erscheint allerdings geraten, den vollmundigen Versprechungen der Impfstoffhersteller über Wirkung und Unschädlichkeit ihrer Produkte mit Skepsis entgegenzutreten.

Was bedeutet das für den Betroffenen, was für die Mütter von Kindern, deren Routineimpfungen anstehen, was für uns alle? Wir wollen versuchen, einige Ratschläge zu geben:

**Nicht jede Impfung ist sinnvoll!**

Wenn Sie vor der Entscheidung stehen, ob Sie sich selbst oder eines ihrer Kinder impfen lassen sollten, ist es sinnvoll, sich und dem die Impfung empfehlenden Arzt folgende Fragen stellen:

▼ Ist diese Impfung wirklich notwendig oder wird sie nur routinemäßig durchgeführt?
Das gilt vor allem für die massiven Impfmaßnahmen in den ersten Lebensmonaten. Von den 5 - 6 Impfungen sind nach Meinung vieler Fachleute zumindest die BCG - und die Pertussis - Impfung nicht mehr "im z. Zt. gültigen Standard".

# Kapitel 6: Impfungen - vermeidbares Risiko?

▼ Wie groß ist das Risiko eines Impfschadens?
▼ Wie groß ist die Wahrscheinlichkeit, ohne Impfschutz zu erkranken?

Einer der neuesten Impfstoffe ist der Impfstoff gegen die Folgen von Zeckenbissen (FSME- Impfung). Besonders bei Reisen in sogenannte "Endemiegebiete", im Süden der BRD, Österreich und Südeuropa, wird diese Impfung empfohlen. Hochrechnungen haben ergeben, daß die Wahrscheinlichkeit, sich in einem solchen Endemiegebiet mit der FSME zu infizieren, verschwindend gering ist: Auf 500 - 10.000 Zecken kommen ungefähr fünf mit dem Virus infizierte Zecken. Der Biß einer infizierten Zecke führt nur in etwa zehn von hundert Fällen zum Ausbruch der Erkrankung. Somit liegt die Wahrscheinlichkeit einer Erkrankung bei höchstens 0,1 Prozent, daß heißt nur einer von 1000 Zeckenbissen kann zum Ausbruch der Erkrankung führen. Beachtet man nun noch gewisse Vorsichtsmaßnahmen wie Vermeidung von dichtem Unterholz, geschlossene Kleidung, regelmäßige Untersuchung des Körpers auf Zecken oder Zeckenbisse, so läßt sich dieses Risiko noch erheblich senken. Eine Impfung wird daher auch vom Bundesgesundheitsamt (BGA) nur für Menschen mit "hoher Expositionsgefahr", also Waldarbeiter, Förster usw. empfohlen.

## Die Zeckenbißhysterie.

In der Medizin - so hat es den Anschein - waltet nicht die Vernunft, sondern es greift Hysterie um sich. Plötzlich wurden Impfstoffe gegen potentielle Zeckenbißfolgen selbst bei gesteigerter Massenproduktion knapp. Ärzte wurden massiv mit "Informationen" zu Zeckenbißschutzimpfungen und deren Abrechnungsmöglichkeiten informiert. Die sensationslüsterne Presse hatte einen Aufhänger für immer neue Horrordarstellungen. Millionen Menschen werden verunsichert und verängstigt.

Eine eigentlich geringe Gefährdung, die schon seit Bestehen der Menschheit existierte, wurde zu einer Bedrohung für alle hochstilisiert. Panikartig reagiert die verängstigte Bevölkerung, indem sich hunderttausende von Urlaubern Impfungen unterzogen, die medizinisch in dieser Massierung höchst fragwürdig sind. Das Beispiel beweist: Die Manipulation, die Beeinflussung der Presse und - was am schlimmsten ist - der Ärzte gelang. Die Medizingeschichte und das Repertoire der Impfungen ist um eine weitere Möglichkeit bereichert worden. Und die Zahl der gegen den Zeckenbiß geimpften Personen betrug im Jahr 1989 über eine Million. Eine Zahl, die nur durch die Menge der Grippeschutzimpfungen übertroffen wurde!

▼ Wie sicher ist der Impfschutz?

Nehmen wir das Beispiel der Masern - Impfung: Masern gehören zu den Kindererkrankungen, die in seltenen Fällen zu schwerwiegenden Komplikationen im Krankheitsverlauf führen können. Diese Komplikationen treten aber überwiegend auf, wenn ein Erwachsener an Masern erkrankt. Der Schutz einer im 15. Lebensmonat durchgeführten Masernschutzimpfung reicht aber unter Umständen nur eine begrenzte Anzahl von Jahren. Somit ist die Impfung eigentlich überflüssig, denn zu dem Zeitpunkt, wo der Impfschutz nötig wäre, ist er bereits weitestgehend verlorengegangen.

▼ Ist das Verhältnis Impfrisiko - Erkrankungsrisiko vertretbar?

Auch hier haben sich in jüngster Zeit neue Erkenntnisse ergeben: Gerade bei den im frühesten Kindesalter durchgeführten Impfungen wie BCG - und DTP - Impfung besteht ein beinahe unvertretbares Risiko an Impfschäden, wohin gegen das Erkrankungsrisiko in der Regel bei normal gesunden Kindern gering ist.

▼ Muß die Impfung jetzt durchgeführt werden oder könnte man sie ggf. auch zu einem späteren Zeitpunkt durchführen?

Die Ärztin Dr. Lore Degeller, Konstanz, schreibt in ihrem Artikel "Schutzimpfungen im Kindesalter heute" über die Tetanusimpfung bei Säuglingen: "Es ist nur der einzelne gefährdet, sofern er sich eine wenig blutende Verletzung durch Gartenerde, Pferdemist (!) oder Straßenstaub zugezogen hat.... Hier wäre zu fragen, warum ein drei Monate altes Kind davor abgesichert werden soll? Denn erst im Lauf- und Spielalter, d. h. frühestens Ende des 2. oder 3. Lebensjahres sind diese Kontakte aktuell". Erst dann wäre eine Tetanus - Impfung in Erwägung zu ziehen. Und sollte es vor diesem Zeitraum zu einer Verletzung kommen, besteht immer noch die Möglichkeit einer passiven Immunisierung.

Laut Frau Doktor Deggeller ist ein Impfschaden immer auch eine Frage des Impfzeitpunktes. Je später eine Impfung stattfindet, desto geringer ist die Gefahr eines Impfschadens.

Erst wenn diese Fragen alle zu Ihrer Zufriedenheit beantwortet sind, können Sie sich ein Bild über die Situation machen und sich dementsprechend entscheiden. Die Mitwirkung Ihres Hausarztes an diesem Entscheidungsprozeß ist nicht nur sinnvoll, sie wird auch vom Gesetzgeber gefordert. Das geltende Gesetz entscheidet da ganz eindeutig: "Niemand darf geimpft werden, der nicht e i n d e u t i g auf bestehende Impfrisiken hingewiesen worden ist" (Bundes - Seuchengesetz Paragraph 14, Abs. 2). Gerade diese Forderung - so meint der "Schutzverband für Impfgeschädigte e. V." - wird in der Regel von Ärzten zu wenig beachtet. Außerdem wächst die Zahl der Kinderärzte, die es für sinnvoller halten, ein Kind eine Kinderkrankheit durchmachen zu lassen als sie dagegen zu impfen!

## Kapitel 6: Impfungen - vermeidbares Risiko?

Sollte Ihr Arzt auf Ihre Einwände zu Impfungen nicht ausreichend eingehen, bleibt Ihnen immer noch die Möglichkeit, den Arzt zu wechseln.

Im Zweifelsfall können Sie sich beim

**"Schutzverband für Impfgeschädigte e. V."**

**Postfach 1160**

**57271 Hilchenbach 1 informieren.**

**Resümee: Impfungen sind - trotz aller hier gemachten Einschränkungen - eine Methode, bei besonders gefährdeten Menschen die Gesundheit und Unversehrtheit zu garantieren. Ihre Anwendung ist in jedem Einzelfall sorgfältig zu überdenken. Eine routinemäßige Durchimpfung der gesamten Bevölkerung ist - unter den bestehenden Lebensbedingungen - nicht mehr zu vertreten.**

Sicherlich würde sich niemand dafür entscheiden, prophylaktisch jedem Kleinkind den Blinddarm zu entfernen, weil er sich - rein statistisch gesehen - bei 10 % der Bevölkerung irgendwann entzünden kann. Komplikationen durch die Erreger von Infektionskrankheiten, gegen die geimpft wird, sind noch erheblich seltener.

Die Impfung gegen eine Krankheit kann und soll niemals ein Ersatz für eine gesunde Lebensführung sein, unter der eine solche Erkrankung nicht auftreten würde. So schreibt der Autor Professor Dr. Klaus Jung in seinem Editorial in der Naturamed: "Hier biete die Naturheilkunde mannigfaltige Möglichkeiten, sei es über körperliche Ertüchtigung, eine gesundheitsbewußte Ernährung, die 'kleine Psychotherapie',oder auch hydrotherapeutischen Verfahren und physiotherapeutischen Anwendungen, die alle einer Anhebung des Immunstatus, der körpereigenen Abwehr dienen."

Seuchenartige Epidemien sind in erster Linie, wie die Geschichte zeigt, Folgen von Mangelernährung, grober Unkenntnis oder Mißachtung der Hygiene. Solche Risikofaktoren kommen in den zivilisierten Ländern nur ausnahmsweise vor. Nur in diesen Fällen erscheinen Impfschutzmaßnahmen ausdrücklich gerechtfertigt. Auch ohne Schutzimpfungen haben alle übertragbaren (infektiösen) Krankheiten - sofern sie nicht besondere Risikogruppen betreffen - stark abgenommen.

## Verwendete Literatur:

1) Jean Barnard: "Größe und Versuchung in der Medizin", 1973, Molden Verlag
2) Behringwerke AG, "Impfkodex - Impfungen für Kinder, Erwachsene und Reisende", Ausgabe 1990
3) Thomas McKeon, "Die Bedeutung der Medizin", Suhrkamp Neue Folge Band 109
4) A. Mitscherlich und F. Mielke: "Medizin ohne Menschlichkeit - Dokumente des Nürnberger Ärzteprozesses", 1978, Fischer Taschenbuch
5) M. H. Pappworth: "Menschen als Versuchskaninchen - Experiment und ärztliches Gewissen", 1973, König Verlag, München
6) Hans Ruesch, "Die Pharma Story", 1990, F. Hirthammer Verlag, München
7) F. & S. Delarue, "Impfungen - Der unglaubliche Irrtum", 1991, F. Hirthammer Verlag, München
8) Florian Schmidt, "Vorsicht bei Impfungen", raum & zeit 47/1990
9) Deutsches Ärzteblatt 90, Heft 14 vom 9. April 1993
10) G. Buchwald, "Impfungen: Geschäft, Nutzen oder Schaden", Naturamed 4/93, pp 176 - 181
11) Deutsches Ärzteblatt Heft 45 vom 10.November 1989
12) Dr. med. Lore Degeller, "Schutzimpfungen im Kindesalter heute", Naturamed 4/93, pp 186 - 192
13) Prof. Dr. Klaus Jung, "Schutzimpfungen und Nautrheilkunde - ein Widerspruch?", Naturamed 4/93, p. 173

# Kapitel 7

## Vermeidbare Operationen

# Zuviel Heilungsversuche?

**Die Chirurgen, die mehr eines Kindes
als eines Löwen Herz haben, sind mir die lieberen.**
(Ernst von Bergmann, deutscher Chirurg, 1836 - 1907)

**Unangemessenes Vertrauen zum Arzt ist
gefährlicher als jede Krankheit.**
(Professor Julius Hackethal)

Für seine Zeitgenossen war der britische Chirurg Robert L i s t o n der Größte. Seine Operationen in den 40er Jahren des 19. Jahrhunderts erinnerten noch stark daran, daß die Chirurgen erst vor 100 Jahren den Weg vom Marktplatz in die Operationssäle gefunden und das Image der Steinschneider, Bader und Feldscher abgelegt hatten. In einem flaschengrünen Überzieher und Gummistiefel gekleidet, sprang Liston um den mehr oder weniger bewußtlosen Patienten herum, das Skalpell auch mal zwischen die Zähne geklemmt, wenn es galt, ein stark blutendes Gefäß abzubinden.

Hatte er den Mund frei, rief er "Nehmen Sie meine Zeit, Gentlemen, Nehmen sie meine Zeit!" Und seine Studenten starrten auf ihre Taschenuhren. Denn Liston war nicht nur der größte, er war auch der schnellste Chirurg seiner Zeit. Genau zweieinhalb Minuten benötigte er zur Amputation eines Beines. Und in einer Zeit, in der die Narkose genauso unbekannt war, wie ein keimfreier (aseptischer) Operationssaal, war diese Schnelligkeit oftmals das Einzige, was den Patienten vor einem Tod durch Schock oder Wundbrand retten konnte. **Trotzdem starben immer noch die meisten Operierten während oder kurz nach der Operation an den beiden Todesursachen: Schock oder Infektion.**

Diese Situation führte dann oft zu tragikomischen Vorfällen, wie sie der englische Arzt und Schriftsteller Richard Gordon in seinem Buch "Große medizinische Katastrophen" so beschreibt:

"Amputierte ein Bein unter zweieinhalb Minuten (der Patient verstarb hinterher an Wundbrand). Zusätzlich amputierte der die Hände seines jungen Assistenten, der hinterher an Wundbrand verstarb. Außerdem zerschlitzte er den Gehrock eines chirurgischen Kollegen, der als Zuschauer an dem Spektakel teilnahm. Aus Furcht, daß der Schnitt wichtigere Teile getroffen haben könnte als nur den Stoff seiner Oberbekleidung, fiel der Kollege um und verstarb noch am Ort der Tragödie. Dieses war die einzige Operation der Medizingeschichte mit einer Todesquote von 300 %!"

**Die Helden der Medizin.**

Die Chirurgie hat sich seit jener Zeit eindeutig zu ihrem Vorteil verändert. Für die meisten unter uns gilt sie als die "Königsdisziplin" in der Medizin, und die Chirurgen haben allgemein einen hohen sozialen Status. Zu dieser Tatsache haben sicher nicht unerheblich die großen Chirurgen der Vergangenheit und Gegenwart wie Sauerbruch, Barnaard oder der amerikanische Herz-Chirurg Cooley beigetragen. Und sicherlich müssen uns die Leistungen und Erfolge aller Chirurgen höchsten Respekt abfordern. Krankheiten oder Verletzungen, die noch vor wenigen Jahrzehnten unausweglich zum Tode des Erkrankten führten, können heute durch zum Teil verhältnismäßig leichte Operationen geheilt oder gebessert werden. Kein einigermaßen vernünftig denkender Mensch wird diese Tatsachen leugnen können oder gar die Operationen abschaffen wollen. Dennoch macht sich zunehmend Kritik breit.

**6 Millionen Operationen pro Jahr!**

Das "National Center for Health Services" der USA monierte, daß 1977 in den USA 2 Millionen unnötiger Operationen gemacht wurden. Die Zahl der Operationen in der BRD kann auf 20.000 täglich, also 6 Millionen jährlich geschätzt werden. Vergleicht man die Zahl dieser Operationen mit der aus anderen westlichen Länder, zeigt sich, daß die deutschen Chirurgen offensichtlich operationsfreudiger sind als ihre europäischen Kollegen.

Der Chirurg Professor Julius Hackethal, bekannt durch seine Attacken gegen die Schulmedizin, gibt in seinem Buch "Operation - ja oder nein?" dreizehn "böse" Gründe für die hohen Operationszahlen an. Einige davon sind:

- Die Lust am Operieren
- Der Zwang, im "Training zu bleiben
- Die Vorschrift einer Mindestzahl an Operationen für die Anerkennung als Facharzt

**Sind Operationen eine Form der "Beutelschneiderei"?**

Könnte man diesen Operationsgründen noch ein gewisses Verständnis entgegenbringen - denn schließlich und endlich profitieren wir im Falle einer Operation von gut ausgebildeten und routinierten Operateuren - ist die nächste Gruppe der "bösen" Operationsgründe schon weitaus kritischer zu beurteilen. Hier spielen nämlich finanzielle Faktoren eine Rolle:

- Die Möglichkeit, mit der Operation Geld zu verdienen
- Der Zwang, Krankenhausbetten zu füllen
- Das Bemühen, profitbringend zu arbeiten

Jeder Mensch ist bestrebt, gutes Geld für seine Arbeit zu erhalten, auch die Ärzte. Und da große Operationen mehr Geld einbringen als kleine, zumal bei Privatpatienten, wird nicht jede Entscheidung für eine Operation ausschließlich fachlichen Zwängen unterliegen.

Wie oben bereits erwähnt: 2 Millionen unnötiger Eingriffe jährlich in den USA!

Chirurgen, die weniger operationsfreudig sind, stehen gegenüber den Krankenhausträgern oft in Zugzwang. Kann ein Chirurg die Betten seiner Station im Krankenhaus nicht ausreichend füllen, kann dies das "Aus" für ihn bedeuten. Denn Chefarztposten sind begehrt. Letztendlich müssen auch die Kosten für das Pflegepersonal, Operationsräume und OP-Personal eingebracht werden. Bleibt die Frage, wieviel von den vier Millionen "notwendigen" Operationen in den USA wären in England noch notwendig?

In Großbritannien, wo die Chirurgen im Rahmen einer staatlichen Gesundheitsvorsorge nicht um ihren Job bangen müssen, werden alle gängigen Operationen wie Gallenblasenentfernungen, Blinddarmoperationen, Eingriffe an Hämorrhoiden u.s.w. wesentlich seltener durchgeführt als in den USA und in Deutschland.

**Chirurgischer Tatendrang**

Manche Operation wird auch mit der Motivation, ein großer Chirurg werden zu wollen, am Kranken zu experimentieren oder zu forschen, veranstaltet werden. Im Extrem kann die Chirurgie dahingehend tendieren, alles zu operieren, was technisch möglich und machbar ist. Wie der Patient nach der Operation weiter lebt, mag dem Arzt unter diesem Aspekt sekundär erscheinen. Der Chirurg hat seine wunderbare Arbeit verrichtet. Ob durch eine Verstümmelung wie im Falle eines Tumorkranken eine nennenswerte Verlängerung des Lebens oder Verbesserung der Lebensqualität erreicht wird, ist manchmal weniger gefragt.

Mit Sicherheit gibt es von vornherein vermeidbare Operationen wie kosmetische Eingriffe (Nasenkorrekturen, Facelifting, Vergrößerung oder Verkleinerung der Busen, Entfernung von Fettschürzen u.s.w.).

## Chirurgie und Immunsystem

Jeder chirurgische Eingriff kann zu Komplikationen führen:

- Narkoseschäden, denn jede Narkose stellt eine extreme Form der Vergiftung des Organismus dar und ist ein gesteuerter Schwebezustand zwischen Leben und Tod
- Schädigung der Luftröhre und des Kehlkopfes durch Beatmungsschläuche (Endotracheal- oder Endonasaltuben).
- Nervenschädigung durch falsche Lagerung während des operativen Eingriffes.
- Verbrennungen durch Verwendung elektrischer Instrumente.
- Augenschäden durch Austrocknen der Hornhaut oder durch Verletzung mit harten Geräten oder Instrumenten.
- Schock mit Blutdruckabfall.
- Allgemeiner Operationsstreß, der die Abwehr lähmt.
- Blutverlust mit der Notwendigkeit einer Blutübertragung.
- Bildung von Blutgerinnseln (Thrombosen) und Lungenembolien durch abgegangene Fett- oder Blutklumpen (Thromben).
- Infektionen, Wundheilungsstörungen, Todesfälle durch operationsbedingte Infektionen.
- Operationsnarben können kosmetisch entstellen oder zu Störfeldern führen.
- Risiken durch die Art des Eingriffes wie Schädigung der Stimmbandnerven bei Schilddrüsenoperationen, Verletzungen des Darmes bei Eingriffen im Bauchraum und vieles andere mehr.

Das Buch "Operationen" von W. Lippert - Burmester und Herbert Lippert widmet all diesen Gefahren immerhin 50 von 500 Seiten. Trotzdem wollen wir hier kein Horrorszenario schaffen: Alle vorgenannten Komplikationen des regelrechten Operationsbetriebes sind den Medizinern bekannt, und ein verantwortungsvoller Chirurg wird alles mögliche tun, um diese Fälle nicht eintreten zu lassen. Dennoch ist Skepsis gefragt: Welcher Patient ist wirklich über **alle Risiken** hinlänglich aufgeklärt worden? Jeder chirurgische Eingriff ist - juristisch gesehen - eine Körperverletzung, also eine ungesetzliche Handlung. Diese Körperverletzung ist nur deswegen legal, weil der Operateur dazu die Genehmigung erhält. Diese Genehmigung setzt voraus, daß Ihr Arzt sie **über all Risiken dieser Operation** gründlich und ausführlich aufklärt.

## Krank durch Operationen

Sinn und Zweck einer Operation ist es, einen Kranken gesund (oder zumindest gesünder) zu machen. Kein Patient würde sich operieren lassen, wenn ihm der Arzt nicht zumindest mit 90 %iger Sicherheit eine Besserung seiner Beschwerden garantieren würde. Folglich kann der Patient erwarten, daß:

- eine Operation die beste und einzige Möglichkeit der Behandlung ist und daß
- die Operation - die vorhin beschriebenen Komplikationen ausgenommen - zu einer deutlichen Besserung seines Zustandes führt.

Gerade diese beiden Forderungen aber - so haben in jüngster Vergangenheit verschiedene Kritiker behauptet - können von einer ganzen Reihe von Operationen nicht erfüllt werden.

### Ohne Narkose geht nichts.

Sicherlich gehört die Möglichkeit, dem Patienten während einer Operation mittels Narkose den Schmerz zu nehmen, zu den größten Erfindungen der Medizingeschichte schlechthin. Durch sie wurden viele Operationen erst möglich, wird die Pein des Patienten gelindert und die Zahl der Patienten, die durch Schock auf dem Operationstisch starben, um 95 % gesenkt.

Seit der ersten Operation, die am 21. Dezember 1846 in Europa unter Lachgas durchgeführt wurde, hat sich das Fachgebiet der Anästhesie rasant weiterentwickelt. Neue Narkosetechniken, die Einführung neuer Narkosemittel, haben das einstmals große Narkoserisiko stark gesenkt. Jeder sollte bedenken: Die Narkose stellt immer eine Vergiftung des Organismus dar, die den Körper in extremer Art und Weise belastet.

Als Beispiel soll der Fall eines Krankenpflegers dienen. Der 35 - jährige hatte sich bei seiner Arbeit mit dem Blut eines Gelbsuchtkranken infiziert, wurde so selbst zum Hepatitiskranken. Nach ungefähr sechsmonatiger Krankheitspause nahm der Mann wieder seine Arbeit auf. Er wurde auf der Wachstation eines Krankenhauses eingesetzt, einer Station also, auf der Frischoperierte ihren "Narkoserausch" ausschlafen, bevor sie wieder auf die normale Station zurückverlegt werden.

Nach vier Wochen Arbeit auf dieser Station zeigte eine Routineuntersuchung des Krankenpflegers, daß die für eine Lebererkrankung typischen Laborwerte im Blut wieder besorgniserregend angestiegen waren. Der Pfleger wurde auf eine "Normalstation" versetzt, und die erhöhten Leberwerte fielen sofort wieder ab. Ein erneuter Versuch, den Pfleger abermals auf der Wachstation einzusetzen, führte zum gleichen Ergebnis: Die Werte stiegen wiederum an, der Mann fühlte sich schlecht. Daraufhin war allen Beteiligten klar: Ursache für dieses seltsame Phänomen waren die Narkosedämpfe, die von den operierten Patienten noch ausgeatmet und vom Pfleger eingeatmet wurden.

Selbst in dieser geringen Konzentration führten sie zur Belastung der vorgeschädigten Leber!

So ist auch schon lange bekannt, daß das ständige Einatmen von Narkosedämpfen beim Operationspersonal das Risiko für Krebs, Leber- und Nierenerkrankungen, Fehlgeburten und Mißbildungen von Kindern bis zum Teil auf das Doppelte der Normalbevölkerung erhöht.

### Operationen - ein Modetrend?

Kehren wir zurück zur Gruppe der vermeidbaren Operationen. Eigentlich dürfte es - nach dem Ehrenkodex der Ärzte, dem "Eid des Hippokrates"- keine Operationen geben, die vermieden werden könnten. Daß dies dennoch ab und zu der Fall ist, liegt oftmals an medizinischen Lehrmeinungen. Da diese von Jahrzehnt zu Jahrzehnt wechseln, könnte man auch von "chirurgischen Modeerscheinungen" sprechen.

Richard Gordon schreibt in seinem Buch "Das Verhalten am Krankenbett" über die Modetrends in der Chirurgie: "In den zwanziger Jahren wurde der Charleston und lange Zigarettenspitzen durch den Trend begleitet, möglichst alle inneren Organe zu entfernen, ohne die Fortsetzung des Lebens zu behindern. Die dreißiger Jahre brachten Schulter-polster, Hollywoodmusicals und die Wanderniere. War die Niere fest unter den Rippen befestigt, konnten die Wanderungen von Magen, Darm oder Milz behoben werden. Chirurgen schlitzten den Patienten auf und befestigten das frei umherwandernde Organ irgendwo an einer sinnvollen Stelle des Skeletts. Zehn Jahre später begann eine neue Gruppe modebewußter Operateure, alle festgezurrten Organe wieder zu befreien."

Die Opfer dieser Modetrends waren gewiß nicht ganz unschuldig an dieser Häufung sinnloser, aber hochmodischer Eingriffe. Als im Jahr 1978 oder 1979 im "Gesundheitsmagazin Praxis" des Zweiten Deutschen Fernsehens über eine neue Methode der Bandscheibenoperation berichtet wurde, strömten noch Wochen danach Massen von Patienten in die neurologischen Ambulanzen, die unbedingt nach dieser neuen, aber noch wenig erprobten Methode behandelt werden wollten.

In den letzten Jahrzehnten hat das Modebewußtsein unter anderm dazu geführt, daß zahllose Kinder ihre Mandeln und ebenso viele Frauen über 50 ihre Gebärmutter und Eierstöcke in deutschen Operationssälen zurückließen, ohne daß dafür ein ausreichend medizinischer Grund bestand.

**Zuviel vermeidbare Operationen.**

Bevor wir unsere Behauptungen anhand der Beschreibungen einiger Operationsmethoden unterlegen wollen, bedarf es einer Warnung:

**Ein Buch wie dieses kann nur allgemeine Empfehlungen aussprechen und den Leser zu diesem Thema informieren. Es kann nicht für sich beanspruchen, für jeden individuell gelagerten Fall, für jeden Kranken eine Lösung zu finden. Gelegentlich kann die Unterlassung einer Operation zu schwersten Gesundheitsschäden oder zum Tode führen. Die Entscheidung, ob operiert werden muß oder nicht, liegt immer in der Entscheidung des behandelnden Arztes und des Patienten.**

**Blinddarmoperationen - in Deutschland häufiger als anderswo.**

Am 14. Februar 1884 eröffnete die erste (übrigens erfolglose) Operation eines "Geplatzten Blinddarmes" das sogenannte "Jahrhundert der Chirurgen". Diese Operation gab den Startschuß für die Chirurgie des Bauches, die bis dato nur sehr zögerlich durchgeführt wurde, nach dieser ersten Operation aber rasanten Zuspruch unter allen Chirurgen fand, was einige Zahlen belegen sollen:

Folgten der ersten Operation nur wenige Versuche, ( 1888 erfolgte die erste Blinddarmoperation in den USA) hatte sich nur sechzig Jahre später die Zahl der Blinddarmoperationen rasant erhöht.

So verzeichnet eine Studie (Castleton und Mitarbeiter, 1941) an 19 verschiedenen Krankenhäusern, daß 10 % aller durchgeführten Operationen Blinddarmoperationen waren. "Erst nach dem 2. Weltkrieg schwächte sich der Operationseifer ab. Die Häufigkeiten von Blindarmoperationen fiel um 1955 auf 2 - 3 % aller Operationen"

In Deutschland hielt die Operationsfreudigkeit an. So ist die Operationshäufigkeit in der BRD doppelt so hoch wie in den USA, Großbritannien und Schweden. Außerdem ist die Sterblichkeit nach Blinddarmoperationen bei uns dreimal höher als in Schweden und den USA.

**Blinddarmentzündung - nur wochentags und häufiger bei Reichen?**

Eine Arbeit des Hannoveraner Medizinsoziologen Prof. P f l a n z aus dem Jahre 1972 vermeldete: "Von 100.000 Bewohnern erkrankten pro Jahr in Uppsala (Schweden) nur 580 am Blinddarm, in Liverpool nur 490, in den amerikanischen New - England Staaten nur 340, in Hannover dagegen waren es 1966/67 nicht weniger als **1190**."

Außerdem wurden reiche Patienten häufiger am Blinddarm operiert als arme, und die Operationen wurden nur selten an Sonn- und Feiertagen durchgeführt.

"Die rechtzeitige Entfernung des akut entzündeten Blinddarmes kann eine sehr segensreiche Operation sein" schreibt Hackethal , und auch im Buch "Operationen" der Autoren Burmester - Lippert und Lippert steht: "Gilt die Diagnose 'akute Wurmfortsatzentzündung' als gesichert, so ist unverzüglich zu operieren. Trotzdem ist für den Arzt die Entscheidung nicht einfach." Es gebe kein Zeichen, an dem man die Wurmfortsatzentzündung sicher erkennen könne, jede Diagnose sei eine Wahrscheinlichkeitsdiagnose. Aus diesem Grund gelte: lieber einige Male zu oft operieren als einmal zu selten. Die Zahl der "fälschlichen" Operationen in der BRD sei mit 15 - 30 % gar nicht so hoch.

### Eisblase statt Operation.

Auf der chirurgischen Männerstation eines Großstadtkrankenhauses wurden in den Jahren 1972 - 1974 häufig nachts oder an Wochenenden Patienten mit der Diagnose " drohende Blinddarmentzündung" (subakute Appendizitis") eingeliefert. Da dieses Krankenhaus in diesen Zeiten für den Operationssaal nur eine Besetzung für akute Notfälle in Bereitschaft hatte, wurden solche Fälle in aller Regel erst am darauffolgenden Tag operiert. In der Zwischenzeit erfolgte eine Ruhigstellung der Entzündung durch ein Eiskissen auf den rechten Unterbauch. In ungefähr 50 % der Fälle waren am nächsten Morgen alle Beschwerden verschwunden, die Patienten verließen das Krankenhaus, ohne operiert zu werden, und kehrten meist auch nicht wieder zurück.

Bereits im Jahre 1928 schreibt der Danziger Chirurg Dr. med. Erwin L i e k in seinem Buch "Irrwege der Chirurgie" : Wenn wir von unseren Kranken mit akuter Appendizitis, sagen wir 95 % operieren, so ist damit lange noch nicht gesagt, daß die Blinddarmoperation zu 95 % operative Behandlung erfordert. Man ... wird oft mit Erstaunen hören, wie unendlich schwere Blinddarmentzündungen aber auch ohne Eingriff heilen; und das sehr oft ohne späteren Rückfall." Und diese Aussage stammt aus einer Zeit, in der entzündungs-hemmende Mittel (Antibiotika) noch nicht erfunden worden.

### Häufiger Krebs nach Blinddarmoperationen?

Der Normalbürger ist dennoch bereit, sich trotz aller Risiken für eine Blinddarmoperation zu entscheiden, da auch die Folgen einer zu spät durchgeführten Entfernung eines entzündeten Wurmfortsatzes nicht unerheblich sind. Es soll aber nicht verschwiegen werden, daß auch nach einer erfolgreichen Blinddarmoperation ohne die aufgezählten Risiken bemerkenswerte Spätfolgen auftreten können. So bewiesen verschiedene Untersuchungen aus den 70er Jahren, daß ein Zusammenhang zwischen der Entfernung des Blinddarmes und dem Auftreten von verschiedenen Krebserkrankungen besteht:

- McVay beschrieb bei 914 Leichenöffnungen eine Häufung von Dickdarmkrebs nach vorausgegangenen Blinddarmoperationen. Er folgerte daraus, daß der mit vielen Abwehrzellen besetzten Schleimhaut des Blinddarmes eine Art Schutzwirkung gegenüber einer Krebsentwicklung zukommt.
- 1969 bestätigte F. Amtrup, Schweden, diese Ergebnisse. Bei 1155 Leichenöffnungen fand er, daß bei den Patienten mit Dickdarmkrebs in 21,2 % eine Blinddarmentfernung vorausgegangen war, Patienten ohne Krebs waren nur zu 9,5 % am Blinddarm operiert worden.
- 1968 berichtete S. Kiyan, daß Frauen, bei denen der Blinddarm entfernt wurde, gehäuft innerhalb kürzester Zeit an einem Krebs der Eierstöcke erkrankten (20.8 % nach 3 Jahren und weitere 56,6 % nach 14 Jahren).

**Operieren - oder nicht?**

Was ist zu tun? Was kann man dem Patienten raten, dem vom Chirurgen zur Entfernung seines Blinddarmes geraten wird? Prof. Hackethal gibt in seinem Buch "Operation - ja oder nein?" folgende "Merksätze für Blinddarm - Operationen:

- Jede Blinddarm - Operation (Appendektomie) ist ein verstümmelnder Eingriff mit der Gefahr von Früh- oder Spätschäden.
- Es gibt nur einen einzigen Grund zur Entfernung des Blinddarmes: Der auf sorgfältige und gründliche Untersuchungen gestützte *dringende Verdacht* auf eine Entzündung des Blinddarmes mit drohender Bauchhöhleninfektion, besonders bei Gefahr eines Blinddarmdurchbruches.
- Die Diagnose ist nur von einem erfahrenen Bauchchirurgen und nur durch wiederholte, persönliche Untersuchungen zu stellen. Eine einmalige Untersuchung mit Blitzdiagnose reicht dazu fast nie aus.
- Jede "chronische" oder "subakute" operierte Appendizitis ist letztendlich ein schuldhafter Arztfehler (=Kunstfehler).
- Blinddarmentfernungen dienen häufig als "Exerzierübungen für chirurgische Rekruten" oder als Verlegenheitsmaßnahme bei falsch oder nicht vollständig erkannten Baucherkrankungen. Solange keine eindeutigen Krankheitszeichen vorliegen, sollte daher größte Zurückhaltung hinsichtlich einer Operationseinwilligung geübt werden.

### Die Entfernung der Mandeln - eine Modeoperation?

"Keiner meiner Zeitgenossen hat noch seine Mandeln", schreibt Richard Gordon. "Die Entfernung war ein unverzichtbarer Teil unserer britischen Mittelklassen - Erziehung, ähnlich wie die Konfirmation, ihr Erhalt eines der wenigen Vorrechte der Armen....Die Mandeloperation genießt eine ständige Popularität, da sie die 5 Hauptprinzipien der Chirurgie vertritt:

● Sie bewirkt die Entfernung von Organen, über dessen Funktion keiner so recht Bescheid weiß. Das verbessert die Position des Operateurs vor der Leichenschau oder einem Richter.

● Sie kann bei allen Beschwerden vorgeschlagen werden, sogar bei komplett gesunden Kindern.

● Obwohl technisch einfach durchzuführen, wird diese Operation , besonders bei Privatpatienten, gut bezahlt.

● Die Dauer des Krankenhausaufenthaltes ist kurz. Mandeloperationen blockieren nicht Krankenhausbetten mit Patienten, die viel Pflege oder Verpflegung benötigen.

● Die Operationsmethode beeindruckt alle Anwesenden. Sie bewahrt einen letzten Rest der Athmosphäre der alten Chirurgen und ihrer Vorführungen."

Nach der Entfernung des Blinddarmes ist die Mandeloperation - oder genauer gesagt die Entfernung der Gaumenmandeln (Tonsillektomie) - die zweithäufigste in Deutschland durchgeführte Operation. Die Operation kann in relativ kurzer Zeit durchgeführt werden, die Gefahr der Komplikationen erschöpft sich durch das Auftreten von Nachblutungen aus der Operationswunde. Also existieren wenig Gründe, die gegen eine Mandeloperation sprechen - oder?

Lange Zeit galten die Mandeln - ähnlich wie der Blinddarm - als überflüssige Organe, Körperteile ohne Funktion. Kam es - besonders bei Kindern - gehäuft zu Mandelentzündungen, die in der Regel mit Halsschmerzen, Schluckbeschwerden und seltener mit Fieber einhergingen, wurden diese Organe einfach gekappt. Das machte man schon deswegen, weil man der Meinung war, daß ständig (chronisch) entzündete Mandeln eine Ursache für chronische Erkrankungen, in erster Linie Erkrankungen des rheumatischen Formenkreises, darstellen.

Unsere persönlichen Erfahrungen mit über 1000 Rheumakranken in unserer Praxis zeigt, daß diese Einschätzung nur zum Teil richtig ist. So zeigen sich bei einem großen Teil der Kranken rheumatische Beschwerden trotz einer, in der Kindheit vorgenommenen Mandeloperation.

Die Autoren Burmester - Lippert bemerken: "Man weiß, das die Mandelausschälung nicht absolut sicher vor Herderkrankungen schützt. Sie verhindert auch nicht sicher die Entzündungen des Rachenraumes (Seitenstrang - Angina, ist nach Mandeloperationen besonders häufig)".

So ist bekannt, daß eine Entfernung der Gaumenmandeln dazu führt, daß die Operierten lebenslang unter einer erhöhten Anfälligkeit für Erkältungserkrankungen zu leiden haben. Somit würde die Entfernung der Mandeln eigentlich nur noch bei ständiger, starker Entzündung als sinnvoll angesehen werden. Aber:

- Chronische Mandelentzündungen sind - vor allem im Kindesalter - meist ein Zeichen einer ungenügenden, gestörten Funktion des Abwehrsystems.
- Die Mandeln selbst spielen besonders beim Training des kindlichen Immunsystemes eine große Rolle. Aufgrund ihrer hohen Beanspruchung im Kindesalter schwellen sie oft an, was zu Halsschmerzen und Schluckbeschwerden führen kann.
- Entfernt man zu diesem Zeitpunkt die - angeblich geschädigten oder erkrankten - Mandeln, versetzt man dem ohnehin geschwächten Abwehrsystem einen schweren Schlag.
- Als Folge kommt es zu einer dauerhaften Schädigung des Abwehrsystems, wobei die erhöhte Erkältungsneigung wohl nur als Spitze des Eisberges zu werten ist.
- Nach Abschätzung der Argumente für oder gegen eine Entfernung der Mandeln muß von einer voreiligen Operation gewarnt werden. Erst wenn konservative biologische Heilmethoden (Symbioselenkung etc.) zu keinem Ergebnis führen, sollte die Mandeloperation erwogen werden.

## 60 % "stumme" Gallensteine"!

"In West- und Mitteleuropa sowie den USA haben über 12% der Erwachsenen (etwa jede fünfte Frau und jeder zehnte Mann) Gallensteine. In der BRD leben demnach einige Millionen Menschen mit Gallensteinen. Davon haben etwa zwei Drittel zeitlebens keine Beschwerden. Das andere Drittel wird irgendwann zum Gallensteinkranken", schreiben die Autoren Lippert/ Burmester

Die Hauptursachen für diese Erkrankung sind:
- Fettsucht
- Zuckerkrankheit
- Schwangerschaft
- Ständige Verstopfung (chronische Obstipation)

Zusammenfassend kann gesagt werden, daß ein deutlicher Zusammenhang zwischen Überernährung und Gallensteinleiden besteht.

Immer dann, wenn die Gallensteine sich in den Gallengängen festsetzen und so den regelmäßigen Abfluß der Gallenflüssigkeit behindern, kommt es zur Stauung der Gallenflüssigkeit mit begleitenden Schmerzen (Gallenkolik). Komplikationen dabei bestehen im Auftreten einer Gelbfärbung der Haut (Ikterus), einer Entzündung der Gallenblase und -gängen, die zum Riß dieses Organs (Perforation) führen. Diese Komplikationen stellen zumindest eine dringende Operationsanzeige dar.

Weniger deutlich ist die Notwendigkeit einer Operation bei dem Auftreten von Gallenkoliken gegeben. Zwar gewährleistet - nach allgemeingültiger, schulmedizinischer Lehrmeinung "die Operation der Gallenblase als einzige Behandlungsmethode die endgültige "Heilung" des Gallensteinleidens " , aber leider ist dieser Erfolg bei jedem vierten operierten Patienten nicht gegeben.

### Gallenbeschwerden trotz Operation

Denn 20 - 30 % der an der Galle operierten Patienten klagen nach der Operation über ähnliche Beschwerden, wie sie vor der Operation bestanden haben. Die Chirurgen, nicht bereit zuzugeben, daß ihre Kunst vergeblich war, führen diese Beschwerden auf ein anderes Krankheitsbild zurück, das "Postcholezystektomie - Syndrom".

Bereits in den zwanziger Jahren unseres Jahrhunderts schrieb der Chirurg Prof. Dr. H. K e h r: "Auffallend groß ist unter den Gallensteinbehafteten die Zahl der Hysterischen. Manche von ihnen werden durch die Operation gesund, bei vielen nützt der Eingriff gar nichts , scheint sogar die hysterischen Beschwerden in erhöhtem Maße zurückkehren zu lassen".

Unsere Sprache kennt die Zusammenhänge von Gefühlsregungen wie Ärger und Zorn mit dem Auftreten von Gallenkoliken: "Mir kocht die Galle über" oder "Er spuckt Gift und Galle". Ein anderer Auslöser von Gallenbeschwerden ist auch in zu reichlichem oder zu fettem Essen zu suchen. So kann durch eine Verringerung dieser krankheitsauslösenden Faktoren ein Großteil der Beschwerden, aber sicher auch das Entstehen von Gallensteinen, bereits im Ansatz verhindert werden, was eine Operation von vornherein überflüssig macht.

### Prothesenchirurgie - Gesundheit aus dem Ersatzteillager.

Vor 25 Jahren bedeutete ein Bruch des Oberschenkelhalses für die meisten Betroffenen über 70 Jahren den sicheren Tod. Da die alten Menschen nach einem solchen Bruch aufgrund fehlender Operationsmöglichkeiten und schlechter Heilungstendenz der Knochen 4 - 6 Wochen das Bett hüten mußten, wurden viele von ihnen in dieser Zeit durch Thrombosen oder Lungenentzündungen dahingerafft. Manche hatten aber nach sechs Wochen in ihrer "Bettengruft" auch einfach keine Lust mehr am Leben, starben dahin, ohne klinischen Anlaß, zum Verdruß ihrer Ärzte, Pfleger und (hoffentlich auch) ihrer Angehörigen.

Zur heutigen Zeit besteht diese Gefahr kaum noch, sollte man meinen. Gleichwohl sagen die Statistiken, daß ein Jahr nach einem Oberschenkelhalsbruch auch heute noch jeder zweite Betroffene verstorben ist. Durch ein "segensreiches" Operationsverfahren, das Einsetzen eines "künstlichen Hüftgelenks" (Endoprothese) können die Senioren oft schon wenige Tage nach der Operation ihr Bett verlassen und viele sind nach 14 Tagen bereits in der Lage, sich mit Hilfe eines Gehstockes fortzubewegen.

Die Methode, durch Brüche oder chronische Erkrankungen zerstörte Knochen oder Gelenke mittels "Endoprothese" zu ersetzen, existiert ungefähr seit 25 Jahren. Seitdem ist sowohl die Konstruktion der künstlichen Gelenke als auch deren Verankerung im Körper immer weiter verbessert worden. Und somit stellt, so sollte man meinen, auch der Austausch von Gelenken bei jüngeren Patienten, bei denen die Gelenke durch Verschleiß oder Entzündung zerstört wurden, kein großes medizinisches Problem mehr dar. In der Mitte der 70er Jahre wurden künstliche Hüftgelenke bereits von fast jedem mittelgroßen Krankenhaus durchgeführt.

**Der Mensch zum Wegwerfen?**

Diese chirurgischen Erfolge führten dazu, daß kaum noch Versuche unternommen wurden, einer Gelenkzerstörung auf nichtoperativem Wege Einhalt zu gebieten. Es entwickelte sich eine Wegwerf - Mentalität in der Medizin, die dem allgemeinen "Ex und Hopp" - Verhalten unserer Gesellschaft entsprach: "Außer dem Einmalfeuerzeug, der Einmalgetränkepackung empfehlen wir jetzt - Das Einmalgelenk! Machen Sie sich nie mehr Sorgen um den Zustand Ihres Körpers! Wir ersetzen alles! Heute gebracht - morgen gemacht!" Und in der allgemeinen Protheseneuphorie hörte niemand die mahnenden Stimmen. So warnte bereits 1969 Professor A. W i t t, Universität München: "Der Ersatz des Hüftkopfes und Schenkelhalses ist heute eine häufige Operation. Die Technik ist einfach, man könnte fast sagen: verführerisch. Und gerade ist diese Operation problematisch und verlangt unsere strengste Indikation."

**Die Operation, die nur wenige Jahre vorhält**

Damals, zu Beginn der Prothesenchirurgie, waren diese Worte fast schon prophetisch zu nennen. Heute, circa 30 Jahre nach Beginn der Ersatzteiloperationen wissen wir, warum:

- Die Hersteller der künstlichen Gelenke gaben die Lebensdauer ihrer Produkte 1975 noch mit 30 Jahren an.
- Heute wissen wir, daß diese duchschnittliche Lebensdauer bestenfalls mit 10 Jahren festgesetzt werden kann.
- Bei 2 % der Operierten sind nach zwei, bei 5 - 10 % der Operierten nach 5 Jahren die künstlichen Gelenke soweit gelockert, daß sie ausgetauscht werden müssen.
- Das zweite künstliche Gelenk, das daraufhin eingesetzt wird, lockert sich in der Regel noch früher, und man kann sich ausrechnen, wann ein etwa 50jähriger Patient zu "Nachbesserungen" seines Austauschteiles wieder in den Operationssaal muß.
- Bereits 3 - 6 Monate nach der Hüftgelenksoperation kann es außerdem zu Verkalkungen in der Muskulatur rund um das künstliche Gelenk kommen, die zu erheblichen Bewegungseinschränkungen des neuen Gelenkes führen. **Diese Komplikation tritt bei 10 - 30 % aller Operierten auf!**
- Solche Komplikationen wiegen natürlich schwerer, wenn das künstliche Gelenk in jüngeren Jahren eingesetzt wird.

Man muß den "Fall Prothesenchirurgie" als ein klassisches Beispiel für die Vereitelung der Bemühungen, andere, wirksamerer Heilmethoden für eine Erkrankung zu suchen, betrachten:

- Die Möglichkeit einer technisch einfachen operativen Heilung und deren scheinbare Vorteile gegenüber einer "konservativen" Behandlungsmethode führte dazu, daß diese Methode in der Mehrzahl aller Erkrankungen eingesetzt wurde.
- Gleichzeitig unterbleiben alle Versuche und Forschungen, um gelenkerhaltende Behandlungsmethoden weiter zu entwickeln.
- Die Langzeitbewertung operativer Methoden beweist, daß diese zwar wirksam sind, langfristig aber neue Probleme erzeugen.
- Am Ende einer rund fünfundzwanzigjährigen "Erprobungsphase" der Endoprothesenchirurgie ist man eigentlich nicht viel weitergekommen, das Problem wurde durch die Operation nicht zufriedenstellend gelöst.
- Fazit: Nach 25 Jahren sind wir der Lösung um nichts näher gekommen - Außer Spesen nichts gewesen, nur das Krankenhaus genesen!

**Umleitung am Herzen - die Bypasschirurgie**

Die Erkrankungen des Herz - Kreislauf-Systems stehen an erster Stelle der Todesursachen in der westlichen Welt. Besonders der Herzinfarkt, der oft ohne Vorwarnung auftritt und in einem hohen Prozentsatz der Erkrankungen (etwa 50 Prozent) zum sofortigen Tode führt, beschäftigt Mediziner und Patienten gleichermaßen.

Die Ursachen eines Herzinfarktes sind Fachleuten wie medizinischen Laien gleichermaßen bekannt:

- Durch eine falsche, d. h. zu fettreiche, zu kalorienhaltige und besonders zu eiweißreiche Ernährung kommt es zur Ablagerungen an den Wänden der Blutgefäße (Arterienverkalkung), von der auch die das Herz versorgenden Arterien (Herzkranzgefäße) betroffen sind.
- Dadurch wird der innere Durchmesser (Lumen) der Gefäße und die Menge des Blutes, das durch diese Gefäße fließen kann, verringert.
- Blutgerinnsel (Thromben), die sich an dieser Stelle festsetzen, führen zu einem kompletten Verschluß des Herzkranzgefäßes.
- Der Herzmuskel erhält kein Blut und somit auch keinen Sauerstoff mehr, es kommt zum "Absterben" des Muskelgewebes (Nekrose) und folglich zum Versagen des Herzens.
- Die "Herzenge" (Angina pectoris), die sich mit starken Herzschmerzen, besonders nach starken körperlichen oder seelischen Belastungen einstellt, gilt als ein wichtiges Warnzeichen für die Einengung der Herzkranzgefäße (Koronarsklerose).

Die chirurgische Lösung dieses Problems liegt nach dieser Darstellung auf der Hand: Sie besteht entweder in der Erweiterung der verengten Gefäße oder in der Umgehung dieser "Engpässe".

Besonders die zweite Möglichkeit hat in den letzten Jahren zusehends an Bedeutung gewonnen: So müßten in jedem Jahr in der BRD eigentlich 25.000 Bypassoperationen vorgenommen werden, tatsächlich werden aber nur 8000 Operationen durchgeführt.

**Der Herztourismus in der EG**

Daß nur 1/3 der erforderlichen Operationen wirklich stattfinden, liegt nicht etwa am mangelnden Enthusiasmus der Herzchirurgen, sondern an technischen Problemen. Es fehlen zur Zeit bei uns weit über 1000 Krankenhausbetten für diese Herzoperationen, es fehlt an Pflegepersonal für die Operationssäle, für die Intensiv- und Pflegestationen, in denen die Patienten nach der Operation sachgerecht versorgt werden können. Das führt zu dem einmaligen Phänomen des "Herztourismus", bei dem der Patient mit seinem

Operateur morgens in der gleichen Maschine zur Operation nach London fliegt. Der Herzchirurg operiert dort und fliegt mit der Abendmaschine wieder zurück. Wenn alles gut geht, folgt der Patient nach 2 - 3 Wochen.

### Die Bypassoperation - das einzige Mittel?

Bei der sogenannten Bypassoperation werden dem Patienten Gefäßteile aus der Oberschenkelvene entnommen und mit diesen eine "Umleitung" um die verengten Bereiche der Herzkranzgefäße angelegt. In der Regel ist es notwendig, bei einem Patienten zwei bis drei solcher Umleitungen gleichzeitig zu legen. Die Ziele der Operation wurden von dem Kardiologen Professor Dr. med S c h l o s s e r, Universität Freiburg wie folgt beschrieben:

- Beeinflussung der "Herzenge" (Angina pectoris) und damit Beseitigung der subjektiven Beschwerden des Patienten.
- Verbesserung der Lebensqualität durch Steigerung der Leistungsfähigkeit.
- Verringerung der Wahrscheinlichkeit von neuen Herzinfarkten und Erhöhung der Lebenserwartung.

### Die Lüge der Statistik.

Nach dem "Handbuch für den Patienten" erreicht die Operation über 90% Heilerfolge bei Angina pectoris, in 70% der Fälle kommt es zu einer Verbesserung der körperlichen Leistungsfähigkeit und 93 % aller operierten Patienten lebten noch 5 Jahre nach der Operation. Die "nur" medikamentöse Therapie der Koronarsklerose erbrachte eine 5 - Jahre - Überlebenszeit von nur 83 %.

Damit scheint auf den ersten Blick die Überlegenheit der Bypasschirurgie erwiesen. Sieht man sich die Statistiken genauer an, sieht das alles schon ganz anders aus:

- Während der Operation sterben 3 - 8% aller Operierten.
- Bei 4 - 8 % kommt es während der Operation zu einem (erneuten) Herzinfarkt.
- Bei 10 - 16 % aller Patienten kommt es innerhalb von 12 Monaten zu einem erneuten Verschluß des Bypass.
- Eine Langzeitstudie mit 7.529 bypassoperierten Patienten aus den USA im Jahre 1993 ergab deswegen auch nur **eine Überlebensrate von 53% nach 15 Jahren**

Damit schrumpft die rein statistische Überlegenheit der operativen gegenüber der medikamentösen Behandlung auf ein Minimum zusammen.

**Der Herzinfarkt - "Es ist alles ganz anders"**
Neuere Forschungen scheinen den medizinischen Wert einer Bypass-
operation weiter zu mindern. So berichtet der Hannoveraner Arzt Dr. Hans
A. N i e p e r in seinem Buch "Revolution in Medizin und Gesundheit":[0]

- **Es besteht kein Zusammenhang zwischen der Verengung der
  Herzkranzgefäße und einem Herzinfarkt.** Der amerikanische
  Pathologe B a r o l d i bewies in jahrelangen Untersuchungen, daß die
  Einengung von Herzkranzgefäßen genauso häufig bei Patienten, die
  nicht an einem Herzinfarkt verstorben waren, vorkamen, wie bei
  Patienten, die an einem Herzinfarkt verstarben.
- **Der Verschluß eines Herzkranzgefäßes ist nicht die Ursache,
  sondern die Folge eines Herzinfarktes.** Der schwedische Arzt
  Dr. E r h a r d t bewies mit umfangreichen Untersuchungen, daß der
  Verschluß eines Herzkranzgefäßes durch Enzyme bewirkt wird, die
  nach dem Infarkt aus dem Herzmuskel austreten. Diese Enzyme
  zerstören den Herzmuskel und mit ihm auch die naheliegenden
  Gefäße.
- **Die herkömmliche medikamentöse Therapie der Koronarsklerose
  kann einem Herzinfarkt nicht vorbeugen.** Viele Medikamente, die
  zur Behandlung der Angina pectoris verwendet werden, lindern zwar
  die Krankheitssymptome, führen aber in letzter Konsequenz zu einer
  Verschlechterung der Herzsituation. Sie vergiften den Körper oder
  blockieren die Versorgung des Herzens mit wichtigen Mineralstoffen
  wie Magnesium und Kalium.

Dr. Nieper fasst die Ergebnisse aus diesen Untersuchungen wie folgt zusammen:

**Der Herzinfarkt wird nicht etwa durch Verengungen der Herzkranz-
gefäße hervorgerufen, sondern vielmehr durch eine Zerstörung des
Herzmuskelgewebes im Rahmen einer Vergiftung mit Umweltgiften oder
freien Radikalen. Die beobachteten Gefäßverschlüsse sind nicht etwa
Ursachen sondern Folgen dieser Herzmuskelschäden.**

Die beste Vorsorge und Behandlung der Herzerkrankung sieht er deshalb
nicht etwa in der Bypassoperation, sondern in einer ausreichenden Versorgung des Körpers mit "Schutzstoffen" also Radikalenfängern oder "Antioxidantien" wie Magnesium, Kalium und Selen!

## Kapitel 7: Vermeidbare Operationen

In einer vergleichenden Studie zwischen verschiedenen, medikamentösen Behandlungsmethoden schneidet seine Methode wie folgt ab:

- Behandlung mit Nitropräparaten und Gerinnungshemmern: nach 2 Jahren 21 % , nach 4 Jahren 36 % und nach 14 Jahren rund 75% Sterblichkeit, (Cleveland Clinic)
- Behandlung mit und ohne Gerinnungshemmern (kein großer Unterschied): nach 2 Jahren 19 % , nach 4 Jahren 32 % und nach 14 Jahren über 75 % Sterblichkeit, (Erkelens, Rotterdam)
- Behandlung mit Magnesium - Orotrat, Kalium - Orotrat, Selen und Carnitin (ein Herzschutzstoff): nach 2 Jahren 2 % , nach 4 Jahren 2 % und nach 14 Jahren rund 4 % Sterblichkeit, (Nieper, Hannover)

Zusammenfassend kann man sagen: Ist die koronare Bypasschirurgie der herkömmlichen Behandlung mit Medikamenten noch minimal überlegen, führt ein Vergleich mit alternativen Therapiemethoden zu folgendem Ergebnis:

- Die Chirurgie der Herzkranzgefäße geht von falschen Voraussetzungen aus,
- die Operationergebnisse liegen weit hinter den Resulataten der alternativen Therapie,
- die Notwendigkeit einer solchen Operation sollte zumindest stark eingeschränkt werden. Das gilt umso mehr, da es sich um einen großen, komplizierten und teueren chirurgischen Eingriff mit einem hohen Komplikationsrisiko handelt.

### Operieren? - Ja, aber mit Maßen!

Fassen wir zusammen: Obwohl die Chirurgie des menschlichen Körpers sicherlich eine der segensreichsten Entwicklungen der Medizin darstellt, ist ein maßvoller Umgang mit dem Skalpell wünschenswert.

Zahlreiche Motive - teils edler, teils eigennütziger Art - lassen den Chirurgen der Gegenwart zu oft, zu unüberlegt zum Messer greifen. Die hier erwähnten, vermeidbaren Operationen sind nur einige aus einer ganzen Reihe von Möglichkeiten. Auf alle diese vermeidbaren Operationen ausführlicher einzugehen, würde den Rahmen dieses Buches sprengen. Eine gute Möglichkeit, in die Reihe dieser "vermeidbaren Operationen" aufgenommen zu werden, haben unter anderem:

- Jene jährlich 20.000 Amputationen von Armen oder Beinen, die bei Durchblutungsstörungen dieser Glieder durchgeführt werden. Manfred Köhnlechner berichtet, daß aus einer Gruppe von 108 Patienten mit schweren Durchblutungsstörungen, denen eine Arm- oder Beinamputation drohte, 73 Patienten durch eine Ozontherapie vor dieser Operation gerettet werden konnten. Über die eigenen Erfolge einer Ozontherapie bei einer Patientin mit Gefäßverschluß am Unterschenkel und hochgradiger Koronarverengung berichtete Dr. Klaus Hoffmann in seinem Buch "Rheuma heilt man anders".
- Die oftmals standardmäßig durchgeführten Entfernungen der Gebärmutter (Hysterektomien) bei Frauen über 50, die unter dem rätselhaften Krankheitsbild der "Gebärmuttersenkungen" oder "-verlagerungen" leiden.
- Schließlich und endlich die Reihe der - oftmals stark entstellenden - Krebsoperationen, die letztendlich keinen Einfluß auf die Lebensdauer, aber einen starken Einfluß auf die Lebensqualität haben.

**Wünschen würden wir uns von den Chirurgen, daß sie:**

- Die Entscheidung zu einer Operation mit der gleichen Sorgfalt fällen, die sie auch bei ihrer Durchführung walten lassen.
- Den Erfolg einer Operation nicht mit ihrer Wirksamkeit verwechseln.
- Immer daran denken, daß es oft mutiger ist, eine Operation nicht durchzuführen.

Oder wie es der Chirurg Erwin Liek im Schlußwort seines Buches sagt:

"Werden wir aus Chirurgen wieder Ärzte! Übersehen wir nicht, daß an dem behandelten Organ ein ganzer Mensch hängt, ein Mensch mit Leib und Seele. Eine solche Einschränkung bedeutet nicht Einschränkung, sondern Erweiterung unseres Arbeitsgebietes, bedeutet für uns selbst das Glück tieferer Erkenntnis, für die uns anvertrauten Kranken mannigfaltige und aussichtsvolle Wege zur Heilung"!

## Kapitel 7: Vermeidbare Operationen

**Verwendete Literatur:**

1) Richard Gordon, "Great Medical Disasters", Arrow Books, 1984, (Übersetzung vom Autor)
2) Julius Hackethal, "Operation - ja oder nein?", Goldmann TB Nr. 11295, 1980
3) Wunna Lippert - Burmester, Herbert Lippert, "Operationen - Nutzen und Risiken ärztlicher Eingriffe", Kiepenheuer & Witsch, 1993
4) S. H. Rahimtoola und andere, "Survival 15 to 20 Years after coronary bypass surgery for angina", American Collateral of Cardiology, 21/1993,
5) Richard Gordon, "Bedside Manners", Arrow Books, 1982 (Übersetzung vom Autor)
6) Pflanz, Lichtner, Medical Care, Jahrgang IX, p. 311 - 330
7) Dr. med E. Liek, "Irrwege der Chirurgie", J. F. Lehmanns Verlag, München, 1928
8) Prof. Dr. H. Kehr, "Die Praxis der Gallenwege - Chirurgie", J. F. Lehmanns Verlag, München, 1929
9) Dr. Peter M. Hermanns, Prof. Dr. Hermann Vogel, "Handbuch für den Patienten", Mosaik Verlag München, 1988
10) Dr. med. Hans. Nieper, "Revolution in Medizin und Gesundheit", MIT Verlag, Oldenburg, 1985
11) Manfred Köhnlechner, "Vermeidbare Operationen", Droemer Knaur, 1975
12) Dr. Klaus Hoffmann, "Rheuma heilt man anders, Vier Flamingos Verlag, Rheine, 1992

## Kapitel 8

# Heilung ohne Operationen

**Eine gelungene Operation beweist nur,
daß wir die Krankheit nicht zu heilen verstanden.**
Professor Hyrtl, Wien, zu angehenden Chirugen in seiner Klinik

**Den hervorragenden technischen Leistungen der Chirugen steht meistens - so meinen wir - die Unnötigkeit dieser Maßnahme entgegen.** Um diese Meinung nicht nur als These im Raume stehen zu lassen, möchten wir einige Hinweise zur operationsfreien Behandlung von "chirugischen" Fällen geben.

**Auf keinen Fall meinen wir, daß die Chirugie entbehrlich wäre. Das ist sie sicherlich nicht - wenn wir von den meisten Fällen absehen! Den teilweise hervorragenden Kunstfähigkeiten der Chirugen, die diesen "Kampfsport" der Medizin betreiben, steht allerdings das Wesen Mensch gegenüber, das Anspruch auf die risikoloseste Behandlung hat.**

Geben wir eins zu: Der chirurgische Eingriff wird in vielen Fällen der bequemste Weg für den Patienten sein. Denn nunmehr braucht er sich keine Gedanken zu machen, warum dieser Eingriff notwendig wurde, und er braucht sich keinerlei Bemühungen unterziehen, seine "chirurgische" Krankheit selbst anzugehen. Er kann in bequemer Weise die Behandlung dem Spezialisten übertragen. Und das ist es ja, was der moderne Mensch will: den schnellen Erfolg, auch in der Medizin. Dafür ist er bereit, eine ganze Reihe von Risiken zu übernehmen. Der bequeme Patient wird sich den bequemen Arzt suchen. Der unbequeme Patient indessen, der hinterfragt, wo die Ursachen für seine Krankheit liegen, wird in vielfältiger Weise nach Wegen suchen, nach besten Möglichkeiten die Ursachen der Erkrankung zu beheben, bzw. zumindest die Bemühungen des Arztes zu unterstützen. Geben wir einige Beispiele für Therapiewege, die den Chirugen möglicherweise ersparen können. Dies soll nun nicht zu einem chirurgischen Lehrabschnitt ausarten, indes viele wichtige Hinweise geben, die selbst den Fachmann zum Nachdenken bringen können.

## Chronische Nebenhöhlenentzündungen

Fensterungen der Nasennebenhöhlen oder Spülungen derselben sind eine immer wiederkehrende Therapie im HNO-ärztlichen Bereich, die viele Patienten zu den HNO-Fachärzten treiben und viele Betten der Beleg- und Hauptabteilungen der selben Fachrichtung füllen.

Richtig behandelt, halte ich fast jede dieser Operationen für vermeidbar. Längeres Fasten bei Erkrankungen der Atemwege führt zu einer erheblichen Erleichterung, denn Schwellungen und Schleimbildung gehen rasch zurück. Gleichzeitig stabilisiert sich der gesamte Magen-Darm-Trakt, denn die Nebenhöhlenerkrankungen sind eine Komplikation chronischer Dickdarmerkrankungen. Wird der Darm saniert, kann es auch im Bereich der Nasennebenhöhlen zur allmählichen Besserung kommen. Das Fasten ist geradezu eine Domäne im Bereich der Darmsanierung. Weiter gute Erfolge bieten sich durch wiederholt durchgeführte, intensive Kolonspülungen (Colon-Hydro-Therapie). Auch das Inhalieren mit japanischem Heilpflanzenöl (Firma Rödler) oder Heublumensamen bringt in vielen Fällen Linderung und Heilung. Die kombinierte Therapie mit Ozon (abschwellend, entzündungshemmend, entsäuernd, antibakteriell) und Thymusinjektionen (abwehrsteigernd, antiallergische Wirkung) lassen unter begleitenden Ernährungsmaßnahmen fast jede Nebenhöhlenerkrankung zum Verblassen kommen. Homöopathische Gaben der Substanzen Apis und Histamin können segensreich wirken. Viele weitere homöopathische Einzelmittel wie z.B. Mercurius solubilis können in der Hand des geübten Therapeuten Unterstützung bringen. Eine Symbioselenkung zum Aufbau der erheblich gestörten Schutzbakterienflora im Rahmen wiederholter Antibiotika-Gaben, z.B. mit dem Mittel Symbioflor 1, über ein bis zwei Jahre führt auch bei hartnäckigen Nebenhöhlenerkrankungen zur Stabilisierung, allerdings erst in längeren Zeiträumen. Die Gabe von Lebertran oder Spirulina-Algenpulver führt dem Körper hohe Dosen von Vitamin A zu. Vitamin A wirkt, in dem entsprechenden Kapitel näher beschrieben, als Schutzvitamin der Schleimhäute. Kränkelnde Kinder bekamen früher insbesondere bei Infektanfälligkeit dieses nicht immer gern genommene Öl, das sich durch geschmackliche Korrekturen von der Einnahmenakzeptanz her harmonisieren läßt.Eine gute Alternative zur Behandlung mit Lebertran ist das Algenpulver Spirulina - eine Vitamin A-Bombe, die gleichzeitig viel weitere Vitamine enthält. Selbst Blutegelbehandlungen und das Auflegen von Kanthariden-Pflastern können sehr hilfreich bei Nebenhöhlenerkrankungen sein.

**So ist es nicht die Frage, ob es Alternativen zur Operation gibt, sondern wie viele Alternativen der Arzt nicht kennen muß, um zu sagen: "Es muß operiert werden".**

**Die Mandeln bestimmen das Leben der Hals-Nasen-Ohren Ärzte**

Was wären die Hals-Nasen-Ohren Ärzte ohne die Mandeln, besonders die Gaumenmandeln (Tonsilla palatina). Ein Leben ohne ständige Mandelerkrankungen und Mandeloperationen wäre ja kaum denkbar. Natürlich sollen auch HNO-Ärzte leben und ihre Patienten haben.

Jede eitrige Mandelentzündung (manchmal auch die nicht eitrige Mandelentzündung) stellt eines der häufigsten Anwendungsgebiete von Penicillin und ähnlichen Antibiotika dar. Damit sind die HNO-Ärzte eine der verantwortlichsten Ärztegruppen in Hinsicht einer frühzeitigen Störung der Abwehrvorgänge bei einem Patienten. **Wie in anderen Kapiteln dargelegt, ist die Behandlung von Entzündungen mittels fiebersenkenden Präparaten und Antibiotika einige der ersten Maßnahmen, die zur Problematik immunologischer Störungen beitragen. Fiebersenkende Medikamente führen nach und nach zu einer Störung der Temperaturregulation des Menschen, Antibiotika führen zu Verpilzung und anderen Immunschäden.** Das Problem therapieresistenter Keime nach wiederholter Anitbiotika-Anwendung ist heute offenkundig. Als Konsequenz vieler ärztlichen Erfahrungen und Behandlungen hat sich für mich die Unnötigkeit einer Behandlung mit Penicillin bei eitrigen Mandelentzündungen ergeben. Dadurch stehe ich natürlich im Gegensatz zu allen Empfehlungen ärztlicher Therapiebücher, denn wie jeder schon gehört hat, können Mandelentzündungen sich ja schädlich auf Herzklappen und auf die Nieren auswirken, wenn nicht gar andere Krankheitserscheinungen wie Rheuma, Bronchitis, Asthma bronchiale usw. auslösen.

Doch gleichwohl gelingt unter natürlichen Behandlungsmaßnahmen die Befreiung der entzündeten Mandeln von ihren Bakterienrasen genauso sicher, auf jeden Fall schonender und in vielen Fällen genauso schnell oder noch schneller als durch die Verordnung von Antibiotika. Die Behandlung mit homöopathischen Medikamenten (Anginheel, Tonsiotren u.a.), mit pflanzlichen Mitteln mit antibiotischer Wirkung (Brunnenkresse, Knoblauch), Stärkung der körpereigenen Abwehrflora (Symbioflor 1), Gabe der Infektschutzvitamine (Vitamin A und C in höheren Dosierungen), Einläufe und Fasten bringen auf keinen Fall geringere Therapieerfolge als Antibiotika und Operationen. Für den erfahrenen biologischen Therapeuten werden auch gehäufte Mandelentzündungen kein therapeutisches Problem sein.

**Der graue Star**

Als junger Student wurde ich mit den zunehmenden Sehstörungen einer Großtante konfrontiert. Aufgrund einer Linsentrübung (grauer Star, Katarakt) ließ die Sehfähigkeit nach. Der Augenarzt hielt die Zeit für nahe, daß an beiden Augen eine künstliche Linse implantiert werden sollte. Unter der Annahme, daß Narkose und Operation problemlos verlaufen, kann der

Patient hinterher auch wieder besser sehen. Bei meiner Tante machte ich ein anderes Experiment. Sie bekam ein biologisches Augenmittel, von dem ich erfahren hatte, daß sich der graue Star nach und nach (wenn auch sehr langsam) zurückbildet, offensichtlich durch Verbesserung des Stoffwechsels im Augapfel. Dieses Präparat enthält homöopathisierte Organextrakte des Auges und anderer Organe und ist unter dem Namen Konjunktisan A im Handel erhältlich. Ich kann mich heute nicht mehr genau erinnern, über welchen Zeitraum meine Großtante diese Augentropfen nahm. Ich schätze, daß es über einen Zeitraum von ein bis zwei Jahren war. Später erzählte sie mir, daß ihr Augenarzt verwundert festgestellt hätte, er habe noch nie einen Fall wie bei ihr gesehen, daß sich der graue Star zurückgebildet hätte. Bis zu ihrem Tode blieb die Sehfunktion ohne Operation erhalten.

### Eine Nonne erkennt das Kruzifix wieder

Die Nonne S.M. kam wie mehrere ihrer Mitschwestern in unsere ärztliche Behandlung, weil sie von erfolgreichen Behandlungen bei verschiedenen Patienten gehört hatte. Natürlich vollbringen wir keine Wunder, sondern nutzen nur die Möglichkeiten der Natur und natürlicher Therapien, um Krankheiten oder krankhafte Zustände zu ordnen.

Bei der Schilderung ihres Krankheitsverlaufes weinte die Nonne, denn mittlerweile hatte sie ihr Sehvermögen weitgehend eingebüßt. Allenfalls konnte sie noch einen hellen Schimmer erkennen, als ich den Ärmel meines Arztkittels vor ihren Augen bewegte. Die Zahl der vor das Gesicht gehaltenen Finger mußte sie mehr erraten, als daß sie jene zählen konnte. Sie war in ständiger augenärztlicher Behandlung gewesen. Bei akuten Entzündungszuständen am Auge bekam sie jeweils Cortison, das möglicherweise auch die Ausbildung eines grauen Stars begünstigt hatte. Ständig wiederkehrende Entzündungen im Augeninneren und der graue Star hatten die Sehfähigkeit weitgehend reduziert und auf das Erkennen schemenhafter Bewegungen reduziert.

Neben entsprechenden Änderungen in der Ernährung haben wir bei dieser Schwester eine Hochfrequenz-Therapie der Augen durchgeführt. Hier kommt es durch das Anlegen einer Spezialelektrode auf die Augen unter hohen Spannungen bei minimalen Strömen zu elektrischen Entladungen am Auge, die dort zu einer Ozonbildung führen. Die gebildeten Ozonverbindungen dringen zum Teil in die Augenstrukturen ein und reduzieren Entzündungsvorgänge, aktivieren die Durchblutung und wirken möglicherweise auch abschwellend. Gleichzeitig führten wir Sauerstoffinfusionen durch, (Oxyvenierungstherapie, nach Regelsberger) behandelten neuraltherapeutisch das Nervengeflecht unter dem Auge (Ganglion ciliare) und verordneten ein durchblutungsförderndes Medikament (Tebonin forte). Unter sehr allmählicher Besserung konnte die Nonne zum Abschluß der Therapie wieder das

Kruzifix in der Kirche erkennen, wie sie freudestrahlend berichtete. Zeitungsausschnitte konnten mit der Lupe gelesen werden, wenn die Buchstaben größer waren, auch ohne Lupe. Aus Gründen der Entfernung und des damit verbundenen Zeitaufwandes sowie der Tatsache, daß die Behandlungskosten nur teilweise von der Krankenkasse erstattet wurden, haben wir die Behandlung dann in einem deutlich gebesserten Zustand beendet.

### Chronische Lidentzündungen

Ein anderer Patient wies chronische Entzündungen der Augenlider auf, die den Augapfel mit betrafen. Der Patient war zur Operation in einer Universitätsklinik angemeldet, da sich diese Entzündungen bereits über Jahre erstreckten.
Wir führten einige wenige Male eine Neuraltherapie im Bereich des Gangion ciliare durch und bereits nach zwei Behandlungen war die Erkrankung so deutlich gebessert, daß der Patient seinen Operationstermin abmeldete.

### Hilfe bei grünem Star

Eine ältere Kollegin litt unter grünem Star (Erhöhung des Augeninnendruckes). Es war ihr trotz Medikation nicht möglich, das Teppichmuster auf dem Boden einwandfrei zu erkennen. Nach Durchführung der Hochfrequenztherapie mit Erzeugung von Ozonoiden am Auge war die Ärztin nach einer kurzen Behandlungsserie wieder in der Lage, die Strukturen des Teppichbodens normal zu erkennen.

Angesichts der geschilderten Fälle, die nur eine kleine Anzahl von vielen verschiedenen wiedergeben, erscheint es mir schwierig, zumal als Facharzt, eine Operation empfehlen zu müssen. Es gibt vielfältige Möglichkeiten, operative Maßnahmen zu vermeiden, die so zahlreich sind, daß nicht nur einzelne, sondern eine enorme Vielzahl an Behandlungsverfahren zur Verfügung steht. Das Entscheidende dürfte natürlich sein, mit diesen Bemühungen nicht bis zum Äußersten zu warten, denn allzumal ist eine beginnende Krankheit besser zu heilen als eine weit fortgeschrittene.

### Gynäkologen haben das Wort

Über zwei Millionen vermeidbare Operationen jährlich in den USA - schon nach allgemeiner schulmedizinisch-chirurgischer Ansicht - und zwanzigtausend operative Eingriffe in der Bundesrepublik täglich beinhalten eine hohe Zahl an fragwürdigen Operationen, auch im gynäkologischen Bereich.

Wie in dem Immunbuch II unter dem Kapitel "Operationen" ausführlich erwähnt, ist schon die Entfernung kleinerer Geschwülste aus der Brust langfristig eher mit einer schlechteren Prognose als mit einer besseren behaftet. Eingehende Untersuchungen am Patientengut der Berkeley-Universität in

Kalifornien über einen langen Zeitraum hinweg haben ergeben, daß nicht operierte Patienten eine wesentlich bessere Langzeitprognose als operierte hatten. Daß man Brustknoten und Brustkrebs nur durch Operationen angehen kann, ist ein Aberglaube der heutigen Medizin. In unserer Praxis werden verschiedene Frauen mit Brusttumoren betreut, die sich nicht haben operieren lassen. Es ist in keinster Weise zu erkennen, daß die Prognose der Patientinnen schlechter wäre als die der operierten. Über die Möglichkeiten der Behandlung von Geschwulstknoten ohne Operation lesen Sie mehr im Immun-Buch II im Kapitel über Biologische Krebstherapie.

Bei Wiederaufbauoperationen oder Vergrößerungsoperationen der Brustdrüsen mit Silikon ergeben sich Risiken durch Begünstigung von Krebs- und Rheumaerkrankungen. Zystenoperationen der Brust lassen sich durch Fasten, konsequente äußere Behandlung mit Heilerde-Kompressen, homöopathische Zystenmitteln usw. therapeutisch angehen.

**Der Chirug ist das größte Risiko**
**Die Durchführung von Gewebsproben im Bereich der Brust (Probebiopsie) ist ohnehin höchst fragwürdig. Denn hier werden abertausende Zellen im Falle einer Krebserkrankung verschleppt und sorgen für das Angehen weiterer Metastasen. Der Wiener Chirug Dr. Rokitansky bezeichnet den Chirugen als die größte Gefahr für die Metastasierung bei einem Patienten.**

Daß große gynäkologische Operationen wegen der Notwendigkeit des Nachweises dieser Operationen für angehende Gynäkologen wesentlich häufiger durchgeführt werden als nötig, ist Bestandteil der Kritik in vielen Fachbüchern. Die häufigste Ursache für die Entfernung der Gebärmutter ist das Vorhandensein von Myomen. Bis auf Fälle massivster Blutungen lassen sich Myomerkrankungen durchaus unblutig therapieren. Im Klimaterium erfolgt ja ohnehin eine Rückbildung dieser hormonabhängigen Geschwülste. Sogar riesengroße Myomgeschwülste, wobei die Gebärmutter wie in der Schwangerschaft bis in den Oberbauch ragt, behandeln wir in Fällen, da die Frauen dies wünschen, ohne Operationen. Unter anderem gehören zum Behandlungsrepertoire wiederholte Fastenwochen, des weiteren setzen wir gern ein homöopathisches Mittel zur Behandlung gutartiger Geschwülste, nämlich Conium, ein. Auch die kombinierte Gabe von Magnesium und Vitamin E wirkt sich bei gutartigen Knoten günstig aus. Des weiteren können Hochdosierungen von Vitaminen (besonders Vitamin A) und Thymusbehandlungen hilfreich sein. Weitere Hinweise dazu im Immun-Buch II.

## So normalisieren sich veränderte Zellen am Gebärmutterhals

Auch die **Dysplasie der Gebärmutterschleimhaut**, wo krebsverdächtige Zellen im Abstrich nachweisbar sind, läßt sich durch Rohkosternährung, Fasten, Immuntherapien mit Thymus- und Mistelextrakten sowie Vitaminen fast immer normalisieren. Die Zeit, die der Gynäkologe abwartet, ob durch weitere Abstriche der Befund erhärtet werden kann, nutzen wir, um diesen in aller Regel wieder zu normalisieren. Sogenannte Konisationen, wo ein kegelförmiger Abschnitt des Gebärmuttermundes und des Gebärmutterhalses entfernt wird, lassen sich in den allermeisten Fällen vermeiden. In vielen Fällen, insbesondere bei therapieresistenten Blutungen, die auch durch Ausschabungen nicht behebbar sind, wird gleich die ganze Gebärmutter entfernt. Daß aber auch die Gebärmutter Funktionen wahrnimmt, wird meistens übersehen, da sie nach abgeschlossener Familienplanung als entbehrbares Organ gilt. Eingehende Untersuchungen haben ergeben, daß nach solchen gynäkologischen Eingriffen entzündliche Rheumaerkrankungen z.B. dreimal häufiger auftreten und depressive Zustände nicht selten sind.

Blutungen der Gebärmutter lassen sich mit biologischen Behandlungsmethoden in vielen Fällen durchaus auskurieren. Bei einer meiner Patientinnen hörten die Blutungen allmählich durch die konsequente Einnahme von Heilerde und Anwendung von Frauenmanteltee auf, obwohl bei dieser Patientin im Blutbild nur noch die halbe Anzahl an roten Blutzellen nachweisbar war. Viele weitere biologische Präparate und Vitalstoffe lassen sich hier therapeutisch einsetzen.

Bei der Vermeidung von gynäkologischen Operationen sind folgende Gründe hinderlich:

- Der Chirug/Gynäkologe will den Eingriff.
- Der Patient will den Eingriff.
- Der Chirug will den Eingriff vermeiden, weiß aber nicht wie.
- Der Patient will den Eingriff vermeiden, weiß aber auch nicht wie.

Die Punkte eins und zwei sind Frage der Mentalität von Arzt und Patient. Die Punkte drei und vier lassen sich durch entsprechende Erfahrungen des Therapeuten und Informationen des Patienten eliminieren.

**Allerdings wäre eine Gefahr damit verbunden, wenn wir die Mehrzahl der gynäkologischen Operationen vermeiden wollten: Viele Ärzte und Krankenhausbetten würden nicht mehr benötigt.**

**Der Kropf muß weg**

Eine besondere Form der Multichirugie stellen die vielfältigen operativen Eingriffe an der Schilddrüse dar. Gehäuft wird heute die fast komplette Entfernung der Schilddrüse durchgeführt, bei der nur ein Rest von der Größe des Daumenendgliedes belassen wird. Dies nennt man subtotale Strumaoperation (Strumektomie). Die vergrößerte Schilddrüse heißt Struma.

Als hätte die Schilddrüse keinerlei Funktion, bedienen sich die Chirugen hier in sehr großzügiger Weise dieses Organs. An anderer Stelle weisen wir darauf hin, daß die Schilddrüse das zentrale Stoffwechselorgan ist. Es kontrolliert die vielfältigen Verbrennungsvorgänge im Körper und reguliert u.a. die Gewichtsfunktionen. Allmähliche Blockierung des Schilddrüsenstoffwechsels führt zum gehäuften Auftreten von Geschwulsterkrankungen, Ablagerungserscheinungen in den Geweben und Gewichtszunahme. Auch psychische Veränderungen in Form von Depressionen treten auf. Ein junger Mensch steigert über die Schilddrüse bei erhöhter Nahrungszufuhr in erheblichem Umfang die Verbrennungsvorgänge durch Anhebung der Körpertemperatur. Diese Regulation muß zwangsläufig versagen nach Schilddrüsenoperationen. Auch die Zufuhr von Schilddrüsenhormonen kann die eigenständige Regulation der Drüse nicht ersetzen. Denn nunmehr erfolgt eine stetig gleich dosierte Schilddrüsenhormonzufuhr, die in keiner Weise den physiologischen Schwankungen gerecht werden kann. Beginnende Schilddrüsenvergrößerungen lassen sich gut therapieren durch die Gabe von Algentabletten (Parkelp) und Fasten. Bei größeren knotenartigen Veränderungen der Schilddrüse (Knotenstruma) ist Betreuung durch einen erfahrenen Arzt notwendig. Auch hier können weitgehende Besserungen ohne Operation erreicht werden. Die im übrigen häufig durchgeführte szintigraphische Untersuchung der Schilddrüse führt zu einer erheblichen Belastung mit Radioaktivität. **Im Rahmen der Untersuchungen werden dem Patienten radioaktive Jodpartikel eingespritzt. Nach Professor Hackethal ist eine Szintigramm-Untersuchung Tschernobyl für ein halbes Jahr.**

**Bruchoperationen**

Jedem Menschen erscheint einleuchtend, daß ein Bauchdecken-, Leisten- oder Hodenbruch einer operativen Behandlung zugeführt werden muß. Und trotzdem handelt es sich hier mehrheitlich um vermeidbare Operationen. Denn fast immer sind es dabei Darmprobleme, die zu beheben sind. Ein gesenkter, geschlaffter und häufig überblähter Darm wölbt sich in die Bruchpforten vor. Durch mangelnde Festigkeit des Bindegewebes in Folge von Übersäuerung, Mangel an Kieselsäure, Magnesium, Vitamin C und Vitamin E öffnen sich die Bruchpforten. Der Darm, der durch Ausleierung der Haltestrukturen (Darmgekröse) und Überblähung gesenkt ist, schiebt sich nun insbesondere bei Übergewicht und Überblähung in die Bruchpforten vor. Gute Erfahrungen haben wir hier gemacht durch Fastentherapien verbunden mit intensiven Darmspülungen (Colon-Hydro-Therapie), Gewichtsabnahme im Allgemeinen, Gabe von kleinen Mahlzeiten, Verordnung von Heilerde oder Siliceapräparaten wegen ihres hohen Kieselsäureanteils und den genannten Vitalstoffen (Magnesium, Vitamin E und Vitamin C) und insbesondere die Hochfrequenztherapie. Bei einem Krebspatienten in unserer Praxis hatten wir es mit einem Leisten- und Hodenbruch zu tun, wobei der Bruch den Hodensack bis in die Mitte des Oberschenkels getrieben hatte. Durch Ernährungsumstellung und begleitende Therapie hat sich innerhalb von zwei bis drei Monaten der Bruch um die Hälfte verkleinert. Kleinere Brüche lassen sich in der Regel zur Rückbildung bringen. Sehr hilfreich bei dieser Behandlung ist die Verwendung des Ano-Röhrchens, das durch starke Entgasung des Darms den Bauchumfang innerhalb von ein bis zwei Tagen um durchschnittlich 7 Zentimeter reduziert und damit zu einer Entlastung des inneren Bauchdrucks beiträgt. Zusätzlich wird dadurch die Belastung der Leber, Haut, Nieren und anderer Organe durch Darmgifte erheblich reduziert. Viele unserer Patienten waren von diesem kleinen Darmhilfsmittel so begeistert, daß sie es als Wundermittel bezeichneten.

## Krampfaderchirugie

Die Operation von Krampfadern folgt ebenfalls einem Modetrend der modernen Medizin. Scheinbar sind große, volumenreiche Krampfadern nicht mehr anders zu therapieren. Natürlich ist ihre Behandlung schwieriger als die der beginnenden kleineren Krampfadern (Besenreiser). Magnesium und Vitamin E sind die Venenmittel schlechthin. Wadenkrämpfe lassen sich ohnehin durch Gabe von Magnesiumin der Regel vermeiden, darüberhinaus ist Vitamin E **das** Gefäßschutzmittel. Vitamin E-Mangel begünstigt die Krampfaderbildung. Physikalische Therapien wie das Standlaufen auf dem Minitrambolin, kräftige Bürstenmassagen der Beine und Ozontherapien lassen bei beginnender Krampfadererkrankung gute Erfolge erkennen. Wichtig ist eine säurefreie Ernährung, da Übersäuerung immer zu einer Schwächung des Bindegewebes und der Gefäße führt. Kleinere Besenreiser lassen sich durch ein- bis mehrmalige Injektionen von Ozon direkt in die kleinen Gefäßverästelungen erfolgreich beheben. Venen werden hierbei nicht verödet, sondern regenerieren sich. Bei größeren Krampfadern wirkt dieses Verfahren nur gut, wenn die entsprechenden Venen gestaut werden können, damit das Ozon nicht sofort abfließt, und die Venen auch äußerlich mit Ozon umspritzt werden. Die Anreicherung von entnommenem Venenblut mit Ozon und die Rücktransfusion dieses Blutes ist in der Regel gut geeignet, den allgemeinen Gefäß- und Venenstatus erheblich zu beeiflussen. Bei Riesenkrampfadern wirkt diese Therapie nicht immer ausreichend. Hier wäre eine begleitende Hochfrequenzbehandlung hilfreich. Bei einem etwa 35-jährigen Patienten mit ausgeprägten Krampfadern gaben wir die Empfehlung, im Urlaub mehrstündige Wattwanderungen zu unternehmen. Nachdem der Patient dies drei Wochen täglich durchgeführt hatte, war von den Krampfadern kaum noch etwas zu erkennen.

Beginnende Thrombosen und Embolien, die ihrerseits nicht selten chirugische Eingriffe bedingen im Rahmen einer Notfall-Chirugie zur Vermeidung von Embolien, lassen sich gut mit Magnesium und Vitamin E behandeln. Magnesium entspannt und entkrampft die Gefäße und bessert die Fließeigenschaften des Blutes. Unter Vitamin E kommt es förmlich zu einer Dahinschmelzung von Blutgerinnseln.

## Blindarmentzündungen

Gewissenhafte Chirurgen werden in vielen Fällen den Patienten ohnehin lieber beobachten als sofort zur Operation zu schreiten. Lediglich in den Fällen, wo ein hochakutes Entzündungsstadium vorliegt mit Durchbruchgefahr des Blindarminhaltes in die Bauchhöhle, liegt eine dringliche Indikation vor. In nicht wenigen Fällen konnte ich es während meiner chirurgische Assistentenzeit erleben, daß am Wochenende Patienten mit Blindarmentzündung (überwiegend Kinder) eingeliefert wurden und am folgenden Tag operiert werden sollten. Oft war der Befund am nächsten Tag gebessert, so daß eine Operation nicht mehr notwendig war. Unter Einläufen und Teefasten reduzieren sich Blindarmentzündungen so rasant, daß die übergroße Zahl dieser Fälle nicht operiert werden muß. Wird eine sinnvolle Ernährung eingehalten mit ausreichendem Verzehr von Ballaststoffen und Verzicht auf Nahrungsallergene, besteht die Gefahr einer Blindarmentzündung ohnehin nicht. Bei Naturvölkern kommen Entzündungen des Wurmfortsatzes (Appendizitis) nicht vor. Es handelt sich also um eine typische Zivilisationskrankheit.

## Gelenkzerstörungen regenerieren

Jeder geht davon aus, daß ein sogenannter "Gelenkverschleiß" nur operativ behandelt werden kann. So werden auch jedes Jahr einige zehntausend Hüftoperationen, abgesehen von einer Vielzahl weiterer rheumachirugischer Eingriffe durchgeführt. Scheinbar eine Wohltat für den Kranken, der nun wieder ohne Schmerzen, ohne hinken zu müssen und ohne gravierende Bewegungseinschränkung seine Fortbewegung wahrnehmen kann. Welch phantastische Erfolge der Chirurgie! Denken wir weiter an verformte Fingergelenke bei Polyarthritis oder an mangelnde Beweglichkeit bzw. Versteifung bei Schultergelenkrheuma oder Rheuma der Ellbogen, was zu erheblicher Behinderung führt.

Und all diese Probleme können lösbar sein! Angesichts der in vielen Fällen schnellen Erfolge der Chirurgie treten nicht operative Maßnahmen leider vollkommen in den Hintergrund.

Und doch zeigt jede notwendig gewordene Operation an, daß wir als Ärzte und Betroffene entweder nicht in der Lage oder zu bequem waren, diesen **nicht** schicksalhaften Verlauf abzuwenden.

In dem Buch "Rheuma heilt man anders" sind Möglichkeiten beschrieben, durch gelenkerhaltende - das heißt, gelenkaufbauende - Maßnahmen, Gelenkoperationen zu vermeiden.

Einige Fälle mögen für viele stehen:

▼ Ein Patient weist eine massive Verformung seines Ellenbogens bei rheumatischer Arthritis auf. Er kann den linken Ellbogen nur in gebeugter Form gebrauchen. Eine Streckung ist in keiner Weise mehr möglich, das Gelenk ist im Ellbogen in Beugehaltung nahezu steif. Die Beweglichkeit ist nur minimal. Das Gelenk selbst ist durch Entzündungsreaktionen geschwollen und hat die Dicke eines Kniegelenks. Durch Ernährungsumstellung und entsprechend biologische Rheumabehandlung gelingt es, die entzündliche Schwellung vollkommen zurückzudrängen. Danach ist die Beweglichkeit des Gelenkes gering gebessert. Im Röntgenbild hat eine weitgehende Zerstörung des Gelenkknorpels zu einer Teilauflösung des Gelenkspaltes geführt. Ca. zwei Jahre später sehe ich den Patienten wieder. Die Beweglichkeit hat sich soweit gebessert, daß eine weitgehende Streckung im Ellbogen wieder erreicht werden kann. Ein weiteres halbes Jahr später ist von der früheren Funktionseinbuße nur noch sehr wenig übrig geblieben. Eine nahezu vollkommene Streckung des Armes ist wieder möglich.

▼ Ein Patient mit Hüftgelenksarthrose soll wegen eben dieser Erkrankung operiert werden. Zwei künstliche Hüftgelenke sollen eingesetzt werden. Der Patient verweigert diesen Eingriff und wird aufgrund seiner Erkrankung berentet. Bei entsprechender Ernährungsumstellung ist nach ca. drei Jahren eine erhebliche Besserung im Röntgenbild festzustellen, so daß die Röntgenärzte meinen, die Aufnahmen wären vertauscht. Der Patient kann mittlerweile wieder anähernd beschwerdefrei laufen.

▼ Eine Patientin hat starke spindelförmige Auftreibungen der Gelenke mit bizarren Verformungen bei Polyarthritis. Es ist zu einer erheblichen Schädigung der Gelenkstrukturen mit massiver Beeinträchtigung der Funktionen der Finger gekommen. Operative Maßnahmen waren bisher nicht durchgeführt worden. Im Rahmen einer biologischen Rheumabehandlung haben wir die Gelenkentzündung allmählich beheben können, die zur immer weitergehenden Zerstörung der Gelenkknorpel und inneren Strukturen geführt hätte. Nach ca. zwei Jahren, als die Patientin sich nochmals vorstellte, ist eine weitreichende Besserung der Gelenkfunktionen festzustellen. Die vordem als knöchern fixiert zu bezeichnenden Gelenkveränderungen haben sich erheblich zurückgebildet. Die Beweglichkeit

der Finger hat sich erheblich gebessert. Deformierungen und Bewegungseinschränkungen sind noch nicht ganz behoben aber in einem so weit
reichenden Umfang gebessert, wie es vorher kaum möglich erschien.

### Lebendes Gewebe regeneriert sich immer!

Solche Krankenbeobachtungen mögen unglaublich erscheinen. Doch sie sind
Realität und können für jeden Betroffenen Realität werden, wenn die richtigen Voraussetzungen geschaffen werden. Stellen Sie sich vor, ein Chirurg
würde einem Kranken, der sich eine Schnittwunde zugezogen hat, erklären:
"Diese Wunde wird nie heilen." Jeder würde diese Aussage für schwachsinnig halten, denn aufgrund unserer eigenen Erfahrungen wissen wir, daß der
Körper in der Lage sein wird, diese Wunde zu heilen. Eine tiefe oder infizierte Wunde langsamer als eine oberflächliche, glatte Wunde. Doch in
jedem Fall führt des Heilbestreben des Körpers dazu, diese Verletzung zu
beheben.

Haben wir es mit Gelenkerkrankungen zu tun, erleben wir aber das Gegenteil: Jeder geht davon aus, daß es nur schlimmer werden kann, der Patient
selber, der behandelnde Arzt - ob Orthopäde, Chirurg oder Röntgenarzt -
die Rheumakliniken oder welche "Fachinstitutionen" auch immer. Aber da
Knorpel und Knochen lebende Gewebe sind, besteht auch hier eine Rege-
nerationsfähigkeit. Da sich diese Gewebe zum Teil entweder nur durch
Diffusion ernähren (der Gelenkknorpel hat keine Blutgefäße) oder Knochen
selber nur schlecht mit Gefäßen versorgt (vascularisiert) sind, laufen hier
Regenerationsprozesse nur sehr langsam ab. Dieselbe Zeit, die der Patient
oft abwartet bis zur Operation, könnte er getrost dazu benutzen, dieselbe
Operation zu vermeiden. Besonders häufig sieht man das bei Gelenkerkrankungen, wo Orthopäden den Patienten raten, so lange mit der Operation
zu warten, bis die Beschwerden massiv geworden sind. Ein fachkundiger
Arzt kann in derselben Zeit bereits die Gelenkfunktionen erheblich bessern,
so daß Operationen in vielen Fällen, eigentlich nahezu immer, vermeidbar
wären. Verzicht auf säurehaltige Nahrungsmittel (Säuren zerstören Knorpel
und Knochen), Gabe von gelenkschützenden Vitalstoffen (Kalzium, Magnesium, Vitamin D, Vitamin A, Vitamin C), in schwereren Fällen eine Therapie mit Thymusextrakten, Ozon, Akupunktur oder Neuraltherapie schaffen
eine solide Grundlage für eine Gelenktherapie ohne Operationen.

Erstaunlich, daß Ärzte davon nichts wissen (oder nichts wissen wollen?).

### Das Bein muß ab! Muß das Bein ab?

1980 lernte ich einen Patienten kennen, dem in der chirugischen Universitätsklinik einer westfälischen Universitätsstadt die Amputation eines Beines
dringend nahegelegt worden war. Es war ein sogenanntes "Raucherbein". In
Folge übermäßigen Nikotingenusses war es hier zu einer schweren Arterio-

sklerose der Beingefäße mit nicht mehr nachweisbaren Fußpulsen gekommen. Die Gehstrecke betrug nur wenige Meter, dann mußte der Patient wegen Wadenschmerzen stehen bleiben. Selbst in Ruhe bestanden häufig Schmerzen. Unter konsequenter Einnahme von Magnesium, Ernährungsumstellung und milden weiteren Therapiemaßnahmen konnte bis heute, dreizehn Jahre nach der dringenden Empfehlung zur Operation, das Bein erhalten werden. Leider konnte der Patient sich nicht zu einem totalen Verzicht auf Nikotin entscheiden. Die Durchführung einer Ozon-Therapie, die hier erhebliche Hilfe bringt, wurde von der Krankenkasse mehrfach abgelehnt, und der Patient sah sich nicht in der Lage, die Behandlungskosten selbst zu tragen. So lebt der Patient heute mit -allerdings tolerablen - Beschwerden und hat sein Bein behalten. In vielen weiteren Fällen konnten wir ein "amputationsreifes" Bein vor der Operation bewahren!

### Können fast alle Herzchirugie-Zentren geschlossen werden?

Eine verantwortungsvolle Behandlung Herzkranker wäre in der Lage, fast alle Herzgefäßoperationen zu vermeiden. Folgen wir den Aussagen des Stuttgarter Internisten Dr. med. Berthold Kern, der sich besonders dem Problem des Herzinfarktes gewidmet hat, erkennen wir, daß die Verengung der großen Herzkranzarterien ohnehin nicht das entscheidende Problem der Durchblutungsstörungen des Herzens ist. Im Therapiekapitel werden wir unter dem Stichwort Ozon weitere Hinweise zur Vermeidung von gefäßchirugischen Eingriffen bringen. Im Chirurgie-Kapitel wird darüberhinaus der chirurgische Eingriff an den Gefäßen, kritisch beleuchtet. **In unserer Praxis hat sich innerhalb von 15 Jahren kein einziger Fall ergeben, wo ein gefäßchirurgischer Eingriff der Arterien zwingend gewesen wäre!**

### Bypass-Operationen - Modetrend und Irrweg der Herzchirurgie

Jeder hält einen solchen Eingriff für durchaus sinnvoll: Den Ersatz, besser gesagt, die Umgehung eines verengten Gefäßes am Herzen durch ein neu eingepflanztes Gefäß. Und trotzdem wird hier gesagt, dies ist ein Irrweg!

Folgende Fakten untermauern diesen Irrweg:

- Verengte Herzkranzgefäße finden sich genauso bei Patienten mit Angina pectoris (Herzbeschwerden mit Engegefühl auf der Brust) wie bei Patienten, die nicht unter Angina pectoris leiden.

- Die Häufigkeit von Herkranzgefäßverengungen hat sich seit 1910 verdoppelt, die Häufigkeit an Herzinfarkten aber verzigfacht.
- Schon lange ist bekannt, daß die Verschlüsse der Herzkranzgefäße erst als Folge des Infarktes auftreten und nicht deren Ursache darstellen.

- Die Bypass-Chirugie wird eingesetzt zur Behebung eines Mangeldurchflusses durch die Herzkranzgefäße. Die eigentliche Ursache des Herzinfarktes ist aber ein Gewebsuntergang durch massive Gewebsübersäuerung.
- Beschwerden durch die koronare Herzkrankheit (Verengung der Herzkranzgefäße) lassen sich durch biologische Therapie ohne Operation fast immer absolut beseitigen.

Auffallenderweise treten 80% aller Gefäßkomplikationen (Herzinfarkte und Schlaganfälle) in frühen Morgenstunden ein. Also zu einem Zeitpunkt, da wir entspannt und ausgeruht sein sollten. Das übliche Bild vom gestreßten Managertypen, der einen Herzinfarkt erleidet, ist keinesfalls die Regel.

Darüberhinaus treten insgesamt 80% aller Herzinfarkte und Schlaganfälle am Wochenende auf, in einer Zeit also, wo Menschen keinem Arbeitsstreß ausgesetzt sind, psychisch entspannt sein sollten, ausreichend Ruhe haben usw.

### Herzerweiterung und Herzklappenfehler

Der Österreicher Professor Tirala beschreibt in seinem Buch über Heilatmung, wie es bei oben genannten Erkrankungen zur Verkleinerung des Herzens, Rückgang von Stauungen und deutlicher Verbesserung der Herzklappenfunktionen bis hin zur Vermeidbarkeit von chirugischen Eingriffen kommt! Welcher Herzspezialist weiß davon oder praktiziert diese Therapie? Weitere Maßnahmen zur Vermeidung von solchen Operationen sind: Entwässerung mit Kalium, Herzverkleinerung mit B-Vitaminen, Stärkung der Herzmuskelkraft mit Vitamin E, Entsäuerung mit Ozon oder Sauerstoff, Injektion von Herzextrakten, Besserung der Durchblutungsfunktion mit Magnesium usw. usw.

### Säuren führen zu Katastrophen

Wie sie in den entsprechenden Kapiteln des Buches "Revolution in der Ernährung" nachlesen können, treten Herzinfarkt und Schlaganfälle, Thrombosen und Embolien nur bei erheblich übersäuerten Patienten auf. Säurewertmessungen mit pH-Teststreifen im Urin, die jeder Betroffene selber durchführen kann, ergeben, daß bei der großen Mehrzahl (ca. 90% aller Menschen) morgens die pH-Werte am sauersten sind. Bei einem Säureüberschuß im Körper werden Säuren in Geweben nachts mobilisiert, um über die Nieren ausgeschieden werden zu können. In der Phase der Übersäuerung geraten die roten Blutkörperchen in eine Starre und ihre Fließeigenschaften sind stark behindert. Sie bilden Stechapfelformen, die in vielen Blutbildern beobachtet werden können, aber fast nie als Folge der Übersäuerung gedeutet werden. Solche Menschen sind immer risikogefährdet. Wenn man denkt, daß manche Kapillaren enger sind als die roten Blutzellen (Erythrozyten) breit, läßt sich erklären, daß nur durch entsprechende Verformbarkeit der roten Blutzellen ausreichende Fließeigenschaften in den feinen Kapillaren bestehen können. Bei Übersäuerung (Azidose) mit immer mehr nachlassender Verformbarkeit der roten Blutzellen kommt es in den kleinen und kleinsten Kapillaren zu Störungen der Mikrodurchblutung (Mikrozirkulation). Da die großen Gefäße schon längst verengt sind und einen ausreichenden Blutdurchfluß zur Sauerstoffversorgung des Herzmuskels oder anderer Gewebe ohnehin nicht gewährleisten können, ist die Funktion des Herzens an das Vorhandensein und an das Funktionieren dieser kleinen Kapillaren gebunden. Erlischt durch Säurestarre in diesen Gefäßen die Zirkulation, kommt es zum Herzinfarkt. Dies ist immer Folge einer Gewebsazidose.

Folglich gibt es keine bessere Therapie zur Besserung von Störungen der Durchblutung und Mikrozirkulation, als den Körper in einem basischen Bereich zu halten. Unter diesen Voraussetzungen erlischt nach und nach jeder Herzschmerz, die Herzfunktion insgesamt bessert sich.

Maßnahmen, die geeignet sind, die Durchblutung zu bessern, die Fließeigenschaften des Blutes zu stabilisieren, Gerinnungen in den Gefäßen zu vermeiden und den Körper zu entsäuern:

- Basenreiche Kost (Gemüse, nichtsaure Obstsorten, Hirse, Buchweizen, Amarant, rohes Fleisch und Eigelb, Kräutertees, Gemüsebrühen und Gemüsesäfte, Soja-Milch usw.) Verzicht auf saure oder säurebildende Nahrungsmittel und Getränke (übliche Getreidesorten, Brot, erhitztes Eiweiß, Zuckerstoffe, saures Obst, Milcheiweiß wie Käse, Quark und Joghurt mit ihren erheblichen Säuerungseffekten, Kaffee, schwarzer Tee, Früchtetees, Limonaden, Cola und andere gesüßte Getränke, Alkoholika).
- Ausreichende Sauerstoffaufnahme durch Bewegung.
- Vermeidung von Streßsituationen (Streß übersäuert!)
- Magnesium wirkt entkrampfend auf die Gefäße und bessert dadurch die Zirkulation.
- Vitamin E schützt vor Blutgerinnseln.
- Ozon - und Sauerstofftherapien entsäuern in einem erheblichen Umfang die Gewebe und den Herzmuskel und führen fast immer zu lang anhaltender Besserung.

● Thymustherapien haben neben ihrer immunologischen Funktion eine erhebliche Bewandniss bei Arteriosklerose, wie überhaupt Alterungsvorgänge des Körpers der Thymusfunktion unterliegen.

**So bleibt zum Schluß nur Schein:**
**Was sein muß, das muß sein?**
**Nein: Lassen wir den Chirurgen allein -**
**denn nur selten muß er sein!**

## Kapitel 9
# Amalgam in den Zähnen
# Der giftige Biß

Im Jahre 1972 erkrankten im Iran 6350 Menschen an einer seltsamen Krankheit. Sie begann mit Taubheit und Kribbeln an Fingern, Nase und Lippen. Später traten dann Zittern der Hände und Finger ein, verbunden mit der Unfähigkeit, Bewegungen genau zu steuern. Im weiteren Verlauf kam es zu Gangstörungen in Form der sogenannten "Ataxie", bei der es aufgrund von Koordinationsstörungen der Beinmuskulatur zu einem staksenden, taumelnden, oft auch schlurfenden Gangbild kommt. Außerdem kam es bei einigen Erkrankten zu einer Einengung des Sehfeldes und Sehstörungen. Von den Erkrankten starben 459 innerhalb kürzerer Zeit, die Restlichen hatten das zweifelhafte Glück, schwer behindert zu überleben.

Im Jahre 1976 verstarb in Schweden ein 21 jähriger Mann im Krankenhaus. Seine Krankengeschichte hatte damit begonnen, daß er - nach einem Zahnarztbesuch - immer träger und apathischer wurde. Bekannte und Freunde vermuteten ein Drogenproblem. Dann traten Gangstörungen auf, später verfiel der Patient in ein Koma. 5 Monate wurde er auf einer Intensivstation behandelt und untersucht. Die Ärzte konnten keine Erklärung für seinen Zustand finden, vermuteten aber, daß es sich bei diesem Krankheitsbild um eine Enzephalitis (Entzündung des Gehirns) handele. Nach 5 Monaten kam es dann zum Tod infolge einer nicht behandelbaren Ansammlung von Flüssigkeit im Gehirn (Hirnödem).

Besteht zwischen den beiden Geschichten aus dem Iran und Schweden ein Zusammenhang? Diese Frage ließe sich - oberflächlich betrachtet - verneinen, wenn man von der teilweisen Übereinstimmung der geschilderten Krankheitssymptome einmal absieht. Und dennoch haben beide Fälle, die rätselhafte Massenerkrankung der iranischen Bevölkerung und die Krankengeschichte des jungen Schweden - viel gemein. Vermutlich sind nämlich beide Erkrankungen auf ein und dieselbe Ursache zurückzuführen - auf eine Vergiftung des Körpers durch Quecksilber.

**Quecksilber - das "flüssige" Metall.**
Quecksilber (chemisches Symbol: Hg) ist ein seltsamer Stoff. Normalerweise ist es flüssig, erst bei 39 Grad Celsius wird es fest und siedet bei 357 Grad Celsius. Dennoch gehört es zu den Metallen. Die alten Griechen nannten es

Hydrargyrum, (= flüssiges Silber) woraus auch die chemische Abkürzung Hg entstand. Bei den Alchemisten des Mittelalters, die sich mit dem rätselhaften Stoff auf ihrer Suche nach dem "Stein der Weisen" beschäftigten, erhielt das Quecksilber den Namen "Mercurius solubilis".

Sein hohes Gewicht macht es zu einem Schwermetall, also zu einem jener Stoffe, von denen wir wissen, daß sie in größeren Mengen für den Menschen giftig oder tödlich sind. Über die Giftigkeit des Quecksilbers wußte man bereits sehr früh. So schrieb schon der altgriechische Arzt Aristoteles (ca. 384 -322 v. Chr.):" Der Quecksilberstaub in Nahrungsmitteln tötet Mäuse. Der Quecksilberdampf erzeugt böse Krankheiten wie Lähmungen, Zittern der Glieder(!), Verlust des Gehörs, zehrt die Glieder ab, bringt Geschwüre im Mund hervor und vertrocknet das Gehirn". Und Paracelsus, der große Arzt und Gelehrte schrieb im 16. Jahrhundert: "Dem Menschen bringt es Lungenfeule, darzu Leberfeule, Magenfeule, Hirnfeule, Nierenfeule".

### Quecksilber - ein Gift für Selbstmörder

Quecksilber kommt in sowohl anorganischer als auch organischer Form vor. Das anorganische Quecksilber ersetzt beim Eintritt in den menschlichen Körper Schwefelverbindungen, die Teil von körpereigenen Enzymen sind, und kann so mit diesen Enzymen praktisch "huckepack" an alle Stellen des Körpers gelangen.

### Quecksilberbelastungen:

- Anorganisches Quecksilber wird vom Menschen durch das Einatmen von Quecksilberdämpfen oder -stäuben aufgenommen.
- Quecksilber, wie wir es z. B. als Bestandteil von Thermometern kennen, ist die Form des Quecksilbers, die am einfachsten verdampfen kann.
- Bereits ein Tropfen Quecksilber verdampft sehr schnell bei normaler Zimmertemperatur und bildet dann Quecksilberdämpfe.
- Die Quecksilbersalze sind sehr giftige und aggressive Substanzen.
- Die am häufigsten vorkommende Art von Quecksilber ist das Quecksilber(I)chlorid, das früher auch unter dem Namen "Kalumel" bekannt war und als öffentliches Desinfektionsmittel verwendet wurde und heute noch teilweise Verwendung in Salben findet.
- Quecksilber(II)chlorid findet ebenfalls Verwendung als Desinfektionsmittel, das in früheren Zeiten bevorzugt von Selbstmördern verwendet wurde.

Quecksilbersalze werden heute noch weltweit als Mittel in der chemischen Industrie verwendet und gelangen so in das Wasser der Flüsse und Meere.

Die organischen Quecksilberverbindungen sind - je nach Aufbau der Verbindung - verschieden giftig. Unter ihnen kennen wir die *Quecksilberalkylverbindungen*, die heute noch als pilzabtötende Mittel (Fungizide) zum Beizen von Saatgetreide in der Landwirtschaft verwendet werden.

- Methylquecksilber, eine Quecksilberalkylverbindung ist "stark flüchtig", verdampft also sehr schnell, kann leicht eingeatmet werden und verteilt sich rasch über den gesamten Körper.
- Phenylquecksilber wird ebenfalls als Pilzschutzmittel verwendet und ist insbesondere in vielen Farben für den Außenanstrich und zur Konservierung von Holz enthalten.
- Die ständige Verwendung von Quecksilberverbindungen in Landwirtschaft und Industrie führt jährlich dazu, daß eine Gesamtmasse von ca. 10.000.000 (10 Millionen!) kg Quecksilber in die Weltmeere gelangt. Diese Quecksilbermengen können logischerweise auch - insbesondere durch den Verzehr von Seefisch - zu einer Belastung des Menschen führen.

## Quecksilber in Humanmedizin und Landwirtschaft

- Bereits 500 v. Chr. fand das Quecksilber in der indischen Medizin als Heilmittel Verwendung.
- Im 10. Jahrhundert führten arabische Ärzte Untersuchungen über die Verwendung von Quecksilber als Heilmittel durch und begannen, quecksilberhaltige Salben herzustellen.
- Im 13. Jahrhundert erreichte Quecksilber als Heilmittel Europa. Erste, allgemeine Verwendung des Quecksilbers im 16. Jahrhundert: quecksilberhaltige Salben als Allheilmittel für Syphilis.
- Zur gleichen Zeit erstmals Warnungen vor der giftigen Wirkung dieser Substanz. Arbeiter in den Quecksilberminen Spaniens und Österreichs litten unter Vergiftungserscheinungen .
  Die Auswirkungen dieser Vergiftungen wurden folgendermaßen beschrieben: unkontrolliertes Zittern der Glieder, Magen- und Darmerkrankungen, Infektionen im Mundbereich und "Schwarzwerden" der Zähne.

Im 17. Jahrhundert galt die Giftigkeit von Quecksilber als hinlänglich bewiesen, wurde erstmals als Nervengift (Neurotoxicum) bezeichnet. Da man mit Quecksilber verhältnismäßig gute Erfolge in der Behandlung von Geschlechtskrankheiten erzielen konnte, kam es zu einer erneuten "Quecksilberrenaissance" im 18. Jahrhundert. Man verwendete es für fast alle Erkrankungen, angefangen vom chronischen Durchfall bis zum Typhus.

Auch in der modernen Arzneimittelkunde ist Quecksilber nach wie vor als Bestandteil von Abführmitteln und Salben zu finden. So verzeichnet ein Buch über Arzneimittelkunde aus dem Jahre 1977 noch den Gebrauch von Quecksilber in wassertreibenden Mitteln (Diuretika) wie z. B. Salygran und als desinfizierende Mittel für Haut und Schleimhaut (z. B. Merthiolat).

Im letzten Viertel des 19. Jahrhunderts wurde die keimtötende Wirkung des Quecksilbers erkannt. Damit gingen wiederum Quecksilberanwendung in der Medizin einher, diesmal als Desinfektionsmittel. Noch im Jahre 1984 waren quecksilberhaltige Desinfektionsmittel im Handel zu erhalten.

Zum Beginn des 20. Jahrhunderts verlor das Quecksilber mehr und mehr seine Bedeutung in der Medizin, fand aber dafür zunehmend Verwendung in der Landwirtschaft. Das wiederum führte zu den größten bekannten Massenvergiftungen in der Geschichte des Quecksilbers. Eine kleine Auflistung dieser Vergiftungsepidemien:

● Minimata Bay, Japan in den Jahren 1953 - 1965, Urheber dieser Vergiftungen war der Verzehr von quecksilberbelastetem Fisch.
● Es wurde festgestellt, daß Quecksilber in der Lage ist, die plazentare Membran (zur Gebärmutter gehörige Trennhaut) von Schwangeren zu durchdringen und somit den ungeborenen Fötus zu schädigen. So erstaunt auch nicht, daß die Babys von amalgambelasteten Müttern deutlich stärkere Quecksilberbelastungen aufweisen, als die Kinder von nicht amalgambelasteten Müttern.
● 1956, 1960 und 1972 kam es zu epidemischen Quecksilbervergiftungen im Iran. Ursache: vermutlich mit Methylquecksilber gebeiztes Getreide. Die Zahl der Vergifteten: 1956 - 100, 1960 - 1022 und 1972 - 6350.
● 1980 wurden in Argentinien 1600 Babys Opfer einer Quecksilbervergiftung. Ihre Windeln waren in einer Wäscherei mit einem quecksilberhaltigen Mittel desinfiziert worden.

## Quecksilber in der Zahnmedizin - Gift im Mund

Die Geschichte des Quecksilbers in der Zahnmedizin ist immer die Geschichte der quecksilberhaltigen Füllstoffe für durch Karies zerstörte Zähne. Die Suche nach einem gut brauchbaren Material dauert schon sehr lange an. Dieses Material sollte einerseits kalt zu verarbeiten, andererseits in festem Zustand belastungsfähig genug sein, um den beim Kauen auftretenden Kräften standzuhalten. Stoffe, die diesen Anforderungen gerecht wurden, nannte man "fusionsfähige Metalle".

Bereits 500 v. Chr. soll in Indien und China das Amalgam - eine Mischung aus Quecksilber und anderen Metallen - zur Zahnfüllung verwendet worden sein. Offensichtlich konnte es sich aber nicht hinlänglich durchsetzen, denn bis zum 19. Jahrhundert wurde in Europa und den USA zur Zahnfüllung nur Goldfolie verwendet. Dieses Verfahren war sowohl kostspielig als auch äußerst unangenehm, da die Goldfolie zum Einbringen in den zerstörten Zahn stark erhitzt werden mußte. So war es kein Wunder, daß für das einfache Volk diese Methode nicht in Frage kam und die meisten Zähne unbehandelt blieben. Wenn die zerstörten Zähne größere Beschwerden machten, wurden sie auf dem Marktplatz unter allgemeinem Gaudi dann vom Bader oder Zahnbrecher herausgehebelt - ein Schauspiel, das in seiner Popularität nur von einer öffentlichen Hinrichtung oder Verbrennung übertroffen wurde.

Der "Mineralzement" des Franzosen D'Arcet aus dem Jahre 1820 kann als das erste "fusionsfähige Metall" bezeichnet werden. Es bestand aus 8 Teilen Wismut, 5 Teilen Blei, 3 Teilen Zinn und einem Zehntel Quecksilber, das zur Beschleunigung der "Fusion", des Abbindens und Härtens zugesetzt wurde. Dieses Material wurde häufig verwendet. Sein Hauptnachteil war, daß es noch geschmolzen werden mußte, bevor es in die Zahnhöhle eingebracht wurde - also auch kein reines Vergnügen für den Patienten!

1826 erschien erstmals die "Silberpaste" des M. Taveau aus Paris. Diese Paste war eine einfache Mischung aus Silber und Quecksilber. Man gab dem - wegen seiner besonderen Reinheit aus Münzen geschmolzenen - Feinsilber soviel Quecksilber hinzu, bis das Material flüssig wurde. Dann goß man das nun flüssige Metall in die Zahnhöhle und entfernte das Quecksilber dadurch, daß man die Füllung einem starken Druck aussetzte, "preßte" es also gewissermaßen aus, bis das restliche Metall wieder fest wurde.

Übler Nachteil dieser Silberpaste: sie nahm beim Abbinden an Umfang zu und brachte somit oft genug den Zahn zum "Explodieren". Dadurch mehr oder weniger ernüchtert, kehrten die meisten Zahnärzte wieder zu ihren "bewährten" Füllmaterialien wie Goldfolie oder Mineralzement zurück. Dennoch kann Taveau mit Fug und Recht als der Erfinder des Amalgams bezeichnet werden.

Mit der Erfindung und Anwendung des ersten Amalgams kam es jedoch auch schon zu ersten Kontroversen über dieses Material:

▼ 1840 wurde erstmals in den USA die Verwendung von Amalgam als Zahnfüllmittel als "schädlich für den Menschen" verurteilt. Diese Behauptung spaltete die amerikanischen Zahnärzte in zwei Lager. Sieger dieses Disputes - Ziff nennt ihn den "Ersten Amalgamkrieg" - war das Amalgam: Es wurde weiter verwendet.

▼ 1926 kam es in Deutschland zum "zweiten Amalgamkrieg" - um bei dieser Formulierung zu bleiben. Bereits in den 20er Jahren dieses Jahrhunderts war der Verdacht der Schädlichkeit des Amalgams durch Untersuchungen an 135.000 Schulkindern an der Berliner "Charité" erhärtet worden.

Der Urheber dieser Diskussion war der deutsche Chemiker Prof. Dr. Alfred S t o c k, der am Kaiser Wilhelm Institut für Chemie lehrte. Professor Stock veröffentlichte seine persönlichen Erfahrungen mit Quecksilber und insbesonders Amalgam, unter dem er selbst lange Jahre zu leiden hatte. Als Erster machte er die Amalgamfüllungen für das Entstehen von Quecksilberdämpfen verantwortlich. Seine Arbeit beendete Professor Stock mit den folgenden Worten:

**"Die Zahnmedizin sollte die Verwendung von Amalgam als Zahnfüllung völlig vermeiden oder es zumindest nicht verwenden, wenn es eine andere Möglichkeit gibt. Es herrscht kein Zweifel darüber, daß viele Symptome, darunter Ermüdung, Depressionen, Reizbarkeit, Schwindelgefühle, Gedächtnisschwäche, Mundentzündungen, Diarrhoe, Appetitlosigkeit und chronische Katarrhe oft durch Quecksilber hervorgerufen werden, denen der Körper durch Amalgam ausgesetzt ist, in kleinen, aber kontinuierlichen Mengen."**

▼ 1939 veröffentlichte Prof. Stock einen weiteren Artikel, in dem er seine Beobachtungen über Quecksilber noch weiter vertiefte. Er bezeichnete es als "... eine instabile Legierung, die ständig Quecksilber in Form von Gasionen und 'abradierten Partikeln' (abgeschabten Teilchen) abgibt."

Leider wurde durch den Beginn des 2. Weltkrieges die Arbeit von Stock unterbrochen und erreichte kaum die Öffentlichkeit. Aber auch unter den Empfängern der Arbeiten kam es zu erregten Diskussionen von Stocks Beobachtungen, die erst 1941 komplett zum Erliegen kamen. Dennoch führte nicht zuletzt die "Wiederentdeckung" der Arbeiten Alfred Stocks zu einer erneuten Diskussion in den sechziger Jahren und somit zum "dritten" Amalgam-krieg, der heute noch tobt.

▼ Zum "Feldherrn" dieses dritten Amalgamkrieges wurde mittlerweile der Münchener Toxikologe Prof. Max D a u n d e r e r ernannt, der sich vom Saulus zum Paulus entwickelt hat.

▼ Noch bis 1988 stärkte Daunderer die Front der Amalgambefürworter, dann aber trat er an die Öffentlichkeit. "20 Jahre habe ich den Zahnärzten gesagt, Amalgam sei harmlos....jetzt habe ich mich selbst widerlegt" bekannte er in der Zeitschrift "natur" im Jahre 1989 Daraufhin passierte etwas, was auf den ersten Blick seltsam erscheint, den Kenner der schulmedizinischen "Hackordnung" aber weiter nicht erstaunt:

▼ Durch seinen Meinungsumschwung wurde Dr. Daunderer für seine Kollegen zum Verräter. Er, der bis dahin als "Toxikologe von internationalem Rang" galt, der als Autor vieler Bücher über die Toxikologie (unter anderem eines siebenbändigen Werkes über Toxikologie und einer vierbändigen "Giftliste") bekannt war, wurde über Nacht zum Scharlatan, "dessen Untersuchungsmethoden wissenschaftlichen Kriterien nicht standhalten".

Durch die Anwürfe seiner Kollegen nicht im geringsten beeindruckt, entwikkelte Daunderer eine Reihe von bisher noch nicht bekannten Verfahren zur Diagnose und Behandlung der amalgambedingten Krankheiten.

## Analyse des Amalgams

Wie bereits erklärt, handelt es sich bei Amalgam um eine sogenannte "Legierung", also eine Verbindung mehrerer Metalle in bestimmter Zusammensetzung. Im Amalgam sind in der Regel folgende Metallbestandteile enthalten:

● Silber            20%

● Zinn             12 %,

● Kupfer           15 %,

● Quecksilber      53 %, und

● Zink              1 %.

In einigen Amalgamen kann auch noch Nickel enthalten sein.

Alle Amalgamarten wie die "Hochsilberamalgame", die "Niedrigsilberamalgame" oder die (angeblich) unschädlicheren "non - gamma - 2 - Amalgame" enthalten diese Bestandteile. Sie unterscheiden sich nur in der Menge der einzelnen Metalle.

(Ob die non - gamma - 2 - Amalgame wirklich besser sind, ist zu bezweifeln. Der anfangs beschriebene Todesfall aus Schweden soll auf eben diese "ungefährlichere" Amalgamart zurückzuführen sein).

Bemerkenswert ist auch, daß alle Amalgamarten neben dem schon erwähnten Quecksilber auch noch die ebenfalls für den Menschen giftigen Metalle Zinn und Nickel enthalten. Diese Metalle sind zwar schwerer aus der Füllung zu lösen als das leichter flüchtige Quecksilber, ihre Wirkung sollte aber nicht übersehen werden. So gibt es Quellen, daß die immer häufiger auftretenden Nickelallergien auf die Nickelanteile in den Zahnfüllungen zurückführen.

Die Metalle werden zu Pulver verrieben und mit dem flüssigen Quecksilber vermischt. Sie ergeben dann eine einfach zu verarbeitende Paste.

## Hohe Quecksilberbelastungen in der Zahnarztpraxis

Diese Paste füllt der Zahnarzt in die Zahnhöhle, preßt sie zusammen und entfernt dadurch das überflüssige Quecksilber, damit die Masse fest werden kann. Dabei kommt es zum Freiwerden einer hohen Menge von Quecksilber, das ja schon bei geringerem Druck oder Temperaturen verdunstet. Nach Angaben in dem Buch "Das gelbe Gift" kommt es hier bereits zu einer Belastung des menschlichen Organismus mit 60 Mikrogramm Quecksilber. Ab 20 Mikrogramm pro Tag ist mit Vergiftungen zu rechnen.

Aber auch das Personal einer Zahnarztpraxis bekommt bei diesem Verfahren einiges ab:

- In der Zeitung "test" wird die Quecksilberbelastung von Zahnärzten und zahnmedizinischem Personal als bis zu 6 - 10mal höher angegeben als bei der Durchschnittsbevölkerung.
- Die arbeitsmedizinisch festgelegte Höchstmenge von Quecksilberdämpfen an Arbeitsplätzen in Deutschland liegt bei 0,1 Milligramm pro Kubikmeter Luft. Sie ist damit zehnmal höher als z. B. in der ehemaligen Sowjetunion festgesetzt. Trotzdem wird diese Maximale Arbeitsplatz - Konzentration (MAK) in der BRD vielfach überschritten.
- Eine Untersuchung zeigte, daß Zahnarzthelferinnen zu 14.4 % unfruchtbar waren. Die "normale" Unfruchtbarkeit ihrer Altersgenossinnen liegt bei 3,5 %.

- In einer Untersuchung aus der britischen Ärztezeitschrift "The Lancet" wird berichtet, daß die Hirnanhangsdrüsen von Zahnärzten und Zahnarzthelferinnen zwischen 135 und 4040 Milliardenstel Gramm (Nanogramm) Quecksilber pro Gramm Gewebe enthielten. Bei ihren amalgamtragenden Patienten lag der Quecksilbergehalt der Hypophyse bei durchschnittlich 27, bei Patienten ohne Amalgam nur bei 7,5 Nanogramm.
- So sind die Zahnärzte nicht nur Täter, sondern auch Opfer: Statistisch gesehen sterben Zahnärzte weit früher und öfter als ihre Kollegen aus den anderen medizinischen Fachbereichen.
- **In der Zeitschrift "Ärzte Zeitung" wurde berichtet, daß die durchschnittliche Lebenserwartung eines Zahnarztes bei 18 Jahren geringer ist als die der Durchschnittsbevölkerung. Nur bei Gastwirten liegt eine noch geringere Lebenserwartung vor.**

## Krank durch Amalgam

Folgende Krankheiten oder Beschwerden können durch Amalgam bedingt sein:

- Kopfschmerzen, Migräne, Gesichtsneuralgien
- Schwindel, Ohrensausen (Tinnitus), Schlafstörungen
- Herz - Kreislauf - Erkrankungen
- Erkrankungen des Magen - Darm - Traktes
- Erkrankungen der Haut und Schleimhäute
- Psychische Erkrankungen (Depressionen usw.)
- Rheumatische Erkrankungen

**Der Wiesbadener Augenarzt Dr. Raue hat in seiner Praxis allein ca. 10.000 (!) Fälle von Amalgamintoxikation (Krankheitsfälle, die durch die toxische Wirkung vom Amalgam bedingt sind ) beobachtet.**

An der Universitätsklinik New York wurde unter Amalgam eine Verringerung der T - Helferzellen beobachtet.

In unserer Praxis haben wir nahezu regelmäßig (wenige Ausnahmen bei jungen Patienten mit nur geringer Amalgambelastung) eine Schwächung im Muskeltest durch Amalgam festgestellt.

Im Falle einer Colitis ulcerosa (Dickdarmentzündung mit Darmblutungen) hörten am Tag nach der Entfernung der Amalgamfüllungen sämtliche Darmblutungen auf.

Bei einem anderen Patienten, der an Beschwerden im Bereich der Vorsteherdrüse (Prostata) litt, kam es unmittelbar nach der Entfernung von Amalgamfüllungen zum Abgang von stark blutiger Samenflüssigkeit (Sperma). Diese Erscheinung hielt für etwa 2 - 3 Wochen an und klang dann komplett ab.

Da beim Ausbohren von Amalgamfüllungen kurzfristig hohe Quecksilbermengen im Organismus freigesetzt werden, ist eine begleitende Substitution (unterstützende Gabe) folgender Substanzen erforderlich:

- Vitamin C (hilft bei der Entgiftung von Schwermetallen)
- Zink (ist Bestandteil vieler Entgiftungsenzyme)
- Selen (spezifisches Gegenmittel gegen Quecksilber). Selen geht mit Quecksilber chemische Verbindungen ein, neutralisiert es, was zur biologischen Wirkungslosigkeit führt, und hilft sie auszuleiten.

**Wegen der Freisetzung der extrem hohen Quecksilbermengen sollte eine Amalgamsanierung auf keinen Fall bei schwangeren Frauen durchgeführt werden, um eine Quecksilberschädigung des Ungeborenen zu verhindern.**

Bei allen schwerwiegenden oder chronischen Erkrankungen empfehlen wir eine Entfernung der Amalgamfüllungen, so bei Asthma bronchiale, Arthritis, Allergien, Infektanfälligkeit, Krebserkrankungen, Depressionen u. a.

Der "Stern" schilderte im Jahre 1992 unter dem Titel "Amalgam - Die Zeitbombe" zwei typische Krankengeschichten:

Schon vor der Entfernung einer alten, brüchigen - und vor dem Einsetzen einer neuen Amalgamfüllung im Jahre 1989 litt ein 29jähriger Mann unter Magenschmerzen, Magenschleimhautentzündungen und ständig wiederkehrenden Erkältungen. Nach dem Auswechseln der Füllung steigerten sich die Beschwerden, hinzu kam noch starkes Herzrasen und unkontrolliertes Zittern der Hände nach stärkeren Anstrengungen. Als ihm im Jahre 1990 eine weitere Amalgamfüllung eingesetzt wurde, begann wenige Tage danach sein linkes Auge zu schmerzen. Die Netzhaut begann zu bluten und die Sehkraft schwand zusehends. Eine Behandlung durch Dr. Daunderer mit dem Chelatbildner "Dimaval" führte zu einer sofortigen Besserung seiner Beschwerden. Dennoch blieb das linke Auge geschädigt, außerdem fand sich ein Tumor in der Schilddrüse, der entfernt werden mußte. Der 29jährige Mechaniker wurde durch Amalgam zum Schwerbeschädigten.

Eine Patientin mit Amalgamfüllungen verlor alle Haare. Außerdem mußte ihr ein Gehirntumor entfernt werden. Die Untersuchung dieses Tumor erbrachte eine abnorm hohe Quecksilberkonzentration im Tumorgewebe.

Als logische Folge dieser Befunde muß die Verwendung **aller** Amalgame in der Zahnmedizin verboten werden. Zumindest bei Patienten, die unter den oben genannten Beschwerden leiden, müssen bereits vorhandene Amalgamfüllungen entfernt und durch weniger gefährliche Werkstoffe ersetzt werden.

Die schulmedizinisch orientierte Zahnmedizin lehnt diese Meinung in fast allen Punkten ab. Sie vertritt folgende Auffassungen:

- Nur bei wenigen Patienten kommt es zu einer "Amalgamallergie". Allein diese Allergie, die durch das Auftreten von Beschwerden unmittelbar nach dem Einsetzen der Füllungen klar zu erkennen sein soll, kann als Indikation zur Amalgamentfernung gesehen werden.
- Langzeitbeschwerden, die Jahre bzw. Jahrzehnte nach dem Einsetzen der Füllungen auftreten, sind nicht mit der Quecksilberbelastung durch Amalgamfüllungen in Zusammenhang zu bringen.
- Der Quecksilbergehalt des Blutes ist bei Amalgamträgern nicht höher als der von nicht mit Amalgamfüllungen versorgten Patienten. Somit gilt als erwiesen, daß Amalgamfüllungen nicht zu erhöhten Quecksilberbelastungen führen können.
- Der Abrieb von Quecksilber aus Zahnfüllungen, der ggf. zu einer Aufnahme durch den Körper führen könnte, läßt sich durch sorgfältiges Polieren der Füllungen nach dem Einsetzen verringern oder vermeiden.
- Der Verzehr von quecksilberbelasteten Nahrungsmitteln, wie z. B. Seefisch führt zu einer weitaus höheren Quecksilberaufnahme durch den Körper als durch Amalgamfüllungen.
- Genauso wie aus Nahrungsmitteln wird freiwerdendes Quecksilber aus Amalgamfüllungen im Stoffwechsel verarbeitet und bis auf Spuren ausgeschieden
- Es gibt - mit der Ausnahme der weitaus teureren Goldfüllungen - keine alternativen Werkstoffe, die den Anforderungen der Zahnmedizin gerecht werden können.

**Also doch alles Panikmache?**

Diese Erklärungen der "Fachleute" scheinen alle Unkenrufe der Amalgamgegner zu entkräften, zumal sie in vielen Artikeln der Verbraucherpresse immer und immer wiederholt werden. So befand noch im Jahr 1992 die Zeitschrift "test": Amalgam - Ein Austausch ist nur selten nötig. Der Normalverbraucher ist beruhigt, denn wem soll er denn trauen, wenn nicht dem Zahnarzt seines Vertrauens? Und so erfährt er wenig über die

Entwicklung der Untersuchungen der Amalgamgegener, deren Ergebnisse ihn höchst beunruhigen würden.

Es sind vor allem zwei Verfahren, die zu einer besseren Bewertung der Quecksilberbelastung des Körpers geführt haben. Der erste Mediziner, der diese Verfahren einsetzte, war niemand anderer als der ständig auf der Suche nach neuen Beweisen tätige Dr. Daunderer.

### Kaugummi und Zitronensaft - Der Vorhang lüftet sich.

Das erste Verfahren zur Ermittlung der wirklichen Abgabe von Quecksilber durch die Amalgamfüllungen ist ebenso einfach wie wirkungsvoll. Es handelt sich um den sogenannten "Kaugummitest":

Nach der Entnahme von 5 Milliliter Speichel erhält der zu testende Patient ein zuckerfreies Kaugummi, daß er nun etwa 20 Minuten intensiv kauen muß. Danach wird eine zweite Speichelprobe entnommen, und beide Speichelproben werden nun auf ihren Quecksilbergehalt untersucht.

Ein weiterer "chemischer" Mobilisationstest, der im schluckweisen Trinken von heißem Zitronensaft besteht, führt zu ähnlichen Ergebnissen. Beide Tests sind, so Daunderer, Beweis dafür, "daß die Amalgamfüllungen nicht fachgerecht gelegt wurden, bzw. das Amalgam den Anforderungen nicht entspricht, bzw. sehr alt ist."

Dr. Daunderer beschreibt die Resultate eigener Kaugummitest wie folgt: "Bisher fanden wir bei Amalgamträgern nach Kaubelastung noch keinen Quecksilberwert unter 35 Mikrogramm pro Liter Speichel gegenüber Werten von 0 - 1 Mikrogramm/l ohne Kaubelastung. Wir fanden leider höchste Werte bei **Amalgamfüllungen der neuen Generation** ".

### Wo bleibt das Quecksilber?

Damit ist bewiesen: Auch neuere Amalgamfüllungen geben Mengen in den Speichel ab, die weit über den Grenzwerten (ein Mikrogramm/Liter) liegen. Dennoch scheint diese Vergiftung im Körper keine Rolle zu spielen. Denn die Menge von Quecksilber im Blut und Urin scheint sich dadurch nicht wesentlich zu verändern. Aber auch hier entwickelte der federführende Amalgamkritiker Daunderer ein neues Verfahren, den "DMPS - Mobilisationstest".

Das Medikament DMPS (Dimercaptopropansulfonat, Handelsname *"Dimaval"*) wurde 1957 in Rußland als Gegengift für die Quecksilber-, Zinn-, oder Kupfervergiftung entwicklt. Es ist ein Komplex- oder Chelatbildner, das die Metallionen aus der Leber und den Nieren an sich bindet und so über die Nieren bzw. den Darm aus dem Körper abtransportiert. Der Metallgehalt des

Urins kann nun gemessen werden und gibt so eine Übersicht über die im Körper gebundenen Metalle.

In der Zwischenzeit liegen eine Reihe von Untersuchungen mit dem DMPS - Mobilisationstest vor, welche folgendes besagen:

- Der Quecksilbergehalt des Urins bei Untersuchten ohne Amalgamfüllungen, also mit "normaler" Quecksilberaufnahme, stieg durch die Nahrung von 0,5 auf 2,5 Mikrogramm / Liter.
- Bei Patienten mit Amalgamfüllungen erhöhte sich der Endwert auf 10,3 Mikrogramm / Liter, also um das Vierfache!

### Quecksilber in der Niere und der Leber

Es ist ganz offensichtlich zu erkennen, daß Quecksilber sich in der Leber bzw. in den Nieren anlagert. Zur Bestätigung dieser Theorie untersuchte der Rechtsmediziner Professor Dr. Gustav D r a s c h, München, bei 170 Leichen den Zahnstatus. Er stellte die Anzahl der Amalgamfüllungen fest und bestimmte anschließend die Quecksilbermengen in Leber und Nieren. Er konnte folgendes bestätigen:

- Es gibt eine deutliche Beziehung zwischen der Zahl der Amalgamfüllungen und der Konzentration von Quecksilber in diesen Organen.
- Die Quecksilberkonzentrationen von Toten mit über 10 Amalgamfüllungen waren 7,5 mal so hoch, wie die von Patienten mit 2 oder weniger Amalgamfüllungen aufwiesen.

Damit wäre die Frage, ob Quecksilber aus Amalgamfüllungen den Körper in erhöhtem Maße belastet, eindeutig beantwortet. Zu klären wäre noch, ob und in wieweit diese Quecksilberbelastungen wirklich zu Krankheitserscheinungen führen. Um diese Frage zu beantworten, muß man sich der Wirkung des Amalgams bzw. Quecksilbers im Organismus bewußt werden.

Nach Aussage namhafter Wissenschaftler handelt es sich bei den beschriebenen Krankheitserscheinungen nicht nur um die Folgen einer Quecksilbervergiftung. Vielmehr verursacht das Amalgam eine Reihe von Vorgängen im menschlichen Körper, die zu verschiedenen Symptomen führen können.

*Die Amalgamallergie* ist wohl das erste Anzeichen, das nach Einfügen von Amalgamfüllungen auftreten kann. Sie tritt meist unmittelbar nach dem Einbringen des Amalgams in den Mund auf und ist deswegen leichter zu diagnostizieren. Die Amalgamallergie tritt - und da sind sich Amalgamgegner und deren Befürworter einig - nur relativ selten auf und kann durch einen

Allergietest (Scratch- oder Epikutantestung) ohne weiteres bestätigt werden. Eine Amalgamallergie (und nur eine Amalgamallergie, sagt die Schulmedizin) ist eine Anzeige für die sofortige Entfernung aller Füllungen.

## Die Batterie im Mund

Weniger Einigkeit herrscht über das durch Amalgamfüllungen hervorgerufene Auftreten von sogenannten hohen Mundströmen. Zwar sind sich alle einig, daß es durch das Vorhandensein von zwei oder mehreren Metallen im Mund (wie z. B. Amalgam und Gold) in Verbindung mit dem elektrolythaltigen Speichel zu einer meßbaren elektrischen Spannung in der Mundhöhle kommen kann.

Aber über die Folgen dieser hohen Mundströme herrscht Uneinigkeit. Die Schulmedizin verneint eine krankheitsauslösende Wirkung und verweist darauf, daß bei anderen medizinischen Verfahren kurzfristig erheblich höhere Stromstärken im Körper erzeugt werden, ohne daß dadurch wesentliche Belastungen auftreten. Ganzheitlich orientierte Mediziner dagegen behaupten:

- Erhöhte Mundströme (bis zu 30 Mikroampere) führen zu Störfeldern, die den Gesundheitszustand negativ beeinflussen.
- Besonders die Funktion des Gehirnes wird durch diese Ströme beeinflußt. Folgen davon sind Nervenschmerzen (Neuralgien) im Kopf- oder Gesichtsbereich oder Migräneattacken.
- Die erhöhten Mundströme führen auch zu einer verstärkten Wanderung elektrisch geladener Quecksilberteilchen (Ionen) in die Mundschleimhaut, aber ebenfalls in das Zahnbein (Dentin), die Quecksilberbelastung des Körpers nimmt damit noch zu.

Besonders die mangelhafte "Unterfütterung" der Amalgamfüllungen im Zahn verstärkt die Quecksilberwanderung in das Dentin. Nach den Regeln zahnärztlicher Kunst soll gerade diese Unterfüllung mit größter Sorgfalt angelegt werden, um einen Kontakt der schwermetallhaltigen Zahnfüllung mit dem gut durchbluteten Dentin zu vermeiden. Im Regelfall ist für die regelrechte Anfertigung von Unterfüllung und Amalgamfüllung ein Zeitaufwand von 90 Minuten anzusetzen. Jeder Zahnarztpatient kann aus eigener Erfahrung berichten, daß dieser Zeitaufwand nur in den seltensten Fällen eingehalten wird.

## Krank und lahm durch Amalgam?

Nun wird eine Amalgambelastung unseres Körpers in den wenigsten Fällen zu den Erscheinungen einer akuten Quecksilbervergiftung führen. Es kommt in der Regel eher zum schleichenden, unterschwelligen (subklinischen) Verlauf der Vergiftung mit untypischen Symptomen. Dadurch ist der Zusammenhang von Amalgamfüllungen und chronischen Erkrankungen nur schwer zu beweisen. Nur die Umkehr der Beweiskette läßt eine Mutmaßung über die Wirkung der Amalgamintoxikation zu: Wenn man bestimmte Krankheitserscheinungen gehäuft bei Patienten mit Amalgamfüllungen feststellt, muß daraus gefolgert werden, daß ein Zusammenhang von Amalgambelastungen und diesen Krankheiten besteht.

Durch die Popularität, die die Amalgamfüllungen in letzter Zeit mehr und mehr erreichen, haben eine Reihe von ernsthaften Forschern Untersuchungen ihrer Patienten vorgenommen und folgendes festgestellt:

● 1984 berichtete der amerikanische Arzt Dr. K h o e, Las Vegas, daß er bei Patienten, die an der Alzheimerschen Krankheit litten sechs Monate nach einer Amalgamentfernung wesentliche Besserungen beobachten konnte.

● Ebenfalls aus den USA stammt eine Arbeit von D. W. E g g l e s t o n, der über Veränderungen der T - Lymphozytenzahlen durch Amalgam berichtet: So erhöhte die Entfernung von 6 Amalgamfüllungen bei einem Patienten die Zahl der T - Lymphozyten um 53%. Außerdem erkannte Eggleston, daß Amalgam das Verhältnis von T - Helfer- zu T - Suppressorzellen stört.

● Diese Untersuchungen bestätigten die Forschungsergebnisse von L. V e r s c h a e w e und anderen, die bereits 1976 über die Veränderungen von Lymphozyten unter geringen Quecksilberdosen berichteten.

● 1969 berichtete D j e r a s s i und B e r o v a bereits, daß bei Allergiestudien die Zahl der Allergiker mit Amalgamfüllungen um 22,5 % höher lag als die der Allergiker ohne Amalgamfüllungen (16,1%).

● Eigene Erfahrungen in der Behandlung von Rheumatikern und Patienten mit allergisch bedingten Krankheiten zeigen auf, daß besonders bei therapieresistenten Patienten eine Besserung erst nach der Entfernung von amalgamhaltigen Zahnfüllungen erreicht werden konnten.

**Selen gegen Amalgam - eine Möglichkeit zur Entgiftung**

Einen Großteil dieser genannten Ergebnisse kann man sicherlich darauf zurückführen, daß jeder Patient mit Amalgamfüllungen gleichzeitig unter einem ausgeprägten Selen- und Zinkmangel leidet. Vergegenwärtigt man sich die Bedeutung dieser beiden Spurenelemente als "Radikalenfänger" und entgiftender Substanzen, so wird klar, warum auch bereits eine schleichende Quecksilberbelastung weitreichende Einwirkungen auf unser Immun-system haben muß. Der Mediziner Prof. Dr. G. N. S c h r a u z e r, San Diego empfiehlt deswegen auch eine regelmäßige Selenzufuhr von 100 - 600 Mikrogramm pro Tag für besonders gefährdete Personen.

Dennoch wird auch die Substitution von Selen und Zink nur eine Hilfs- oder Übergangsmaßnahme zur Verhinderung von amalgambedingten Schäden sein können. Das Gebot der Stunde lautet: **Wehret den Anfängen!**

**Der amalgambelastete Patient hat den schwarzen Peter!**

Die Situation eines Amalgamträgers ist nicht beneidenswert: Hat er sich - obwohl er vielleicht noch keine negativen Auswirkungen seiner Amalgamfüllungen bemerken kann - dennoch zu einer Amalgamsanierung - also einer kompletten Entfernung seiner Füllungen entschieden - hat er als erste Instanz den Widerstand seines behandelnden Zahnarztes zu brechen. Der hat in der Regel wenig oder gar kein Verständnis für das Ansinnen seines Patienten. Oft genug wertet er die Bitte um die Sanierung des möglicherweise gerade sanierten Gebisses als eine Art "Mißtrauensvotum" oder persönliche Beleidigung. Folglich wird er mit allen zur Verfügung stehenden Mitteln versuchen, den Patienten von der Unsinnigkeit seiner Bitte zu überzeugen.

Läßt sich der Patient von seinem "Fachwissen" nicht überzeugen, so bedeutet das oft eine Trennung zwischen Arzt und Patient: Der Zahnarzt lehnt eine weitere Behandlung ab, der Patient begibt sich auf die Suche nach einem neuen Arzt seines Vertrauens

Befürwortet der Zahnarzt aber die Entfernung der Amalgamfüllungen, gilt es eine weitere, vermutlich noch schwierigere Hürde zu überwinden: Die Krankenkasse!

**Die unheilige Allianz.**

Überall da, wo es um die Bezahlung oder Beteiligung an alternativen Heil- und Behandlungsmethoden geht, stoßen Patienten und Therapeuten oft genug auf eine Allianz aus drei Mitgliedern:

Als erstes Mitglied wäre die Ärzteschaft bzw. deren Interessenvertretungen zu nennen. Das zweite Mitglied ist die Gruppe der "Kostenträger", umgangssprachlich auch Krankenkassen genannt, und als drittes Mitglied empfiehlt sich entweder die pharmazeutische Industrie mit ihren rein wirtschaftlichen Interessen oder aber der sogenannte "Medizinische Dienst", früher eher als Vertrauensarzt bekannt.

Die Grundsätze, nach denen diese Gremien das Für oder Wider einer neuen, "nicht wissenschaftlich anerkannten" Behandlungsmethode bewerten, läßt sich kurz und prägnant in drei Sätzen ausdrücken:

- "Das haben wir immer schon so gemacht"
- "Das haben wir noch nie so gemacht"
- "Da könnte ja jeder kommen!"

**Die Krankenkassen - Beihilfe zur Körperverletzung!**

Und so findet sich der Patient in der bemitleidenswerten Situation, einer Gruppe von Bürokraten und Schreibtischtätern beweisen zu müssen, daß eine wirkliche Notwendigkeit für die Entfernung seiner Amalgamfüllungen besteht. Diese Beweisführung wird erheblich dadurch erschwert, daß diese Institutionen nicht bereit sind, klare wissenschaftliche Fakten anzuerkennen, die nicht von ihnen genehmen Medizinern bestätigt werden. Und der Patient, der ein Leben lang der Krankenkasse zehn oder mehr Prozent seines Monatsgehaltes gezahlt hat, muß nun wie ein Bettler darum bitten, daß ihm ein geringer Teil dieser Summe zur Erhaltung seiner eigenen Gesundheit wieder zur Verfügung gestellt wird.

Gemessen an den vollmundigen Aussagen, die diese Krankenkassen in ihren Werbeanzeigen und -filmen gemacht haben, (Wir lassen Sie nicht allein..., Die Gesundheitskasse) sieht die Wirklichkeit weniger rosig aus. Wenn man - wie unter anderm Dr. Daunderer - die Verwendung von Amalgamfüllungen als "Kunstfehler" oder gar "Körperverletzung" bewertet, kommt der Tatbestand der Beihilfe zur Körperverletzung dazu!

**Lassen wir es nicht so weit kommen!**

Die einzig wirksame Methode zur Verhinderung von Amalgamschäden liegt in der Vermeidung der Schadstoffquellen. Deswegen:

▼ **Wehren Sie sich gegen das Einsetzen neuer Amalgamfüllungen!**

Es gibt kein Argument, daß die Verwendung von Amalgam in der Zahnmedizin weiter rechtfertigen kann. Jeder Zahnarzt, der dieses bestreitet, handelt grob fahrlässig, begeht unter Umständen sogar eine Körperverletzung. Auch die Verwendung von Amalgamfüllungen bei Kindern mit dem Argument: "Wir füllen nur einen Milchzahn, der fällt sowieso in zwei, drei Jahren aus" erfüllt nach Daunderer den Tatbestand des Kunstfehlers.

▼ **Trennen Sie sich von Ihren bereits vorhandenen Amalgamfüllungen!**
Auch wenn Sie noch nicht unter einer Erkrankung leiden, sollten Sie Ihre
Amalgamfüllungen entfernen lassen. Die negativen Wirkungen der
Füllungen können - auch nach langer Zeit - plötzlich und unerwartet
eintreten.

▼ **Wechseln Sie gegebenenfalls Ihren Zahnarzt!**
Amalgam gehört rechtlich gesehen zu den Arzneimitteln. Das bedeutet:
Ihr Zahnarzt muß Sie vor der Anwendung von Amalgam über alle Neben-
wirkungen aufklären. Wenn Sie der Meinung sind, daß Ihr Zahnarzt auf
Ihre Bedenken nicht ausreichend eingeht oder Sie nicht vollständig über
die Risiken der Amalgamfüllungen informiert, wechseln Sie den Arzt.
Es gibt in der BRD über 800 Zahnärzte, die sich der biologischen Zahn-
medizin verschrieben haben, bei denen Sie Rat und Hilfe finden werden.
Hier können Sie auch über alternativen Füllstoffe wie Glas- oder
Keramikzemente informiert werden.

**Die Szene gerät in Bewegung.**

Scheinbar scheint sich inzwischen auch in den Gehirnen der schulmedizinisch orientierten Zahnärzte und ihrer Berufsorganisationen etwas zu
bewegen. So empfahl das Bundesgesundheitsamt im Jahre 1992, daß "Amalgam nur noch im Bereich von kautragenden Flächen (Backenzahnbereichen)
zum Einsatz komme. Außerdem sollen nur noch Gamma$_2$- freie Amalgame
verwendet werden." Auch gilt es besonders sorgfältig abzuwägen..."ob der
Einsatz von Amalgam bei Kleinkindern notwendig ist, da bei ihnen eine
erhöhte Empfindlichkeit gegenüber Quecksilber angenommen wird" [0]

**In verschiedenen Ländern wie den USA, Japan und Rußland ist die
Verwendung von Amalgamen seit 1985 verboten!**

---

**Die Lebenserwartung der Zahnärzte liegt 18 Jahre unter der
der Durchschnittsbevölkerung! Wenn Zahnärzte offenbar die eigene
Gesundheit so wenig wert ist, kann ihnen dann die Gesundheit
ihrer Patienten mehr wert sein?**

---

## Verwendete Literatur:

1) Forth, Henschler, Rummel: "Allgemeine und spezielle Pharmakologie und Toxikologie", 1977, B.I. Wissenschaftsverlag
2) "Natur Extra" 7/89
3) Jürgen Bölsche (Hrsg.), "Das gelbe Gift - Todesursache: Saurer Regen", Spiegel Buch Nr. 49
4) "test" 4/92
5) "Integral", Heft 5, 1992
6) "Mineraloscop" I/91
7) "Ärzte Zeitung Nr. 236, 20. 12. 1991
8) "Ärztliche Praxis", Nr. 72, 6. 09. 1980
9) Horst Güntheroth, "Amalgam - Die Zeitbombe", "Stern", Nr. 7/92 vom 6. 02.1992
10) "Wie sicher ist Amalgam?", Faltblatt der Informationsstelle der Deutschen Zahnärzte, Köln
11) Dr. med. M. Daunderer, "Amalgam vergiftet den Speichel", FORUM des Praktischen und Allgemein - Arztes Nr. 1, 1990
12) Mineraloscop II/91
13) "Amalgam - Schuld am M. Alzheimer?", ÄRZTLICHE PRAXIS Nr. 36, 5. Mai 1990
14) D. W. Eggleston, "Effect of dental Amalgam and nickel alloys on T - Lymphocytes: Preliminary report", Journal of Prothetic Dentistry Nr. 51 - 57, 1984, pp. 617 - 623
15) L. Verschaewe und andere, "Genetic Damage induced by low mercury exposure", Environmental Research Nr. 12, 1976, pp 306 - 316
16) E. Djerassi, E. Bernova, "The possibilities of allergic reactions from silver-amalgam restorations", Int. Dent. J., 19(4), 1969, pp 481 - 488
17) bga - pressedienst vom 5. 02. 1992
18) G. N. Schrauzer, "Quecksilberdetoxifikation durch Selen: Ein Beitrag zur Lösung des Amalgamproblems", Erfahrungsheilkunde 10/90

# Die Landwirtschaft - ein legitimiertes Verbrechen?

**Zuerst stirbt die Natur.**

**Wann folgen wir?**

## Landwirtschaft und Ethik

Früher säte der Landmann mit der Hand, spannte die Rösser vor den Pflug oder zog diesen, wenn er arm war, gar selber. Ein hartes Leben voll mühsamer, körperlicher Pein. Früher Tod für viele, Hunger für die meisten. Die Böden wurden aufgewertet durch die Form der Dreifelderwirtschaft, in der eine Fruchtfolge häufig Luzerne war, die mit ihren tiefen Wurzeln 6 bis 7 m in die Erde drang und die Nährstoffe von dort nach oben beförderte. Heute setzt sich der Landmann auf seinen Traktor. Benzinschwaden ziehen über die Felder. Chemische Gifte werden massenhaft gesät. Die Böden sind steril. Larven, Engerlinge und Schadmikroben werden vernichtet. Hasen, Fasanen, Hühner, Feldlerchen, Wachteln, Igel, Hamster und Großtrappen finden keine Nahrung mehr. Unsere Felder sind eine Zivilisationssteppe. Fast künstlich erscheinende Strukturen, die nichts Beschauliches mehr haben. Kaum eine Woche vergeht, ohne daß in der Wachstumzeit der Pflanzen keine Giftstreuer über die Felder fahren. Die Ackerraine, in denen Brut- und Geburtsstätten für das Niederwild waren, sind vernichtet. Schnecken finden keinen Lebensraum mehr, Regenwürmer sind nicht zu sehen. Maulwurfshügel gehören der Vergangenheit an. Feuchtflächen sind längst zugeschüttet und bieten Nahrung für minderwertige Pflanzen. Mehrmals im Jahr halten sich tage- und wochenlang schauerliche Gerüche durch überdüngte Gülle in den Fluren. Die heutige Form der Landwirtschaft mit Milliardenbeträgen finanziert entbehrt jeder Romantik. Ausgelaugte Böden, vergiftete Böden, kranke Pflanzen, die häufiger Spritzkuren bedürfen, bestimmen das Bild. Phosphat und nitratangereicherte Düngungen sollen das Wachstum der Pflanzen beschleunigen. Die Böden geben keine Nährstoffe mehr her, Selen, Magnesium und weitere Mineralstoffe und Spurenelemente sind Mangelware geworden. Kranke Pflanzen können Menschen nicht optimal ernähren. Sie führen zu latenten Mangelerscheinigungen und bedingen Krankheiten bei uns selber.

## Kapitel 10: Die Landwirtschaft - ein legitimiertes Verbrechen?

Antibiotika- und Hormonbelastungen,bestimmen das Bild in der heutigen Massentierhaltung.

In ganzen Gegenden ist das Grundwasser durch giftige Gülle ungenießbar geworden. Insektizide und Pestizide, die in der Landwirtschaft reichlich gebraucht werden, rieseln über Jahrzehnte langsam ins Grundwasser. Den Politikern ist längst bekannt, daß wir in wenigen Jahrzehnten kaum noch belastungsarmes Wasser finden werden. Probleme werden ausgesessen aber nicht gelöst. Eine Apokalypse muß her, bevor der Druck der Bevölkerung auf die Politiker so stark wird, daß sie um ihre Stimmen bangen müssen. Vorher passiert nichts.

Ist die heutige Form der Landwirtschaft ein legitimiertes Verbrechen? Müssen nicht die Landwirte selbst über die Vernichtung der Böden Bescheid wissen ?

Ist der Profit so hochrangig, daß man die Vernichtung der landwirtschaftlichen Resourcen bewußt in Kauf nimmt. Daß man bewußt herbeiführt, daß die Natur keine Natur mehr ist, daß die Lebensgrundlage für unsere Kinder vernichtet wird. Daß Futter kein Futter, sondern nur noch Droge ist. Daß Fleisch nicht mehr wie Fleisch aussieht, sondern wie fahles Leichengewebe. Müssen bald die zigfachen Milliardenbeträge, die in die Subventionierung dieser Form der Landwirtschaft fließen, ausgegeben werden, um die Böden zu regenerieren? Sollten wir nicht besser Landwirte dazu gewinnen, weniger ertragreiche aber umweltschonende Techniken anzuwenden? Müssen wir nicht alle nachdenken und konsequenter werden?

### Wir leben in gefährlichen Zeiten
Einige Fakten :

- In München mußte eine vierköpfige Familie nach dem Genuß selbstgezogenen (und selbst gespritzten) Rettichs mit schwersten Vergiftungserscheinungen auf die Intensivstation eines Krankenhauses eingeliefert werden. Für zwei Familienmitglieder war das der letzte Rettich ihres Lebens, die anderen zwei konnten gerettet werden.
- Im Januar 1993 berichtete das TV - Magazin "Panorama" über das gehäufte Auftreten von Erkrankungen des Nervensystems bei badischen Winzern. Ursache der Erkrankungen: wahrscheinlich die reichlich verwendeten Sprühmittel gegen Rebläuse. Das hat eine alte Tradition: Im Jahre 1992 berichtete die Zeitung "hautnah" über das gehäufte Auftreten von Haut- und Bronchialkrebs bei deutschen Winzern der Jahrgänge 1890 - 1930. Ursache war hier ein arsenhaltiges Spritzmittel, das nachweislich von 1920 - 1944, wahrscheinlich aber auch noch später angewendet wurde.

126

# Kapitel 10: Die Landwirtschaft - ein legitimiertes Verbrechen?

- 1985 starben in Rinteln/Weser drei Menschen - eine Mutter und ihre zwei Kinder - an Giftgas, das sie einatmeten. Das Giftgas stammte nicht etwa, wie man annehmen könnte, aus militärischen Beständen, sondern es entwich aus einem Getreidesilo. Dort wurde nämlich gelagertes Getreide mit dem Giftgas *Phosphin* begast, um es vor Käfern oder Mäusen, die sich im Silo eingenistet haben, zu schützen. Bundesweit wird Getreide in rund 14.000 Getreidesilos mit diesem Gift begast

- Bereits jetzt werden über 10% der Bundesbürger tagtäglich vergiftet. Vergiftet durch Nitrat im Trinkwasser, das nach Empfehlungen des Bundesgesundheitsamtes nicht über 50 mg/l liegen sollte. Geht man aber von Empfehlungen der amerikanischen Gesundheitsbehörden aus, die einen höchstzulässigen Nitratgehalt des Wassers bereits bei 10 ppm (parts per million), also 1 mg/l festsetzen, werden wir alle Tag für Tag durch Nitrate vergiftet.

- Die Zahl der Allergien nimmt ständig zu. Selbst konservative Mediziner sprechen davon, daß jeder Dritte von uns Allergiker ist. Tatsächlich sind es viel mehr. Besonders zu schaffen machen den Medizinern die Nahrungsmittelallergien, als deren Ursache jetzt auch von anerkannten Allergologen die zunehmende Belastung von Lebensmitteln anerkannt wird.

## Vom Bauern zum Lebensmittelfabrikanten

Gehen wir zurück in die fünfziger Jahre unseres Jahrhunderts. Damals, zu Beginn des Wirtschaftswunders geschahen zwei Dinge gleichzeitig. Der Bedarf der Bevölkerung an Fleisch stieg drastisch an. Die verbesserten Lebensumstände führten dazu, daß Fleisch - sonst nur einmal wöchentlich auf dem Speiseplan des Normalverbrauchers - zur alltäglichen Nahrung der Bevölkerung wurde. Diese erhöhte Nachfrage mußte befriedigt werden.

Andererseits wollte nun auch die Landbevölkerung ihren Anteil an dem Wirtschaftswunder haben. Sie wollte geregelte Arbeitszeiten, freie Wochenenden und frühen Feierabend haben und außerdem sollte die ganze Sache auch Gewinn abwerfen. Zwar waren die Zeiten vorbei, in denen sich der Bauer am Rande des Existenzminimums bewegte und die Gefahr, als Bauer zu verhungern schon lange gebannt. Dennoch weckte der neue Reichtum der Stadtbevölkerung bei den Bauern den Wunsch, hiervon ebenfalls zu profitieren. Und die Möglichkeit, diese Wünsche zu erfüllen, existierte. Sie hieß: Spezialisierung, Massentierhaltung, Feldfruchtanbau in großem Stil, Automatisierung und Mechanisierung der landwirtschaftlichen Arbeitsvorgänge.

Das bedeutete Verschuldung in großem Stil zur Anschaffung der notwendigen Geräte und Stallungen. Und schließlich und endlich bedeutete dies die

# Kapitel 10: Die Landwirtschaft - ein legitimiertes Verbrechen?

Abkehr von altbekannten und bewährten Kulturmethoden. Viele Bauern gingen diesen Weg, wie man aus einer Statistik ersehen kann. So wuchs die Zahl der Großbetriebe (Betriebe mit mehr als 30 Hektar) von 1950 bis 1980 von 3,4% auf 13,4% aller landwirtschaftlichen Betriebe. In der gleichen Zeit nahm die Zahl der kleinen Betriebe (bis 10 Hektar) deutlich ab. Machten 1950 diese Betriebe noch gut 80 % aller landwirtschaftlichen Betriebe aus, war der Anteil 1980 auf knapp 50 % gesunken.

## Der Erfolg läßt nicht auf sich warten

Aber auch die Erträge stiegen merklich an. Wurde vor dem zweiten Weltkrieg noch eine Menge von 22 Doppeltonnen Getreide pro Hektar Ackerland geerntet, konnte diese Menge bis 1980 verdoppelt werden. Auch die Landwirte, die sich für die Viehhaltung entschieden hatten, konnten über ähnliche Steigerungsraten berichten: Konnten 1950 noch 2394 Schweinehalter ca. 12.000 Schweine abliefern, schafften 1980 ein Fünftel dieser Betriebe die doppelte Menge an Schlachtvieh, die Milchproduktion wurde um immerhin 50% gesteigert.

So wäre eigentlich alles in Ordnung, wenn da nicht eine Kleinigkeit gewesen wäre: offensichtlich wollte einer der wichtigsten "Mitarbeiter" des Ackermannes dieses Spiel nicht mehr mitspielen.Dieser Mitarbeiter war niemand anderer als der Boden, auf dem der Bauer seine neuen Reichtümer erzielen wollte.

## Von der "Dreifelderwirtschaft" zur Monokultur

Seit alters her war es bekannt, daß der Anbau ein und derselben Fruchtart auf demselben Acker langfristig diesen Acker "auslaugt". Jede Feldfrucht - ob Gemüse oder Getreide - benötigt zu ihrem Wachstum bestimmte Nährstoffe oder Mineralien. Pflanzt man diese Früchte immer wieder auf dem gleichen Feld an, erschöpft sich der Gehalt dieser Nährstoffe mit der Zeit, die Pflanzen verkümmern.

Deswegen wurde in der Vergangenheit die sogenannte "Dreifelderwirtschaft" durchgeführt, die es ermöglichte, daß sich der Acker in der Zeit zwischen zwei Bestellungen erholen konnte. Hatte z. B. der Bauer im 1. Jahr ein Feld mit Sommerweizen bepflanzt, so wurde im folgenden Jahr dieses Feld mit Winterweizen bestellt. Im dritten Jahr ließ der Bauer das Feld entweder unbestellt (Brache) oder er pflanzte Hackfrüchte oder Raps und Lupinen an, sogenannte "Leguminosen", die anschließend untergepflügt wurden und somit dem Acker zusätzlichen Stickstoff lieferten. Erst im vierten Jahr wurde der Acker dann wieder mit Sommerweizen bestellt. So verfügte der Bauer immer über einen Anteil von 2/3 bestelltem, 1/3 brachliegendem oder mit Leguminosen bepflanztem Land, wobei Teile dieser Leguminosen noch als Tierfutter verwertet werden konnten.

# Kapitel 10: Die Landwirtschaft - ein legitimiertes Verbrechen?

Durch die gewinnorientiertere Denkweise der Bauern kam es nun zur Abkehr von der Dreifelderwirtschaft. Sie wurde durch die Monokultur ersetzt, was nicht mehr und nicht weniger hieß, als daß jahrein jahraus die gleiche Feldfrucht angebaut wurde. Dem Nährstoffverlust des Ackers war damit Tür und Tor geöffnet.

## Kunstdünger - Nährstoff aus der Retorte

Glücklicherweise hatte man bereits vor mehreren Jahren den Kunstdünger erfunden. Mit jenen Retortennährstoffen konnten die fleißigen Bauern nun die Folgen ihres fatalen Raubbaus beseitigen. Statt dem Feld die Gelegenheit zu geben, sich aus eigener Kraft zu erholen, wurden die fehlenden Nährstoffe nun jeweils zu Beginn der Aussaat reichlich und gut auf dem Acker verteilt und alles war (und wuchs) wieder gut. Wer brauchte schließlich Stickstoff, Phosphat und Kali aus der Natur, wenn man es ebensogut - wenn nicht sogar schneller und unkomplizierter auf den Acker streuen konnte.

Der Verbrauch an Düngemitteln stieg auch mit der Zeit ganz erheblich an: Von noch 26 kg Stickstoff, 30 kg Phosphat und 47 kg Kali pro Hektar Nutzfläche im Jahre 1950, im Jahr 1980 auf folgende Zahlen: 112,5kg Stickstoff, 70 kg Phosphat und 92 kg Kali.

## Nutzen für das Getreide?

Alles wäre in bester Ordnung gewesen, wenn sich nicht im Laufe der Zeit einige wesentliche Probleme gezeigt hätten, deren Ursachen offensichtlich auf den Kunstdüngerverbrauch zurückzuführen waren. So gedieh neben dem Getreide, den Kartoffeln und dem Gemüse auf den Äckern auch das Unkraut bestens. Auch Pilzen, die den Wuchs der "Nutzpflanzen" beeinträchtigten und außerdem dem Ungeziefer schien es auf diesen Feldern besonders gut zu gefallen. Und das wiederum behagte unseren gewinnorientierten Bauern überhaupt nicht.

Ein weiteres, weitaus schwerwiegenderes Problem ergab sich erst mit der Zeit. Durch die Düngung der Felder kommt es zu einem verstärkten Pflanzenwuchs. Gleichzeitig reichern sich die Pflanzen aber mit sogenannten Nitraten an. Diese Nitrate sind Salze der Salpetersäure, naturgemäße Bestandteile des Pflanzengewebes, und dienen dem Wachstum der Pflanzen, bzw. der Eiweißbildung in der Pflanze. Als solche sind Nitrate für den Menschen nicht gefährlich.

Gefährlicher ist die nächste Stufe dieses Stickstoff - Wassergemisches, die Nitrite. Nitrite entstehen aus Nitraten, denen der Sauerstoff entzogen wird. Das geschieht zum Beispiel beim Erhitzen von nitrathaltigem Gemüse wie Spinat Das geschieht aber auch im menschlichen Körper: Bedingt durch mikrobiologische Prozesse, an denen Bakterien beteiligt sind, werden bereits in der Mundhöhle 6 % der Nitrate in Nitrite umgewandelt, im Magen - Darmtrakt kommt es dann zur Veränderung der restlichen 94 %.

### Nitrite im Spinat - Babys Luft wird knapp

Nitrit ist ein Stoff, der auch in der Medizin als Medikament verwendet wird. Dort dient er zur Behandlung von Herzerkrankungen und pectanginösen Beschwerden. Trotzdem sollte nicht verschwiegen werden, daß Nitrate immer auch Zellgifte sind. So verhindern sie den Sauerstofftransport im Blut, es bildet sich eine verminderte Anreicherung des Blutes mit Sauerstoff die sogenannte Metahämoglobie, die vor allen Dingen Säuglingen und Kleinkindern gefährlich werden kann: Durch die Metahämoglobulie drohen sie zu ersticken. Bedenkt man nun, daß gerade Spinat, der zu hohen Nitratkonzentationen neigt (s.unten), oft in der Baby- und Säuglingsnahrung verwendet wird - er ist ja soo gesund! - wundert es, daß nur so wenige Säuglinge nach dem Genuß dieses Spinates blau werden und ersticken.

| Nitrat im Gemüse | | |
|---|---|---|
| Schwacher (unter 500 mg /Kg | mittlerer (500-1000 mg/Kg) | starker Nitratgehalt (1000-4000 mg/Kg) |
| Grüne Bohnen | Auberginen | Rettich |
| Chicorée | Blumenkohl | Eissalat |
| Gurken | Rotkohl | Endivien |
| Paprika | Kohlrabi | Feldsalate |
| Rosenkohl | Lauch | Fenchel |
| Tomaten | Sellerie | Grünkohl |
| Zwiebeln | Zucchini | Kopfsalat |
| | | Mangold |
| | | Rhabarber |
| | | Rote Bete |
| | | Spinat |
| | | Weißkohl |
| | | Wirsing |

Unter verschiedenen Umständen, kann der Nitratgehalt der Gemüse schwanken (z. B. bei Kopfsalat von 382 bis 3520 mg/Kilo, bei Roten Beten von 140 bis 5690 mg/Kilo und bei Spinat von 349 bis 3890 mg/Kilo):

**Besonders Kunstdünger und Gülle führen zu einer hohen Nitrat-anreicherung in der Pflanze. Organische Düngung (Kompost) bewirkt nie Werte über 300mg/ Kilo.**

**Anbau im Treibhaus bewirkt eine geringere Photosynthese (Umwandlung von Stickstoff, Wasser und Kohlendioxyd unter Tageslichteinfluß). Deshalb schwankt der Nitratgehalt einer Pflanze auch während des Tages: Morgens ist sie nitrathaltiger, weil in der Nacht keine Photosynthese stattgefunden hat, abends ist der Nitratgehalt geringer.**

Aber auch den Erwachsenen droht Gefahr durch die Nitrite. Jene können sich unter Eiweißeinfluß zu krebserregenden Nitrosaminen verändern. Das passiert z. B. wenn Fleisch, für das Nitrite als Konservierungsmittel (Pökelsalze) verwendet werden, gegrillt wird. Das findet aber auch - ohne Grill - im menschlichen Magen statt.

Die Nitratanreicherung steht und fällt mit der Düngung der Äcker. Dabei ist es wichtig, welche Art des Düngers verwendet wird. Zwar führt auch die Düngung mit Kompost zu einer erhöhten Nitratbildung in den Pflanzen, aber die stärkste "Nitratakkumulation", so der Fachausdruck für diesen Vorgang, folgt der Düngung der Äcker mit Kunstdünger bzw. Gülle. Die Gülle aber führt, besonders wenn sie im Winter aufgebracht wird, zu einer zusätzlichen Nitratbelastung des Trink- und Grundwassers.

Somit haben wir drei ergiebige Nitrat- und Nitritquellen zu unserer Verfügung:

● Nitrate, die sich aufgrund starker Düngung in den Pflanzen gebildet haben, und dort den Mineralstoffgehalt der Pflanzen verringern,
● Nitrate aus dem Trinkwasser und
● nicht zuletzt Nitrite aus geräuchertem oder gepökelten Fleisch.

### Wenn alles versagt, hilft die chemische Keule

Gegen das Problem von Pilzen und Schädlingen zog die chemische Industrie neue Mittel aus ihrem Hut, die sogenannten "Agrarchemikalien".

Und die Maßnahmen der chemischen Industrie gegen das Problem der landwirtschaftlichen Schädlinge scheinen sehr gewinnbringend. 1980 wurden bereits 2.5 Millionen verschiedene Chemikalien hergestellt. Davon stehen dem Landwirt 300 Stoffe zur Verfügung, aus denen - in wechselnder Zusammenstellung - 1700 (!) verschiedene Pflanzenschutzmittel zusammengestellt werden.

Im einzelnen kann man zwischen den folgenden Mitteln, getrennt nach ihrer Zielgruppe, unterscheiden:

▼ Pestizide - vertilgen tierische Schädlinge (Käfer, Würmer, Engerlinge,Larven, Schnecken und Mäuse und alles andere, was da summt, krabbelt oder brummt). Die chemische Industrie besteht darauf, daß sie bei "sachgemäßer Anwendung" nur bei Insekten, nicht aber bei anderen Tieren oder gar Menschen wirken .

▼ In der Vergangenheit mußten die Mittel Lindan (HCH), DDT und Paraquat vom Markt genommen werden, weil durch sie Vergiftungserscheinungen auch bei Mensch und Tier hervorgerufen wurden. Messungen in der Antarktis, wo sicher nicht mit diesen Mitteln hantiert wird, zeigten, daß sogar dort lebende Pinguine mit DDT belastet waren.

▼ Fungizide - Eine weitere Wirkstoffgruppe, rückt den Pilzen und Keimen im oder auf dem Getreide zu Leibe. Dem Saatgetreide wird bereits bei derAussaat ein pilzvernichtendes Mittel beigefügt. Auch hier soll keinerlei Schaden für die Menschen entstehen.

▼ Herbizide - Und endlich geht es dem Unkraut an den Stengel. Mit den Herbiziden hat das Unkraut auf den Äckern keine Chance. Sind diese Mittel giftig? Nein auf keinen Fall! Denn: Was Pflanzen schadet, kann doch dem Menschen nicht... Und außerdem: bei richtiger Anwendung...

Vorsicht ist geboten. Ist ein Gewächs nur deswegen ein Unkraut, weil es den Ertrag des Bauern mindert? Sollten wir nicht eher darüber nachdenken, ob diese Pflanze an ihrem Ort vielleicht eine wichtige Funktion wahrnimmt?

| Spritzmittel - wieviel und wie oft? | | | |
|---|---|---|---|
| **Kultur** | **Herbizide(%)** | **Fungizide(%)** | **Insektizide(%)** |
| Waldfläche | 2,0 | 1,0 | 2,0 |
| Getreide | 95,0 | 15,0 | 5,0 |
| Zuckerrüben | 1,8 | 100,0 | 10,0 |
| Futterrüben | 75,0 | 0,0 | 50,0 |
| Kartoffeln | 30,0 | 40,0 | 50,0 |
| Mais | 100,0 | 0,0 | 10,0 |
| Raps | 60,0 | 0,0 | 90,0 |
| Obstanlagen | 60,0 | 100,0 | 100,0 |
| Hopfen | 0,0 | 100,0 | 100,0 |
| Grünland | 5,8 | 0,0 | 0,0 |

Dabei werden pro Hektar Kulturfläche folgende Mengen an Pflanzenschutzmitteln aufgebracht:

Insektizide    0,5 Kg in 2 - 3 Spritzungen

Herbizide    1.3 Kg in 2    Spritzungen

Fungizide    0,9 Kg in 3    Spritzungen

Fazit: Bei sieben bis acht Spritzungen wurden 1987 pro Hektar Ackerland ungefähr 2.7 Kilogramm Spritzmittel verwendet. Im Jahre 1960 betrug die verwendete Menge ungefähr ein Viertel, genau 0,7 Kilogramm pro Hektar.

## Tausche Malaria gegen Pest

Der Amerikaner Gordon Rattray Taylor beschreibt bereits 1976 in seinem Buch "Das Selbstmordprogramm", folgendes: "In Malaysia verursachte der Versuch, die Malaria auszurotten fast einen Pestausbruch. Als man die malariaverbreitenden Moskitos besprühte, reduzierte sich auch die Zahl der Küchenschaben. Dadurch verminderte sich auch die Zahl der Geckos, was wiederum zur Verringerung der Katzenpopulation führte. Weniger Katzen jedoch bedeutet mehr Ratten und damit mehr pestübertragende Läuse. Also sah man sich gezwungen, die Ratten zu vergiften. Dann aber wären die Läuse gezwungen, sich neue Wirte zu suchen, was nach Lage der Dinge dann der Mensch gewesen wäre."

Wir sehen an diesem Beispiel, daß das Ökosystem ein sehr verletzliches Gebilde ist, daß schon kleinste Veränderungen in diesem System zu katastrophalen Veränderungen für uns alle führen können. Kann es sein, daß wir bald das Schicksal von Käfern und Regenwürmern teilen?

## Giftküche Landwirtschaft?

In seinem Buch "Das gelbe Gift"schreibt Peter Brügge:"Kein Berufsstand, Apotheker eingeschlossen, arbeitet so selbstverständlich mit so vielen lebensfeindlichen Substanzen und ist dazu so wenig ausgebildet, wie die Bauern." Man ist geneigt, ihm zu glauben, wenn man sieht, daß im Landhandel die giftigen Substanzen angeboten und verkauft werden wie andernorts Mehl und Backpulver.

Aber haben die Herren der chemischen Industrie auch bedacht, daß es dem Anwender ihrer Mittelchen einfallen könnte, zur besseren Wirksamkeit mehrere Gifte zu mischen? Ist ihnen je eingefallen, daß sich bei sieben "Spritzungen" pro Ernteperiode diese Stoffe im Boden oder in der Pflanze zu völlig neuen chemischen Stoffen verbinden könnten, über deren Wirkung niemand so recht Bescheid weiß? Bedenken sie, daß der in diesen Dingen unbelesene Anwender nach der Maxime "Viel bringt viel" dazu neigen könnte, die "werksmäßig empfohlenen Höchstmengen" zu überschreiten? Hier hat der Bauer erst einmal den "Schwarzen Peter". Aber das Spiel verlieren wir alle!

Und der Verbrauch von Spritzmitteln hat sich - wie bereits vermeldet - in den letzten 20 Jahren vervierfacht!

### Allergien und Pflanzenschutzmittel

Das Institut für Hygiene an der Ruhr - Universität Bochum veröffentlichte Befunde, nach denen die Zusammenhänge zwischen der Belastung des Menschen mit bestimmten Pflanzenschutzmitteln und dem Auftreten von allergischen Erkrankungen experimentell belegt werden konnten. Insbesondere die Substanzen DDT, Dieldrin, Heptachlor und Heptachlorperoxid führten zur erhöhten Ausscheidung von körpereigenen Substanzen wie Histaminen, Prostaglandinen und Leukotrienen. Diese Stoffe erhöhen alle allergischen und entzündlichen Reaktionen des Gewebes. Bereits bei einer Konzentration von einem Mikrogramm (das ist ein Millionstel Gramm) pro Liter kann dieser Effekt einer veränderten Freisetzung von Allergiemeditatoren auftreten!

### Wann werden wir alle vergiftet sein?

Wie wir jetzt schon wissen, kommt es in der BRD jährlich zu ungefähr 20.000 Pestizidvergiftungen. Rund 500 davon gehen tödlich aus. Selbst wenn man einschränkt, daß ein Teil dieser Todesfälle auf Selbstmordversuche mit Pflanzenschutzmitteln zurückzuführen ist und der größte Teil der restlichen Vergiftungen die Anwender , also die Bauern selbst betreffen, müssen wir uns die Frage stellen: Werden wir uns bald alle selbst vergiften?

### Unser Trinkwasser - schon verseucht?

Offensichtlich sind schwerwiegende Pestizidbelastungen des Trinkwassers noch die Ausnahme. Dennoch müssen wir damit rechnen, daß die Pestizide eines Tages die tief unterirdischen Wasservorkommen der Erde erreichen. Einige Warnzeichen hat es bereits gegeben:

● Die Stadtväter des niedersächsischen Rheumabades Bad Hersfeld mußten feststellen, daß die Schwefelquellen, auf denen der Ruf ihres Bades beruhte, immer weniger Schwefel enthielten. Nach langen Untersuchungen und Analysen fand man die Ursache der Schwefelverarmung: Offensichtlich führte eine Pestizidbelastung der Quellen dazu, daß der Schwefel aus dem Wasser entfernt wurde.

● In einer Ausgabe der Zeitschrift "ökotest" wurde mit der Behauptung aufgeräumt, Pestizide würden lange bevor sie in das Grundwasser gelangen, abgebaut. Untersuchungen ergaben, daß in 6 von 335

Trinkwasserproben Pestizidbelastungen festgestellt wurden. Schwerpunkte der Belastung: Das Münsterland, alle Orte entlang des Rheins, der fränkische und pfälzische Jura und bestimmte Bereiche rund um München.

- Die Stadtwerke München stellten bereits 1988 Pestizide wie Atrazin, Simazin und Desethylatrazin in ihrem Trinkwasser fest. "Diese Chemikalien haben im Trinkwasser nichts zu suchen" äußerte Dipl. Ing Karl Rager von den Münchener Stadtwerken gegenüber dem "Stern"

- Neueste Untersuchungen zeigen ein weitaus bedenklicheres Bild. So berichtet der "Stern" über eine zunehmende Trinkwasserbelastung mit Pestiziden im Bereich der neuen Bundesländer: "Im Dresdner Raum schluckt fast jeder vierte mit einem Glas Wasser Pflanzenschutzmittel. In weiten Teilen Sachsens, Bayerns und Baden - Württembergs wird häufig bei der Wassergewinnung aus Brunnen der von der EG festgelegte Grenzwert von 0,1 Millionstel Gramm pro Einzelstoff und 0,5 als Summenwert für alle Pestizide überschritten."

**Wir leben von dreißig Zentimetern.**

Alle Vorgänge - vom Wachstum der Pflanzen bis hin zur Belastung des Bodens - spielen sich auf einer dreißig Zentimeter tiefen Bodenschicht ab. Die Festigkeit dieser Bodenschicht, ihre Besiedlung mit Klein- und Kleinstlebewesen, ihr Nähr- und Schadstoffgehalt entscheiden über das Gedeihen der Pflanzen und deren "Wertigkeit" als gesundes Nahrungsmittel. Und gerade diese dreißig Zentimeter werden durch die beschriebenen häufigen Spritz- und Düngetätigkeiten der Bauern besonders stark verändert.

Das beginnt schon mit der rein mechanischen Belastung des Ackers durch das schwere Gerät, das heute in der Landwirtschaft Verwendung findet. Bei jeder Fahrt, die der Landwirt mit dem Trecker über den Acker unternimmt, "verdichtet er die Krume", das heißt: walzt er den Boden platt.

So befindet Professor Dr. G. Preuschen, einer der "Väter" des biologischen Landbaus: "Fast alle Böden zeigen in den letzten Jahren eine rasch zunehmende Verdichtung... . Organischer Boden neigt zu Verschlammung und Verkrustung... .Organisches Material verrottet extrem langsam, die Feinwurzelbildung ist mickrig und die pH - Werte des Bodens sind alarmierend... . Bei 70 % der Böden in Bayern lagen sie bei pH - Wert 2.8!!!" (Anmerkung: Der pH - Wert von 2.8 ist über 10.000 (zehntausend) mal saurer als ein neutraler Boden mit dem pH - Wert 7)

Sinkt aber der pH - Wert des Ackerbodens in den sauren Bereich, d. h. unter 7 ab, werden die Mineralstoffe in den Pflanzen teilweise durch die weitaus schädlicheren Schwermetalle Quecksilber, Blei und Cadmium verdrängt. Dadurch verlieren die Pflanzen nicht nur an Wert für die Ernährung, sondern sie werden zu reinsten "Giftbomben", die zur Belastung des menschlichen oder - bei Futterpflanzen - des tierischen Organismus betragen.

**Schwermetalle - Gifte in unseren Böden**

Schwermetallbelastungen des Ackerbodens beziehen sich in erster Linie auf Belastungen mit Cadmium und Blei.

**Cadmium im Boden und im menschlichen Körper**

- Cadmium - chemisches Symbol Cd:
- Toxisches (giftiges) Schwermetall, üblicher Gehalt im Boden: 0,118 ppm ("ppm" bedeutet parts per million = Teile pro Million. Die genannte Zahl von 0,118 ppm bedeutet somit folgendes: Etwa einer von 10 Millionen Teilen des Bodens entfällt auf Cadmium).
- Die Medizin kennt die Bezeichnung DL 50. Das ist die Menge einer Substanz, bei der 50 % der Menschen, die diese Dosis zu sich nehmen, daran sterben werden.
- Die DL 50 - Dosis bei Cadmium beträgt ein zehnmillionstelGramm. Das heißt: bereits bei einer Substanzmenge an Cadmium, die einem Tausenstendstel Milligramm entspricht, sterben 50 von 100 Menschen an toxischen Wirkungen des Cadmiums
- Etwa 90.000 Hektar Acker- und Wiesenfläche in der BRD gelten als stark cadmiumbelastet, bei 35.000 Hektar ist die duldbare Höchstbelastung von 3 mg/kg überschritten. Insgesamt stark zunehmende Tendenz für die Cadmiumbelastung der Böden.
- Hauptproblem der Cadmiumbelastung beim Menschen: Wegen der hohen biologischen Halbwertszeit im Körper von etwa 10 bis 30 Jahren übertrifft die Aufnahme immer die Ausscheidung und führt somit zur Cadmiumanhäufung mit erhöhten Cadmiumwerten im Alter.
- Wirkung des Cadmiums auf den menschlichen Organismus: Cadmium wird im Knochen statt Kalzium eingelagert. Es führt dort zu Zahnausfall, Schmerzen der Wirbelsäule, Hüften usw.. Es kommt zur Schrumpfung des Skelettes bis zu dreißig Zentimeter. Nierenstörungen können zum Tode führen

## Blei im Boden und im menschlichen Körper

- Blei - chemisches Symbol Pb:
- Anreicherung der Böden in der Nähe von erz- und bleiverarbeitenden Betrieben sowie in der Nähe von Autostraßen.
- Noch in 200 Meter Entfernung von Autobahnen werden Bleigehalte von 700 ppm (= Teilen pro Million) im Boden gemessen. Damit ist der Bleigehalt der Böden etwa siebentausend mal höher als der Cadmiumgehalt.
- Je höher der Bleigehalt des Bodens, desto höher die Bleiaufnahme durch die Pflanze. hier sind Belastungen bei Pflanzen in Höhe von 300 ppm gemessen worden.
- Die Resorption des mit der Nahrung aufgenommenen Bleis im Darm beträgt 5 - 15 %, bei Einatmung bleihaltigerLuft liegt die Bleiaufnahme bei nahezu 100 %.
- Lagert sich Blei aus der Luft außen an den Pflanzen an, kann man dieses durch gründliche Reinigung bzw. Schälen des Gemüses reduzieren.
- Die Bleibelastung des menschlichen Skeletts beträgt heute in etwa das einhundertfache früherer Generationen.
- Symptome der Bleivergiftung: Müdigkeit, Kopfschmerzen, fahle Gesichtsfarbe und Appetitlosigkeit. Blei wird - wie Cadmium - im Knochen abgelagert und verhindert die Kalziumaufnahme. Darüberhinaus behindert es den Sauerstofftransport im Blut.
- Blei kann bei Kindern zu Hyperaktivität, Minderung der Intelligenz, Epilepsie, Halluzinationen, Gehör- und Sprachstörungen führen.

## Quecksilber ist das dritte hochtoxische Schwermetall.

- Quecksilber - chemisches Symbol Hg:
- Die Quecksilberbelastung des Bodens, der Luft und des Wassers stammen in erster Linie aus folgenden Quellen:
- Der Papier- und chemischen Industrie:
- Kohlekraftwerken,
- Müllverbrennungsanlagen, und der quecksilberverarbeitenden Industrie.
- Quecksilber gelangt durch die Verbrennungsrückstände in die Luft und von da in das Wasser. So transportiert z. B. die Elbealljährlich eine Menge von 25 Tonnen (!) Quecksilber in das Meer. Diese Menge würde ausreichen, um 50 Millionen Fieberthermometer zu füllen.

Obwohl die stärkste Quecksilberbelastung in Speisefischen gefunden wird, hat man auch schon Quecksilberbelastungen in Getreide und Pflanzen feststellen können. Die Quecksilberbelastung von tierischem Eiweiß (Fleisch, Milch) erfolgt in erster Linie durch die Verwendung von belastetem Fischmehl als Tierfutter

- Quecksilber hat schon in verschiedenen Fällen zu Massenvergiftungen geführt. Am bekanntesten ist das Auftreten von epidemieartigen Quecksilbervergiftungen in der Minimata Bay, einer japanischen Küstenregion in den Jahren 1953 bis 1973. Von Hunderten von Erkrankten starben rund 100 Personen, die Überlebenden müssen zeitlebens mit schwersten Behinderungen wie Lähmungen und Schwachsinn leben.
- Bereits 0,2 - 1 Gramm wirken beim Erwachsenen absolut tödlich
- Quecksilber wirkt als Enzymhemmer und blockiert wichtige Prozesse im Nervensystem. Es führt unter anderem zu Lähmungserscheinungen der Glieder, Gefühlsstörungen und psychischen Veränderungen bis hin zum Schwachsinn.
- Zur Zeit gibt es keine gesetzlich festgelegten Höchstwerte für den Quecksilbergehalt von Lebensmitteln. Lediglich bei Trinkwasser, Mineralwasser, Wein und Fisch hat man sich auf gesetzlich festgelegte Werte geeinigt. Diese betragen bei Fisch bis zu 1 Milligramm proKilogramm und liegen damit bereits doppelt so hoch, wie die von der Weltgesundheitsbehörde WHO empfohlenen Werte.
- Für alle anderen Lebensmittel gelten sogenannte "Richtwerte", die aber keinerlei rechtliche Bedeutung haben.
- Eine weitere - oft übersehene - Ursache für eine Quecksilberbelastung des Körpers stammt aus den Quecksilberamalgamfüllungen der Zähne. Zwar wird von Medizinern diese Quelle als weitaus unergiebiger dargestellt wird, als die Quecksilberbelastung durch die Nahrung.
- Untersuchungen zeigten, daß die Hypophyse (Hirnanhangdrüse) von Amalgamträgern bis zu siebenmal mehr Quecksilber enthielt, als die Hypophysen von Patienten, die keine Amalgamfüllungen trugen
- Eine Studie der Universitätsklinik New York hat belegt, daß Amalgamfüllungen in den Zähnen, die hochprozentig Quecksilber enthalten, zu einem Abfall der T - Helferzellen im menschlichen Körper führen und damit immunschwächend wirken. Nach Entfernung der Amalgamfüllungen steigen die Helferzellen an. Näheres über Amalgam steht im Amalgam - Kapitel.

## "Es ist alles nicht so schlimm"

Obwohl die Tatsachen der Schwermetallbelastungen der Böden und Lebensmittel auch dem Landwirtschaftsministerium und den Interessenverbänden der Bauern hinlänglich bekannt ist, sehen diese keinen Grund zur Intervention.

● Im Gegenteil: Trotz vielfältiger Mahnungen von kritischer Seite wird die Gefahr verschleiert. Auch in mehreren Artikeln der medizinischen Fachpresse werden die Ärzte, die wohl als Erste mit den Resultaten der durch Schwermetalle in der Nahrung ausgelösten Krankheiten in Kontakt kommen, beruhigt:

"In unserer hochtechnisierten Gesellschaft" - so erkennt ein Autor "muß mit einer Schadstoffbelastung durch die Nahrung gerechnet werden." Ein anderer Bericht befindet : "Unter den ernährungsbedingten Risikofaktoren für Menschen in industrialisierten Ländern nehmen die Schadstoffe... lediglich den dritten Rang ein."

Und alle Autoren stehen mit ihrer Einschätzung auf "wissenschaftlich festem Boden". Denn zu ihrer Entlastung haben sie sich alle ein schönes Modell zusammengebastelt: das Modell der sogenannten "akzeptablen täglichen Aufnahmemenge" (Acceptable Daily Intake oder ADI - Wert.)

## Wieviel Gift ist gesund?

Der Begriff des ADI - Wertes (der akzeptablen täglichen Aufnahmemenge von Schadstoffen) bedeutet nichts anderes als die Antwort auf die Frage: Wieviel giftige Stoffe kann der Mensch zu sich nehmen, ohne langfristig dadurch zu erkranken? Dieser Wert wird in der Regel so festgesetzt: Nimm von einer giftigen Substanz ein Hundertstel der Menge , die im Tierversuch noch keine Krankheitserscheinungen hervorruft, dann hast du den ADI - Wert!

Die Idee als solche besticht ohne Zweifel, aber dennoch hat sie gravierende Schwächen

● Die ADI - Werte orientieren sich stets nur an der Wirkung einer Substanz, nicht aber an dem Effekt der bei der Summierung verschiedener Schadstoffe im Boden oder natürlich auch im Körper auftritt.

● Auch beachtet er nur die kurzzeitigen Wirkungen der Schadstoffe im Körper, nimmt also keine Betrachtungen darüber vor, was passiert wenn diese Schadstoffe über Jahre oder Jahrzehnte vom Körper aufgenommen werden.

Wir müssen in diesem Zusammenhang nochmals auf das anfangs erwähnte Beispiel der Winzer und der arsenhaltigen Spritzmittel hinweisen: Erst jetzt - über 50 Jahre nach dem Einsatz dieser Spritzmittel - lassen sich die Auswirkungen statistisch berechnen!

- Es gibt außer für Quecksilber oder Nitrate keine in der BRD festgesetzten ADI - Werte, sondern nur Empfehlungen. Und selbst wenn diese Empfehlungen übertroffen werden, kommt es nicht etwa dazu, daß diese Produkte vom Markt genommen werden, sondern es wird - wie beim Beispiel der cadmiumverseuchten Waldpilze - nur vor dem regelmäßigen Verzehr dieser Nahrungsmittel gewarnt.
- Selbst wenn in der BRD regelmäßige Kontrollen der Nahrungsmittel vorgenommen und belasteteNahrungsmittel dann vernichtet würden, wäre das noch lange keine Garantie für die Unbedenklichkeit der Nahrungsmittel insgesamt.

Wie ein Forscher festgestellt hat - kommt es auch weit unterhalb des ADI - Wertes schon zu starken Schädigungen lebenden Gewebes! Professor Dr. R. Kikuth, Kassel hat bereits seine Kritik an den bestehenden Prüfungsverfahren für die Belastung von Nahrungsmitteln angemeldet. Es handelt sich da ..."um eine Primitivtoxikologie, die selbst etwas gehobenen Ansprüchen toxikologischer Methodik nicht standhält."

In einem interessanten Versuch setzte Professor Kikuth eine Gruppe von Bachflohkrebsen in ein Aquarium und kippte danach ein Pflanzengift in das Aquarium. Die Konzentration dieses Pflanzengiftes lag um das 10.000fache unterhalb der Unbedenklichkeitsgrenze, des ADI - Wertes. Theoretisch hätte also nichts passieren dürfen und zuerst schien es auch so, als würde nichts passieren: kein Krebs ging während der Beobachtungszeit ein.

Dennoch beobachtete der Forscher ein verändertes Verhalten der Krebse: Offensichtlich war die Kommunikation zwischen den Tieren, also der Teil unseres Lebens, der dem Nachrichtenaustausch durch Worte und Gesten dient, erheblich gestört. Wenn man nun bedenkt, daß eine Substanz in absolut "ungiftiger" Konzentration in der Lage ist, die Nachrichtenübermittlung zwischen Lebewesen zu beeinflussen, kann man sich vorstellen, was diese Substanz in unserem Immunsystem anrichtet. Unser Immunsystem kann nur durch die Nachrichtenübermittlung zwischen den einzelnen Zellen regelrecht funktionieren !

So befindet Professor Kikuth: "Es gibt keinen 'No Effect Level' bei karzinogenen Substanzen!" Was nichts anderes bedeutet als: Ob wir nun ein Kilogramm einer krebserregenden Substanz zu uns nehmen oder nur ein

Millionstel davon - also ein Milligramm - die Wahrscheinlichkeit, an Krebs zu erkranken wird dadurch nicht bedeutend verändert.

**Pestizide im Körper - was sie verursachen können.**
Nach sehr vorsichtiger Einschätzung der Lage lassen sich folgende Wirkungen von Pestiziden zumindest vermuten:

- akute Vergiftungen: als Unfälle bekannt
- Vergiftungen durch Belastungen unterhalb der giftigen Dosis: noch nicht bekannt, da die Folgen oft erst nach Jahren bzw. Jahrzehnten auftreten können (Latenzzeit)
- Erbgutverändernde Wirkung: Beim Menschen (zur Zeit) noch nicht bekannt, im Tierversuch oft nachzuweisen
- Krebserregende Wirkung: Im Tierversuch gesichert, beim Menschen gibt es zumindest Hinweise dafür
- Immunreaktionen: Allergisierende Wirkung bei minimalen Dosen bekannt
- Erscheinungen durch Akkumulation (Anhäufung von Belastungen) im Körper: bei verschiedenen Pestiziden bekannt, auch hier existiert das Problem der Latenzzeit

Die WHO (Weltgesundheitsbehörde) stufte in den Jahren 1988 - 91 immerhin die 24 meistverwendeten Pflanzenschutzmittel folgendermaßen ein:

Acht Mittel: Note 5 = bei normalem Gebrauch ungefährlich
ein Mittel: Note 4 = leicht gefährlich
sechs Mittel: Note 3 = mäßig gefährlich
drei Mittel: Note 2 = hoch gefährlich
**fünf** Stoffe: Note 1 = extrem gefährlich.

Ein weiterer Stoff wurde nicht bewertet, er gilt trotzdem noch als potentiell krebserregend, Mißbildungen verursachend und allergen.

**Impotent durch Umweltgifte?**
Es gibt unter anderem Theorien, daß die ständig steigende Belastung mit Umweltgiften Ursache für die zunehmende Zahl von kinderlosen Ehen sein kann. Während in den 50er Jahren 7 - 8 % der Ehen ungewollt kinderlos blieben, liegt dieser Anteil in den Industriestaaten heute bei 15 - 20 %. Nur bei 3 - 5 % davon lassen sich organische Ursachen für diese Unfruchtbarkeit finden.

Prof. Dr. Henning B e i e r, Leiter des Instituts für Anatomie und Reproduktionsbiologie der Hochschule Aachen, meint dazu: "Die Wissenschaft geht weltweit davon aus, daß Umweltbelastungen und Schadstoffe mehr und mehr für die Störung der Fortpflanzung und die Schädigung jüngster Embryonalstadien verantwortlich sind".

**Der Schutz des ungeborenen Lebens.**

Allerorten machen sich Kirchen und andere Organisationen für den Schutz des ungeborenen Lebens und gegen die Abtreibungen stark. Den über 80.000 in der BRD vorgenommenen Abtreibungen steht die Zahl von mehr als 200.000 Fehlgeburten, viele davon durch Umweltgifte hervorgerufen, gegenüber. Wo bleibt das Engagement dieser Gruppen hier?

Ziehen wir ein Zwischenresümee: Im Ackerbau wird der Schadstoffgehalt in den Nahrungsmitteln durch die Anbautechniken der Landwirtschaft bedeutend erhöht. Umweltbedingte Schadstoffe, an deren Zustandekommen der Bauer nur wenig beteiligt ist, werden verstärkt eingelagert, die Verteilung von Schadstoffen durch den Bauern addiert sich zur ohnehin problematischen Belastung durch Schwermetalle usw.

Diese an und für sich schon recht trostlose Situation verschlechtert sich noch erheblich, wenn man die Zustände in der landwirtschaftlichen Tierzucht und -mast bzw. in der Produktion von tierischen Nahrungsmitteln wie Eiern und Milch beachtet.

Im März 1984 gab es im Landkreis Nienburg in Niedersachsen Alarm: Die üblichen Grenzwerte für Lindan in der Milch, einem krebserregenden Pflanzenschutzmittel, waren an einigen Orten überschritten worden. Lindan war - weil in der BRD kaum noch verwendet - durch Futtermittel, der aus der dritten Welt importierten "indischen Ackerbohne" in die Milch gelangt.

"50% der Trinkmilch in der BRD ist mit Lindan belastet", hatte damals gerade das Bundesgesundheitsamt gemeldet. Aber nun war der Grenzwert überschritten. Was also tun? Alles vernichten? "Kommt gar nicht in Frage" riet das Veterinäramt des Kreises Nienburg. Es empfahl, die Bauern sollten die verseuchte Milch nicht selbst verbrauchen oder den Nachbarn verkaufen, sondern den Molkereien abliefern. Dort werde sie mit weniger kontaminierter Milch vermischt und so würden die Grenzwerte dann wieder unterschritten. Aus deutschen Landen - frisch auf den Tisch!

Diese Situation ist charakteristisch für die Situation in unserer Zeit. Es ist nicht mehr wichtig, so zu produzieren, daß Belastungen in Nahrungsmitteln vermieden werden, sondern so, daß die (ohnehin fraglichen) Höchstmengenverordnungen unterlaufen werden können.

# Kapitel 10: Die Landwirtschaft - ein legitimiertes Verbrechen?

Und spätestens hier verliert der fröhliche Landmann seine Unschuld: Konnte er sich bei der Belastung von Ackerfrüchten, Obst und Getreide noch auf mangelnde Sachkenntnis oder Einflußnahme herausreden, (was kann ich für Blei und Cadmium auf meinem Feld?) so wird hier zu unser aller Schaden vorsätzlich gemischt und gepanscht.spätestens seit den Kalbfleischskandalen der letzten Jahre muß jedem klar sein, daß sich hier Gewinnsucht und kriminelle Praktiken zu unser aller Nachteil verbunden haben. Bewußt werden gesundheitliche Risiken in Kauf genommen, um den Ertrag zu verbessern.

### "Der Penis schrumpft...

... der Busen schwillt, schon ist er Mamis Ebenbild", spottete der deutsche Witzbold Otto bereits vor einigen Jahren und bezog sich damit auf die Wirkung, die das weibliche Hormon Östrogen im Kalbfleisch und damit auch in der Babynahrung erzeugte.So ist auch die Verwendung dieses Hormones bei der Kälbermast wohl das bekannteste Beispiel für die Verwendung von Chemikalien in der Tieraufzucht. Leider ist es nicht das einzige Mittel, das landauf landab in deutschen Ställen Verwendung findet. Der Östrogen/Kälberskandal ist da nur die Spitze des Eisberges.

### Fleisch muß auf den Tisch!

Auch hier muß für die Entwicklung der Situation ein verändertes Verhalten des Verbrauchers verantwortlich gemacht werden: Während vor dem 2. Weltkrieg in der Durchschnittsfamilie Fleisch höchstens einmal pro Woche auf dem Speiseplan stand, erhöhte sich - mit Einsetzen des Wirtschaftswunders - der Fleischverbrauch erheblich. Die Zahl der geschlachteten Schweine stieg von 10700 Stück im Jahre 1950 auf ca. 38000 im Jahre 1980. Nicht einmal pro Woche, nein mindestens einmal pro Tag mußte das "Stück Lebenskraft" auf deutschen Tellern liegen. Es entwickelte sich ein Fleischbedarf, der nur mit Massentierhaltung zu decken war. Und so entstanden allerorts jene Wellblechhallen, die von den Kritikern als "Schweine - KZ" bezeichnet werden und in denen der quiekende Schinkenlieferant quasi vom Fließband produziert wird.

Aber nicht nur die Menge, sondern auch die Qualität des Schweinefleisches veränderte sich durch den Verbrauchergeschmack: Waren z. B. 1900 noch fette Schlachttiere gefragt, die ihre Schlachtreife erst nach einem Jahr erreichten, ging 1990 der Trend zum billigen "Magerschwein", das bereits nach 175 Tagen zum Metzger kam. Also mußte das Wachstum der Tiere rasant beschleunigt werden, damit es doppelt so schnell heranwuchs.

Das aber führte - ähnlich wie beim forcierten Feldfruchtanbau - bald zu Problemen. Die "Instantschweine" litten durch ihre wenig artgerechte Aufzucht bald unter typischen Zivilisationsleiden: Kreislaufschäden und erhöhte Streßanfälligkeit führten dazu, daß manche Sau schon am Herzinfarkt dahinstarb, bevor der Metzger sein Messer geschliffen hatte.

**Die "Schweinerei" mit Medikamenten**

Wo die Not am größten, ist die Chemie am nächsten. Und bald rollte eine Lawine von Tierarzneien auf Bauer und Schwein zu: Antibiotika, Psychopharmaka, Hormone und so weiter und so fort. Es gibt auf dem deutschen Markt 4000 Tierarzneimittel, die nach rechtlichen Vorschriften eingesetzt werden dürfen.

Als wäre das noch nicht ausreichend, boomt nebenher noch der "graue Markt" der Mittel, die eigentlich nicht eingesetzt werden dürften, es aber dennoch werden.

● Kenner schätzen den Markt der illegalen Medikamente in der EG, zu denen in erster Linie Hormoncocktails zur schnelleren Mast zählen, auf ein Volumen von mehreren hundert Millionen Mark!

Selbst das in der BRD recht ordentlich gehandhabte Lebensmittelgesetz, das Restbestände im Fleisch durch eine ständige Fleischbeschau verhindern soll, kann da nicht helfen. Zu groß ist die Zahl der täglich zu untersuchenden Schweine, zu grob das Netz der Stichproben.

**Tierarzneimittel und Futterzusatzstoffe - Mittel, die in der Tieraufzucht Verwendung finden**

● Antibiotika: Sollen zur Vorbeugung von Infektionskrankheiten in den Ställen dienen, wirken aber durch bessere Futterverwertung auch als "Leistungsverbesserer", d. h. das Mastvieh legt schneller an Gewicht zu, das Batteriehuhn legt bei gleichem Futterverbrauch mehr Eier. Antibiotika sind gesetzlich zugelassen, müssen also nicht auf dem Schwarzmarkt besorgt werden. Der Nachweis dieser Stoffe ist lückenhaft, nur 0,5 % aller Tiere müssen untersucht werden.

Das Risiko, daß Sie also Antibiotika in Ihrer Pfanne mitbrutzeln, ist folglich recht hoch. Über die Wirkung, die diese Stoffe im menschlichen Organismus anrichten, weiß man noch recht wenig. Es wird aber befürchtet, daß die ständige Zufuhr von Antibiotika in kleinen Mengen zur Ausbildung von widerstandsfähigen Bakterienkulturen und damit zu einer Resistenz gegen diese Mittel führt. Und das wird spätestens dann zu einem Risiko, wenn Sie

144

das nächste Mal bei einer schweren Infektion mit Antibiotika behandelt werden und sich Ihr Arzt wundert, warum dieses Mittel bei Ihnen nicht anschlägt.

- <u>Thyreostatika:</u> (Schilddrüsenhemmer): Gehören zu den illegalen Hilfsmittel zur Mast. Mit den Thyreostatika kann eine erhebliche Wassereinlagerung bei Mastbullen erreicht werden, was zu einem höheren Schlachtgewicht führt. Thyreostatika blockieren die Jodverwertung im Körper und können so in der BRD, in der die durchschnittliche Jodaufnahme ohnehin unter dem Durchschnitt liegt, zu Jodmangelerscheinungen (Kropf) führen.
- <u>Psychopharmaka:</u> Kaum ein Bauer kommt in der Massentierhaltung ohne diese Medikamente aus. Sie garantieren die Ruhigstellung der Tiere und somit eine bessere Futterverwertung, vermindern aber auch den streßbedingten Herzinfarkt bei Schweinen. Verwendet werden regelmäßig dieTranquilizer (Beruhigungsmittel) *Librium* und *Valium*, die dem Futter beigemischt werden.
- Außerdem kommt es zur Verwendung der weitaus stärkeren Neuroleptika *Stressnil* und *Plegicil*, die einmalig gespritzt werden, um den Transportstress auf dem Weg zum Schlachthof zu vermeiden.
- Dem gleichen Zweck dienen die sogenannten Beta - Blocker, die bevorzugt bei Schweinen gespritzt werden. Einerseits dienen sie der Vorbeugung des Herztodes auf dem Weg ins Schlachthaus, andererseits verhindern sie den Ausstoß von Streßhormonen, die die Fleischqualität vermindern können.
- Problematisch ist hier, daß die sonst üblichen Wartezeiten nach Medikamentengabe wegfallen, somit oft recht hohe Medikamentenkonzentrationen im Fleisch vorkommen. Gerade die Beta- Blocker können so älteren und herzkranken Menschen gefährlich werden.

**Immer wieder neue Hormoncocktails**

"Es ist wissenschaftlich bewiesen", schreiben die Autoren U. Philipeit und S. Schwartau in ihrem Buch 'Zuviel Chemie im Kochtopf', "daß männliche und weibliche Hormone (Androgene und Östrogene) einen echten Wachstumseffekt besitzen. Die Anwendung von Sexualhormonpräparaten ist insbesondere bei Tieren mit geringer körpereigener Sexualhormonproduktion, also bei Kälbern und Mastochsen lohnend.... Die Mehrerzeugung von 5 - 10 kg Fleisch je Tier für ein paar Mark an Präparatekosten ist für die Mäster ein Anreiz, sich immer wieder über alle Bedenken hinwegzusetzen."

# Kapitel 10: Die Landwirtschaft - ein legitimiertes Verbrechen?

Und so wird seit dem Jahre 1980 eine "unendliche Geschichte" der Hormonskandale fortgeschrieben. Zwar ist es seit 1980 möglich, das krebserregende Billighormon Diäthylstilböstrol (DES) nachzuweisen, aber dadurch wurden die Mäster nur noch erfinderischer und weichen zunehmend auf Hormoncocktails mit ständig wechselnder Zusammensetzung aus, so daß die Untersuchungsämter es immer schwerer haben, diesen Rückständen auf die Spur zu kommen. Immerhin ist es möglich daß Sie beim Verzehr eines 200 g Schnitzels, das aus der Injektionsstelle eines solchen Tieres gewonnen wurde, eine Hormondosis aufnehmen, die der zehnfachen Stärke einer Antibabypille entspricht!

## Das kombinierte Risiko

Stellen diese Tierarzneimittel bereits ein erhebliches Gesundheitsrisiko für den Verbraucher dar, muß man immer bedenken, daß es sich um eine zusätzliche Belastung handelt. Das heißt: Auch die Tiere, die in der Regel mit Futtermitteln aus Feldanbau gefüttert werden, haben natürlich schon ohne diese Medikamentengaben eine Belastung durch alle im Ackerbau verwendeten Mittel. Hormone, Antibiotika und Psychopharmaka sind eine zusätzliche Belastung der bereits mit Schwermetallen, Pestizidrückständen und Nitraten verseuchten Tierprodukte. Auch hier weiß eigentlich niemand so recht, wie sich diese kombinierte Belastung im Fleisch, in den Eiern und der Milch und bei Verzehr durch den Menschen in dessen Körper auswirkt.

## Die Lage: Ernst und hoffnungslos

Und so bietet sich in der heutigen Zeit dem Verbraucher folgendes Bild: Die moderne Landwirtschaft hat dafür gesorgt, daß kaum ein unbelastetes Nahrungsmittel, sei es pflanzlicher oder tierischer Art, auf dem Markt zu finden ist. Die Medizin hat zu den Folgen dieser Belastungen lange, zu lange geschwiegen. Es gibt auch heute noch viele renommierte Ärzte, die zwar eine ursächliche Beteiligung der Ernährung an vielen Krankheiten eingestehen, die Wirkung von Schadstoffen in den Nahrungsmitteln aber für nicht so wichtig halten.

## Machen uns die Bauern krank?

Wer aber hat nun die Schuld an der beschriebenen Situation? Oder, um die Frage anders zu stellen: Machen uns die Bauern krank?

Einfach wäre es, diese Frage kurzerhand mit "Ja" zu beantworten. Doch ganz so einfach sollte man es sich nicht machen. Die Schuld am momentanen Zustand trifft die Bauern nur in erster Linie. Sie sind es, die legitime Methoden und Methoden am Rande der Legalität anwenden, um ihren persönlichen Profit zu sichern. Aber diese Bauern könnten nicht so handeln, wenn sie nicht Unterstützung von anderen Berufsgruppen in unserem Lande erhalten würden.Wo sind die Politiker, die mit Gesetzen das Treiben der landwirtschaftlichen Giftmischer unterbinden könnten? Haben sie Angst davor, daß ihnen durch eine "harte Linie" den Bauern und ihren Interessenvertretern gegenüber Wählerstimmen verloren gehen könnten? Wo sind die Mediziner und Chemiker, die diesen Politikern mit objektiven Forschungsergebnissen Argumente für eine strengere Gesetzgebung liefern könnten? Sind sie der chemischen Industrie so verpflichtet, daß sie lieber ein paar Kranke in Kauf nehmen, als es sich mit den Herren von Asta, Bayer oder Dow Chemicals zu verderben?

### Wir alle sind mitschuldig!

Aber schließlich und letztlich: Wo sind wir Verbraucher? Letztendlich sind wir diejenigen, die dem Bauern seine Produkte abkaufen. Letztendlich sind wir es, mit deren Steuergeldern die Bauern unterstützt werden und sie so ihre Hühner - KZ und Schweinebatterien erst bauen können.Auch die Politiker sind von uns abhängig. Setzen wir sie unter Druck, fordern wir eine konkretere Gesetzgebung. Stellen wir sie vor die Alternative: Entweder das Wohlwollen und die Wählerstimmen der Landwirte oder unsere Unterstützung! Nur so können wir alle die Situation verändern: Kaufen wir unser Gemüse, unser Obst nur bei Landwirten, die sich dem biologischen Anbau verschrieben haben. Reduzieren wir unseren Fleischverbrauch: Wenn wir alle - wie unsere Eltern und Großeltern - nur einmal die Woche Fleisch essen, dann aber auf das Fleisch artgerecht gehaltener Tiere bestehen, dann graben wir den Betreibern der Massentierhaltung das Wasser ab! Und auch gegen die Ärzte, die den Zusammenhang zwischen der Lebensmittelbelastung und unserer Erkrankung nicht wahrhaben wollen, haben wir einen Trumpf im Ärmel: Gehen wir zu einem Arzt, der auf unsere Befürchtungen mehr eingeht, als sein Kollege. Denn auch der Arzt ist - und das sollten wir uns immer wieder klarmachen - darauf angewiesen, daß wir, die Verbraucher und Patienten in seine Praxis kommen.

**Helfen wir uns selbst!**

Zu lange haben wir es durch unsere eigene Bequemlichkeit und Nachlässigkeit, aber auch unsere Sparsamkeit geduldet, daß andere auf Kosten unserer Gesundheit ihr einträgliches Süppchen kochten. Nun wir es endlich Zeit, sich zu wehren! Lassen Sie uns abschließend noch einmal Werner Dietz zitieren. "So gibt es", schreibt er in seinem Buch, "in allerletzter Konsequenz nur zwei Dinge, um die Zustände zu verbessern:

1. noch mehr Aufklärung über die wirklichen Verhältnisse an den Verbraucher
2. klares Handeln des Verbrauchers, indem er die Leute wählt, die etwas für seine Gesundheit tun, und die abwählt, die diesen Anspruch nicht erfüllen.Statt auf ein modernes Gesundheitswesen - Ärzte, Krankenhäuser Rettungswesen - sollte man auf eine gesunde Kost und vernünftige Ernährung achten, dann brauchte die Bevölkerung nicht mehr halb so viel Tabletten zu schlucken, wie in den letzten zwanzig Jahren".

# Kapitel 10: Die Landwirtschaft - ein legitimiertes Verbrechen?

## Verwendete Literatur:

1)  "hautnah", 5/1992, p. 248 ff.
2)  Herbert Schäfer, "Unser kläglich Brot", Knaur Sachbuch, 1987
3)  Werner Dietz, "Machen uns die Bauern krank? - Die grüne Zeitbombe", 1986, Moewig Verlag Rastatt
4)  Carina Weber/Werner Balzer, "Pestizide in Nahrungsmitteln: Besonders gefährlich für Kinder", SÖL Sonderausgabe Nr. 32, 1991
5)  Ute Philipeit / Silke Schwartau, "Zuviel Chemie im Kochtopf?", rororo - Sachbuch, 1991
6)  Gordon Rattray Taylor, "Das Sebstmordprogramm - Zukunft oder Untergang der Menschheit", 1974, Fischer Verlag, Frankfurt/Main
7)  Jochen Bölsche (Hrsg.), "Das Gelbe Gift - Todesursache: Saurer Regen", 1984, Rowohlt
8)  Wolfgang Bödeker, Christa Dümmler (Hrsg.), "Pestizide und Gesundheit", Verlag C. F. Müller, 1990
9)  ökotest, Dezember 1989
10) "Stern", 09. 03. 1989
11) "Stern", 20/93, 13. 05. 93
(12) Claudia & Reinhold Fischer, "Der Biopakt", Heyne Verlag, 1968
(13) Werner Dietz, "Machen uns die Bauern krank? - Die grüne Zeitbombe", 1986, Moewig Verlag Rastatt
(14) Mineraloscop I/91, p. 15
(15) "Schadstoffe in der Nahrung aus Sicht des Nahrungsmittelchemikers", Zeitschrift für Allgemeinmedizin, 66. Jahrgang, Nr. 10 vom 10. April 1990
(16) "Chancen 2/92

## Kapitel 11
# Cortison
# wenn der Arzt nicht mehr weiter weiß

Seit ihrer Einführung in den 50er Jahren sind Cortisonpräparate die Wundermittel in der modernen Medizin. Wo immer ein Arzt nicht weiter weiß, hilft scheinbar Cortison. Patienten sind davon begeistert, lassen doch Minuten nach einer Cortisoninjektion häufig lebensbedrohliche Asthmabeschwerden nach, gehen schwere Hautekzeme zurück, werden rheumatische Beschwerden erheblich gelindert. Schockzustände können teilweise unter Mithilfe von Cortison erfolgreich behandelt werden. Was also sollte den Siegeszug dieser Substanz weltweit aufhalten können? Bis heute hat sich der extreme Stellenwert von Cortison in der Therapie gehalten und er wird, solange wir nach einem Wundermittel suchen, das schnell alle Probleme löst, weiter anhalten.

### Schneller Erfolg - viele Probleme
Was interessieren denn auch den Arzt, der auf einen schnellen Erfolg baut, und einen Patienten, der auf eine schnelle Therapie hofft, die Probleme von morgen?

Und möglicherweise ist es noch nicht einmal der kurzfristige, ja auch nicht der kurzfristig hochdosierte Einsatz, der nachdenkliche Ärzte und sich orientierende Laien immer mehr nachdenklich macht. Die bequeme Anwendung von Cortison, der rasche Therapieerfolg lassen die Sinne für alle langfristigen Nebenwirkungen schwach werden.

Als Ärzte sind wir geblendet von der Wirkung des Cortisons und glauben, in Notfällen gar keine andere Möglichkeit zu haben.

Nur dieser Glaube, selbst in der Notfallmedizin, wird möglicherweise in vielen Fällen ein Irrglaube sein, der auf mangelnder ärztlicher Erfahrung und auf mangelnder Suche nach Alternativen beruht.

### Behandlung eines Asthmaanfalls ohne Cortison
Ein Beispiel aus meiner eigenen Praxis, was nachdenklich stimmen könnte:
Als Student und junger Arzt habe ich gelernt, Cortison in der Notfalltherapie und auch insbesondere bei Asthmaanfällen einzusetzen. Eines Tages erschien in meiner Praxis eine von weit her angereiste Patientin mit chronischem Asthma bronchiale, die einer lebenslangen Cortisontherapie entgehen wollte. Unglücklicherweise erlitt sie auf der Anfahrt zur Consultation meiner Praxis

einen schweren Asthmaanfall, der bei Erreichen meiner Praxis in voller Blüte war. Was machen? Schulmedizinisch: das Mittel der Wahl neben anderen Antiasthmatika: Cortison!

In dieser Situation schossen mir folgende Gedanken durch den Kopf: Die Patientin hatte den weiten Weg gemacht, um langfristig eine Cortisontherapie durch Besserung ihrer Grundkrankheit abbauen zu können. Nun stand ich als behandelnder Arzt in der Notfallsituation, einen schweren Asthmaanfall lösen zu sollen. Setze ich kein Cortison ein, begehe ich möglicherweise einen schweren ärztlichen Fehler, vielleicht sogar Kunstfehler. Denn jeder Anfall kann lebensbedrohlich sein. Baue ich auf die Wirkung von Cortison, setze ich den Reigen der Therapie fort.

Nie würde man in solch einem Fall einem Arzt einen Vorwurf machen können, der zu Cortison greift. Ich war in diesem Moment geneigt, dies zu tun. Fast intuitiv kam mir aber ein anderer Gedanke. Ich griff zu einer naheliegenden Massagebürste und "schraffierte" den ganzen Thorax. Das heißt, ich bearbeitete mit kräftigen Bürstenstrichen die ganze Rückenpartie, den seitlichen Thorax, und das Erstaunliche, was ich mir nur intuitiv hatte vorstellen können passierte: Der schwere Bronchialspasmus, die Verkrampfung der Bronchialmuskulatur, die dadurch bedingte Atemnot löste sich allmählich, und nach einigen Minuten war die Patientin in der Lage, frei durchzuatmen.

Der schwere Asthmaanfall war ohne Anwendung von Cortison durchbrochen.

Natürlich wird dieser Zustand nicht ein Leben lang anhalten. Man wird sich vielmehr überlegen müsse: Was sind die Ursachen dieser Erkrankung, im psychischen Bereich, im körperlichen Bereich? Liegen schwere Nahrungsmittelallergien vor, eine Abwehrschwäche, die möglicherweise durch langfristige Cortisontherapie selber produziert wurde (damit meine ich eine Infektanfälligkeit), Pilzerkrankungen und andere Formen von Immunschwächesymptomen?

### Cortison einmal und immer wieder

Gerade bei dieser Krankheit offenbart sich wie bei keiner anderen: Der Einstieg in die Cortisontherapie, am Anfang oft nur intervallmäßig durchgeführt, wird alsbald in sehr vielen Fällen zu einer Dauertherapie, der der Patient nicht mehr entrinnen kann.

Wenn es mir gelungen ist in einem solchen Fall, einen schweren Asthmaanfall ohne Cortison zu behandeln, in wievielen anderen Fällen mag dies sogar bei anderen Krankheiten möglich sein, wenn wir Ärzte uns nicht nur auf erlernte Verhaltensmuster verlassen, sondern anfangen nachzudenken und nach Auswegen zu suchen.

Der reichliche Cortisongebrauch und Cortisonmißbrauch in der heutigen Medizin beruht vielfach auf leichtfertigem Umgang von Ärzten und Patienten mit diesem sicherlich hilfreichen, aber auch sehr nebenwirkungsreichen Präparat. Das Hauptproblem ist noch nicht einmal der Einsatz im Notfall bei Asthmakranken, beim Schockpatienten oder in der Behandlung hochakuter Allergieformen. Das Problem ist, daß wir weder in der Ernährung noch in der Behandlung der körpereigenen Immunität Therapieformen anwenden, die in der Lage sind, in der Mehrzahl der Fälle den Weg aus chronischen Krankheiten herauszulösen.

**Mangelnde ärztliche Qualifikation führt zu häufiger Cortisonanwendung**

Noch heute in der Domäne, da die Medizin sich hoch wissenschaftlich glaubt, sehen wir allenthalben, daß an effektiven Therapien vorbeigegangen wird.

Fasten führt zum Beispiel in erheblichem Umfang zur einer Regeneration des Immunsystems, zur Besserung fast aller Immunparameter, damit zur Stabilisierung bei schweren allergischen Krankheitsgeschehen wie Asthma bronchiale, rheumatischen Erkrankungen und Krankheiten wie Neurodermitis und anderen. Eine konsequente Ernährungsumstellung, Behebung von Pilzinfekten, bessere Vitaminisierung und Mineralisierung lassen langzeitige Erfolge erwarten.

Aber belächelt werden in vielen Fällen Ärzte und Patienten, die einen solchen Weg gehen. Von den Krankenkassen wird Entmündigung betrieben, indem nur konservative Therapieverfahren unterstützt werden, die kaum je dem Prinzip einer Heilung oder dem Eid des Hippokrates mit dem höchsten Wert "Nihil nocere" - nicht schaden gerecht werden.

Gerade in der Cortison-Therapie offenbart sich die Moral der modernen Medizin: Das Ausmaß an symptomatischer Behandlung, die mangelnde Qualifikation in vielen ärztlichen Bereichen, die Ignoranz von wirklichen Heilverfahren, die es nur auf natürlicher Ebene gibt!

Aber damit wollen wir zur Bedeutung des Cortisons, seinen Wirkungen und seinen Nebenwirkungen kommen.

# Cortison und seine Wirkungen

Kortikosteroide (so der genaue medizinische Name für diese Substanzen) sind Hormone, die in der Nebenniere gebildet werden und einen Einfluß auf den Salzhaushalt und den Kohlenhydrat- und Eiweißstoffwechsel haben.

Man unterscheidet zwei Hauptarten der Cortikosteroide,

● Mineral-Cortikosteroide, die den Salzstoffwechsel des Körpers beeinflussen, und die
● Gluko-Cortikoide, die den Zucker- und Kohlenhydratstoffwechsel beeinflussen.

Seit 1951 werden Kortikoide von der chemischen Industrie synthetisch hergestellt. Sie finden seitdem immer weitere Anwendung in der Medizin. So lag bereits vor über einem Jahrzehnt im Jahre 1982 der Verbrauch an Gluko-Cortikoiden in Tabletten- oder Zäpfchenform in der BRD bei ca. 6.Millionen Packungen im Gesamtwert von rund 80 Millionen Mark.

Kortikoide (oder Cortisonpräparate, wie wir sie ab hier nennen wollen), werden bei folgenden Erkrankungen verwendet:

● Ersatz körpereigenen Cortisons, wenn die Nebenniere durch Erkrankungen dazu nicht in der Lage ist,(Addisonsche Erkrankung).
● Unterdrückung der körpereigenen Abwehrreaktionen nach Organtransplantationen.
● Unterdrückung der körpereigenen Abwehrreaktionen bei "Autoimmunerkrankungen" wie multipler Sklerose, rheumatoider Arthritis, Nierenerkrankungen und Lupus erythematodes.
● Behandlung von Blut- und Lymphkrebsarten (Leukämie usw.).
● Behandlung von Asthma und anderen allergisch bedingten Atemwegs- und Hauterkrankungen.

Am häufigsten verwendet man die Kortikosteroide als "Stoßtherapie" bei schweren lebensbedrohlichen Zuständen wie allergischem Schock, Herz - Kreislaufversagen und Vergiftungserscheinungen und bei der Behandlung rheumatischer Erkrankungen.

Während die Stoßtherapie, bei der hohe, einmalige Dosen von Cortison in die Venen oder auch direkt in das Herz gegeben werden, eine sofortige Wirkung mit geringem Nebenwirkungsrisiko zeigt, ist die Therapie mit

154

Cortison bei Rheuma, Asthma, Neurodermitis und anderen Folgen von Allergien häufig eine Langzeittherapie.

Bei dieser Behandlung macht man sich die allgemeinen Wirkungen des Cortisons zu eigen. Cortikoide wirken:

- Abschwellend
- fiebersenkend
- antiallergisch
- entzündungshemmend
- entgiftend

Obwohl diese Wirkung bei Kranken sicherlich zu deutlichen Besserungen führen, sollte nie vergessen werden, daß die Behandlung mit Cortikoiden stets nur die Symptome, nie aber die Krankheit selbst beseitigt

Auch die lokale Therapie rheumatisch befallener Gelenke mit Cortisonpräparaten, die direkt in das Gelenk gespritzt werden, wirkt nur auf die Beschwerden, nie auf das Krankheitsbild insgesamt. Dennoch ist die örtlich begrenzte Anwendung von Cortison der Langzeittherapie insofern überlegen, da es zu weniger ausgeprägten Nebenwirkungen kommt.

### Anwendungsarten der Cortisonpräparate

Cortisonpräparate können örtlich begrenzt (lokal) oder den ganzen Körper betreffend (systemisch) angewendet werden. Zur lokalen Anwendung zählt man die Anwendung von:

- Augentropfen
- Nasentropfen
- Hautsalben
- Sprays bei Allergien oder Bronchialasthma
- Zäpfchen bei Darmerkrankungen
- Injektionen in Gelenke

Die allgemeine innerliche Anwendung erfolgt durch Spritzen (in die Venen bzw. die Muskulatur) und durch Tabletten bzw. Zäpfchen.

Dr. med. G. Fliegel schreibt in seiner Arbeit "Cortikoid - Nebenerscheinungen": "Leitgedanke der Langzeitmedikation ist die Verabreichung einer möglichst geringen Tagesdosis, die gerade noch in der Lage ist, den Kranken (fast) beschwerdefrei zu halten, ohne nennenswerte Nebenwirkungen zu verursachen." (Dies ist allerdings ein Wunschgedanke). Weiter erwähnt der Autor, daß schon 7 Milligramm des Cortisonpräparates Prednison der normalen Produktion des Körpers an Cortison entspricht, und daß das Überschreiten dieser Dosis bereits zu nennenswerten Nebenwirkungen führen muß.

Von der Reihe der möglichen Nebenwirkungen, die in Folge in diesem Buch erwähnt werden, sind wohl jene am bekanntesten, die durch Veränderungen im Salzstoffwechsel hervorgerufen werden. Da diese Erscheinungen fast regelmäßig unter einer Cortisontherapie auftreten, werden sie vom Patienten als unvermeidlich und (fälschlicherweise auch ) ungefährlich hingenommen.

Durch Cortikosteroide kommt es unter anderem zu Verschiebungen im Mineralstoffwechsel (Elektrolythaushalt):

- Kalziumverlust führt zur Entkalkung der Knochen mit Osteoporose (Knochenerweichung). Es droht die Gefahr von Knochenbrüchen und Wirbelsäulenveränderungen.
- Kaliumverlust kann zu Muskelschwäche, Lähmungen der Muskulatur und Wadenkrämpfen, aber auch zu Darmträgheit und Darmverschluß führen.
- Der Natrium- und Chloridgehalt steigt an, dadurch lagert der Körper verstärkt Flüssigkeit ein, die sich als Ödeme im Beinbereich zeigt. Verbunden damit kommt es zu einer Erhöhung des Blutdrucks.

Weitere Nebenwirkungen von Cortison bewirken Veränderungen im Zuckerstoffwechsel:

- Die Wirkung von Insulin wird verringert.
- es kann sogar zum Ausbruch einer Zuckerkrankheit kommen.
- Die veränderte Kohlenhydratverarbeitung im Körper führt zur Bildung von Fettpolstern in Gesicht und Rücken (Cortisongesicht, in ausgeprägten Fällen nennt man dies Cushing - Gesicht).

Neben diesen Erscheinungen, die gewissermaßen als unumgänglich angesehen werden, kann es unter einer Cortisontherapie zu weiteren Nebenwirkungen kommen, die zwar seltener, aber auch gefährlicher sind.

Unter diesen Nebenwirkungen sind mit am häufigsten die Wirkungen auf das Verdauungssystem. Unter anderem kommt es zu:

- Chronischen Magenschleimhautentzündungen (Gastritis)
- Magen- oder Zwölffingerdarmgeschwüren (Steroidulcus)
- Blutungen und Durchbrüchen der Geschwüre
- in einigen Fällen zu Dickdarmentzündungen (Kolitis)

Gerade die Kolitis aber ist eine Erkrankung, zu deren Behandlung auch Cortikosteroide eingesetzt werden.

Außerdem bewirkt eine Cortisonlangzeittherapie Schädigungen des Lebergewebes. Besonders bei Kindern kann es nach jahrelanger Einnahme zu einer Leberzirrhose (Verhärtung der Leber, führt zum Leberversagen und -koma) kommen.

**Cortison und Infektionserkrankungen**

Weitere schwerwiegende Nebenwirkungen der Cortisonpräparate sind die begünstigende Wirkung auf Infektionen. Durch Cortison kommt es zu folgenden Krankheiten und Erscheinungen:

- Störung der Abwehrfunktionen
- Verringerung der Leukozyten rund um den Infektionsherd
- Verminderung der Freßaktivität der Zellen (Phagozytose)
- Mangelnde Ausbildung einer schützenden Membran um den Entzündungsherd

Aufgrund dieser Nebenwirkungen wird bei Infektionen und Entzündungen, die durch Bakterien hervorgerufen werden, die Verbreitung dieser Erreger im Körper gefördert.

Gleichzeitig begünstigt Cortison die Ausbreitung von Pilzinfektionen, weil sie die Leber als wesentliches Vernichtungsorgan für Pilze und Hefen ausschalten.

Bei Erkrankungen, die durch Viren hervorgerufen werden, hemmen Cortisone die Bildung von natürlichen Abwehrstoffen (Interferon) und wirken auch hier infektionsverstärkend.

Letztendlich kann es durch Cortison zur Aktivierung von bisher unerkannten, schleichend verlaufenden Infektionen im Bereich von Galle, Lunge und den Harnwegen kommen.

## Cortison und das Skelettsystem

Über die Entstehung der Osteoporose durch Cortikoide wurde bereits berichtet. Veränderungen im Skelettsystem mit Entkalkung der Knochen kommt besonders häufig bei folgenden Bevölkerungsgruppen vor:

- Angehörige des weiblichen Geschlechts
- Personen über 45 Jahre
- Bewegungsbehinderten

In 6 - 21% aller Fälle kommt es bei Rheumatikern unter einer Cortisondauerbehandlung zu spontanen Knochenbrüchen auf dem Boden einer Osteoporose.

Darüberhinaus kann es unter einer Cortisontherapie zu folgenden selteneren, aber ernsten Nebenwirkungen kommen:

- Nicht - entzündlicher Zerfall des Knochengewebes (Nekrose) des Oberschenkel- bzw. Oberarmknochens
- Entwicklung von Zysten (flüssigkeitsgefüllte Räume) in den Knochen
- Zerstörung der Gelenke durch Schädigung der Knorpelschicht
- Skelettwachstumsstörungen bei Kindern

Auch bei der lokalen Anwendung von Cortison in den Gelenken müssen schwere Folgeerscheinungen erwartet werden. Nicht nur durch mögliche, gelegentlich akute Gelenkinfektionen, sondern auch durch die Aktivierung eines stumm verlaufenden oder nicht erkannten Infekts des Gelenkes kommt es zu einer Entzündung des Gelenkes, die bis zur vollständigen Zerstörung der Knochen führen kann.

## Herz, Kreislauf und Gefäße

Neben den schon erwähnten Folgen des Cortisons

- Hoher Blutdruck durch erhöhten Natrium- und Chloridgehalt im Serum
- erniedrigte Herzleistung durch Kaliummangel

kommt es auch oft zu einer Erhöhung der Blutgerinnung mit Thrombosegefahr.

Darüberhinaus scheint die Cortisonlangzeittherapie vorwiegend bei älteren Menschen die Arterienverkalkung zu fördern. Cholesterin und Blutfette steigen um ca. 23 % an.

## Blut, Immunsystem und Cortison

Folgende Auswirkungen der Cortisone auf das Blut sind bekannt:

● Anstieg der weißen Blutkörperchen (Leukozyten) auf bis zu 20.000 (normal bis ca. 10.000) zu Beginn einer Cortisonbehandlung
Dies stellt letztendlich eine ständige Streßsituation des Blutes dar, wie sie auch im Vorstadium einer Leukämie beobachtet wird
● dabei aber gleichzeitig Abfall der wichtigen lymphatischen Zellen (Lymphozyten), was zu einer deutlichen Reduzierung der Infekt- und Krebsabwehr führt
● Anstieg des Hämatokrit- und des Hämoglobinwertes (das Blut wird "dicker")
● Anstieg der Erythrozytenzahl
● Abfall der eosinophilen Zellen, die ebenfalls eine wichtige Wirkung bei der körpereigenen Abwehr haben
● Hemmung der Freßtätigkeit (Phagozytose) der Zellen
● Hemmung der Antikörperbildung

Einen Teil dieser Nebenwirkungen des Cortison nutzt man bei der Unterdrückung (Suppression) des Immunsystems zur Verhinderung von Abstoßungsreaktionen nach Organtransplantationen.

## Wechselwirkung mit anderen hormonbildenden Drüsen

Außer der Beeinflussung der Bauchspeicheldrüse und der Insulinproduktion, mit der Folge der Störung und Erhöhung des Zuckerspiegels, können die Cortikoide noch folgende Auswirkungen auf den Hormonhaushalt anderer Drüsen haben:

● Schrumpfung der männlichen Keimdrüsen (Gonaden) und der äußeren Genitalorgane, was zur Impotenz führen kann. Dieser Zustand hält oft bis zu 6 Monaten nach Absetzen des Medikaments an.
● Menstruationsstörungen bei Frauen, bei 20% kommt es zum Verlust der Monatsblutungen.
● Unterfunktion der Schilddrüse, die besonders bei bereits bestehenden Funktionsstörungen merkbare Symptome bewirkt.
● Erbgutverändernde Wirkung bei Ungeborenen. Deswegen sollte die Cortisontherapie bei Schwangeren nur unter strengster Indikation erfolgen. Neugeborene einer mit Cortikoiden behandelten Mutter leiden nach der Geburt unter einer akuten Nebenniereninsuffizienz und müssen dann oft erst einmal selbst mit Cortison behandelt werden!

## Psyche, Nervensystem und Cortison

Mögliche Veränderungen der Psyche können unter einer Behandlung mit Cortison auftreten:

- Geistiges Hochgefühl (euphorische Stimmung) mit Appetitzunahme und Antriebssteigerung. Eine raschere Auffassungsgabe tritt bei 30 - 50 % der Behandelten auf.
- Seltener kommt es zu einer gegenteiligen Entwicklung: depressive Verstimmung, Unruhe, Spannungsgefühle bis hin zu endogenen Depressionen und Psychosen.
- Sowohl Euphoriker als auch Depressive klagen über Schlafstörungen.
- In selteneren Fällen kommt es außerdem zu epileptiformen (Krampf)Anfällen bzw. zu einer Erkrankung, die alle Symptome eines Hirntumors ohne faßbare Veränderungen des Gehirns zeigt.

## Nebenwirkungen am Auge

Nebenwirkungen am Auge entstehen meist durch die örtliche Behandlung mit Cortisonhaltigen Augentropfen. Der erwähnte Dr. Gerd Fliegel schreibt dazu: "Ohne Zweifel spielt auch bei den Augenschädigungen die kritiklose Cortikoidanwendung eine entscheidende Rolle." So führt eine äußere Anwendung zu:

- Irreparablen Schädigungen der Hornhaut
- Verbreitung und Aktivierung von krankheitsauslösenden Erregern auf der Hornhaut,, z. B. Pilzerkrankungen (Keratomykosen), die seit der Einführung der lokalen Glukokortikoidbehandlung angestiegen ist
- Trübungen der Linse (Steroid - Katarakt)
- Erhöhung des Augeninnendrucks mit dauerhaften Sehstörungen (steroidbedingtes Glaukom)

## Veränderungen der Haut

Seit der Einführung der ersten Cortisonhaltigen Hautsalbe 1952 ist die Zahl der - oft unkontrolliert verwendeten - Cortisonsalben stetig angestiegen. Unter der Behandlung mit Cortisonhaltigen Salben kommt es zu folgenden Erscheinungen:

- Veränderungen und Verdünnung, Austrocknen der Haut (Greisenhaut)
- Einrisse des Unterhautbindegewebes mit Elastizitätsverlust ("Schwangerschaftsstreifen" oder Striae) auch unter allgemeiner Cortisontherapie
- Verschiebungen der Hautfarbstoffe (Pigmente)

- Cortisonbedingte Akneerkrankungen (Steroid - Akne)
- Veränderungen des Haarwachstums mit Stirnglatzenbildung bei innerer Anwendung

Auch bei Anwendung von Cortisonhaltigen Salben kommt es bei Hautinfektionen durch Bakterien, Viren oder Pilzen fast immer zu einer rasanten Ausbreitung dieser Infekte. Dieser Tendenz kann auch durch die Beigabe von entzündungshemmenden Mitteln (Antibiotika) nicht wesentlich gegengesteuert werden.

Besondere Beachtung bei der lokalen Cortisonbehandlung der Haut sollte noch der Tatsache geschenkt werden, daß - je nach Medikament und Anwendungsort - bis zu 30 % des verwendeten Stoffes durch die Haut in den Körper gelangt und dort wie eine Cortisontablette oder -spritze wirken kann.

**Fazit: Cortison - notwendig oder gefährlich?**

Zusammenfassend muß zur Cortisontherapie des Menschen gesagt werden:

▼ Nur die Verwendung von Cortisonpräparaten bei lebensbedrohlichen Zuständen darf außerhalb jeder Kritik stehen. Nebenwirkungen sind - wenn sie überhaupt nach einer Stoßtherapie auftreten - von untergeordneter Bedeutung, wenn die Alternative der Tod des Patienten bedeutet.

▼ Eine lokale Behandlung mit Cortison sollte nur unter strengen Vorbedingungen und unter technisch einwandfreien Voraussetzungen erfolgen. Das gilt besonders für das Injizieren von Cortisonpräparaten in Gelenke, aber auch für die Verwendung von Salben und Augentropfen. Im Prinzip sollte diese Behandlung die Ausnahme sein oder gar nicht stattfinden.

▼ Ähnliches gilt für die systemische Behandlung - besonders in der Rheumatherapie. So sehr sich der Zustand eines rheumageplagten Patienten unter Cortisongaben wundersam bessern kann: Eine Cortisontherapie darf und kann nur eine Art "Notnagel" für besonders schwere Krankheitsfälle sein. Der verantwortliche Arzt muß - bei der Menge der möglichen und warscheinlichen Nebenwirkungen - schnell dafür sorgen, diese Medikamente durch weniger riskante zu ersetzten.

**Therapiemöglichkeiten ohne Cortison**

Wir wollen Therapeuten und Patienten nun nicht im Regen stehen lassen und erwähnen, welche Maßnahmen wir durchführen, um Cortison-Behandlungen zu vermeiden oder im Notfall verkürzen zu können. Dabei möchten wir betonen, daß es über die von uns geschilderten Maßnahmen hinaus natürlich weitere Möglichkeiten zur Behandlung gibt. Denn wir können hier nur einen Ausschnitt, das heißt eine umschriebene Palette der Therapiemöglichkeiten darstellen. Dabei stellen wir in erster Linie Alternativen dar, mit denen wir selber Erfahrungen haben.

### Asthmaanfall-Behandlung mit und ohne Cortison

Es gibt Situationen, in denen auch ein biologischer Therapeut nicht umhin kommt, als lebensrettende Maßnahme zur Cortisonspritze greifen zu müssen. Dies gilt insbesondere bei Schocksituationen, wo der Effekt und Erfolg anderer Therapiemaßnahmen nicht abgewartet werden kann. Das hier parallel weitere Maßnahmen notwendig sind, wie die Behandlung mit Adrenalin, Natriumbicarbonat usw. weiß der geschulte Therapeut und dies soll hier auch nicht erörtert werden. Wie aber bereits weiter oben beschrieben, läßt sich z.B. bei einem beginnenden Asthmaanfall häufig durch kräftiges Schraffieren der Haut (intensive Bürstenmassage des gesamten Thorax mit einer harten Massagebürste) der Anfall lindern oder lösen, wobei dieser Vorgang möglicherweise noch mehrmals wiederholt werden muß. Das Inhalieren einer Inhalationslösung mit Zusatz von zehn bis zwanzig Tropfen japanischen Heilpflanzenöls wirkt ebenfalls häufig günstig. Der Therapeut, der damit Erfahrung hat, kann ebenfalls zur weiteren Stabilisierung des Geschehens eine blutige Schröpfung vornehmen. Da Asthmaanfälle, wenn sie nicht ganz betont durch Streßsituationen oder äußere Allergene ausgelöst werden, ihre häufigste Ursache in darmbezogenen Allergien und Allergene haben, sind hier in nicht wenigen Fällen durchaus in kürzeren Abständen zwei- bis dreimal wiederholte Einläufe mittels Irrigator mit einer handwarmen Wassermenge von ca. 1 Liter hilfreich. Magnesium wirkt allgemein entkrampfend auf die glatte Muskulatur und kann vom Therapeuten intravenös gespritzt werden, eventuell mehrere Ampullen nacheinander, oder eine Lutschtablette z.B. Magnesium Diasporal oder Magnesiumtabletten der Firma Ratiopharrm, mehrfach in kurzen Abständen hintereinander gelutscht werden.

### Fasten - das Cortison der Natur

Zur Vermeidung oder Reduzierung von Cortison bei nicht hochakuten Zuständen muß die entsprechende Grundkrankheit behandelt oder gebessert werden. Dies kann z.B. eine rheumatische Arthritis sein, eine chronisch-allergische Reaktion der Haut in Form einer Neurodermitis, Dickdarmentzündungen (Colitis) sowie Asthma bronchiale, Geschwulstkrankheiten und Leukämien, chronische Arterienentzündungen und vielen anderen Krankheiten mehr.

Ein therapeutisches Fasten bringt bei allen diesen Krankheiten oft ein deutliche Besserung, erfordert aber eine richtige Durchführung (siehe Kapitel Fasten und Immunsystem) sowie die Begleitung durch einen erfahrenen Therapeuten oder die Durchführung in einer Fastengruppe oder einer Fastenklinik.

Fasten ist eine in den meisten Fällen sehr schnell wirkende Waffe bei akuten und chronischen Allergien und allen o.g. Erkrankungen. Besonderheiten zum Fasten bei Krebs- und AIDS-Erkrankungen entnehmen Sie bitte den entsprechenden Kapiteln im Immun-Buch II über Krebs und AIDS. Oft schon nach wenigen Tagen stellt sich eine Beruhigung der cortisonbedürftigen Krankheitsbilder ein, so daß Cortison reduziert oder ganz abgesetzt werden kann. Eine Fastentherapie von einer Woche bewirkt oft schon Erhebliches. Längere Fastenzeiten können aber sinnvoll oder notwendig sein. Die Indikation und Durchführung zum Fasten sollte aber in jedem Fall mit einem Therapeuten abgesprochen werden. Der Fasteneffekt wird allerdings nicht auf Dauer anhalten, so daß nach dem Fasten auf jedem Fall ergänzende Ernährungsmaßnahmen durchgeführt werden müssen im Sinne einer säure- und allergiearmen Kost. Diese Ernährungsformen werden beschrieben in einem in Kürze erscheinenden Buch mit dem Titel "Revolution in der Ernährung" sowie einem zweiten Buch zur praktischen Anwendung zur Kost mit Rezepten "Revolution in der Küche".

**Behandlung chronisch-allergischer Erkrankungen ohne Cortison**

Zur weiteren Stabilisierung der entsprechenden Grundkrankheiten sind immunologisch wirksame Therapien notwendig, die vielerlei Gestalt je nach Aktivität der Krankheit haben können.

Bei allergischen Hautkrankheiten wirken günstig die äußere Behandlung mit Heilerdemasken, Ferrum phosphoricum Salbe D5 der Firma DHU, je nach Konstiutionstyp homöopathische Mittel wie Pulsatilla, Lachesis, Graphites und viele weitere, natürliches Besonnen, Klimakuren (besonders im Hochgebirge und in trocken-heißen Klimazonen, etwas weniger im Nordsee-Klima). Stiefmütterchentee hat einen günstigen Einfluß auf allergiebezogenen Hautkrankheiten. Vitamin A ist das Schutzvitamin der Haut und Schleimhäute und kann langfristig in Form von Spirulina Algenpulver oder Lebertran in höheren Dosen zugeführt werden. Vitamin C empfiehlt sich als wichtiges Vitamin der Entgiftung. Die Einnahme des Pflanzenextraktes Yucca Root (zermahlener Extrakt der Yucca-Wurzel) hat eine stark entgiftende Funktion und fast immer erkennbare Wirkung auf alle allergischen Krankheitsbilder, die einen Bezug zum Magen-Darmtrakt haben (weiteres siehe im Therapiekapitel). Beseitigung von Darmpilzerkrankungen als eine der Hauptursachen von vielen Allergien ist notwendig. Sanierung der Darmflora durch entsprechende Präparate, die je nach Stuhlbefund verordnet werden müssen, (z.B. Colibiogen, Hylak forte, Perentereol, Multaflor usw.) sind wichtig. Die Anwendung des Ano-Darmröhrchens für die Zeit bis zur ausreichenden Besserung führt zu starker Entblähung des Darms, zur Reduzierung des Bauchumfanges, zur Reduzierung von Gärgasen und damit

Giftstoffbelastungen des Körpers und hat einen stabilisierenden Effekt. Vermeidung oder Behebung von Streßsituationen, autogenes Training, mentale Suggestionsmethoden usw. sind im psychischen Bereich hilfreich und manchmal notwendig. Akupunktur kann unterstützend wirken. Ausreichende Flüssigkeitszufuhr, die auf lange Sicht ca. drei Liter pro Tag betragen sollte, ist fast immer nützlich. Einläufe und insbesondere intensive hohe Darmspülungen (Colon-Spülungen, Colon-Hydrotherapie, näheres siehe Therapiekapitel) sind bei sehr chronifizierten, hartnäckigen oder schwierigen Krankheitsbildern oft notwendig und hilfreich, eine Wende einzuleiten.

Die Einnahme von Heilerde bindet Giftstoffe im Darm und reduziert die Säurebelastung des Körpers, wirkt dadurch entlastend auf Leber, Haut, Bronchialsystem, Gelenkentzündungen usw.

Bei Rheumaerkrankungen bewährt sich zusätzlich die lokale Behandlung der Gelenke wie Quaddeln und Infiltrieren (näheres siehe darüber in dem Buch "Rheuma heilt man anders", Vier Flamingos Verlag). Auch bei Rheumaerkrankungen gibt es spezifische Tees. Langfristige Anwendung von Heilerdegelenkwickeln oder das Auftragen homöopathischer oder pflanzlicher Salben wie Traumeelsalbe, Syvimansalbe sind günstig.

### Eine vergessene Therapie: Behandlung und Heilung mit Hochfrequenz

Bei allen genannten Krankheitsformen hat die Behandlung mit Hochfrequenz eine erheblichen Effekt. Die Hochfrequenztherapie wurde vor dem zweiten Weltkrieg in hunderttausend Familien durchgeführt und bewirkt bei allen genannten Krankheitsbildern eine Stabilisierung und unterstützt sehr wirkungsvoll andere Therapiemaßnahmen. Der Anwendungsbereich ist allerdings viel weiter gefaßt als nur für allergische Erkrankungen. Günstige Wirkungen finden auch bei Lebererkrankungen, Nierenerkrankungen, hohem und niedrigem Blutdruck, grauem und grünem Star, Ohrensausen und Hörstörungen, Depressionen und vielen Erkrankungen mehr. Die Wirkung der Hochfrequenz-Therapie ist so umfassend, daß es kaum erklärlich ist, wie eine solche Therapie in Vergessenheit geraten konnte. In der Praxis ist eine solche Therapie allerdings recht zeitaufwendig, für den Laien sind Therapiegeräte wegen des höheren Anschaffungspreises meist nur dann sinnvoll, wenn er sie langfristig einsetzen kann, was aber in der Praxis ohnehin gegeben ist, da diese Therapieform bei fast allen Gesundheitsstörungen ohne Schaden einsetzbar ist. Die Hochfrequenztherapie arbeitet mit sehr hohen Spannungen bei extrem niedrigen Strömen und wird wie ein leichtes Elektrisieren der behandelten Organe empfunden. Das Einzige dazu verfügbare Buch ist "Der Hochfrequenzstrahlenapparat" (im Vertrieb des Vier Flamingo Verlages). Obwohl dieses Buch bereits vor einigen Jahrzehnten geschrieben ist, ist es auch heute noch wertvoll. Ein aktualisiertes Behandlungsbuch soll von uns in ca. zwei Jahren erscheinen.

**Biologische Immuntherapie anstelle von Cortison**

In unserer Praxis hat sich keine Therapieform besser bewährt bei chronischen oder hartnäckigen Verlaufsformen der oben genannten Krankheitsbilder wie der kombinierte Einsatz von Ozon, Thymus, Neuraltherapie, Vitaminen, gelegentlich auch Enzymen kombiniert mit strikten Ernährungsmaßnahmen und in geeigneten Fällen mit therapeutischem Fasten. Die Erfolge hängen hier weitgehend von der Konsequenz der Durchführung der notwendigen Maßnahmen einerseits ab, zum anderen müssen die therapeutischen Maßnahmen in der Lage sein, ursächlich zu helfen und dürfen somit keine Krankheitssymptome lediglich unterdrücken. Die Dauermedikation mit Cortison schwächt die Abwehrlage (siehe Cortisonkapitel) und ist der Ausheilung solcher Erkrankungen in aller Regel hinderlich.

Heilatmung bei Asthma und Bronchitis hat eine erhebliche Bedeutung, kann auch die Behandlung bei Neurodermitis, Allergien und vielen weiteren Erkrankungen sehr sinnvoll unterstützen.

Bei Bronchialerkrankungen mit hohem Hustenreiz ist Spitzwegerich Tee sicherlich der effektivste Therapie-Tee. Bei Rheuma sind eher folgende Tees angezeigt: Zinnkrauttee, Bärlaptee, Brennesseltee, Tee der Teufelskralle usw.

Chronische Dickdarmentzündungen, die mit Blutungen, teilweise eitrigen Stühlen, Schleimabgängen und auch Fistelbildung einhergehen können, bedürfen einer strikten diätetischen Führung, einer Immuntherapie und einer sehr subtilen Darmbehandlung. Außer bei hochaktiven Krankheitszuständen hat hier auch die Colon-Hydrotherapie eine gewisse Domäne.

**Therapeuten - Heiler oder Symptome-Kurierer?**

Cortison-Präparate dürfen allerdings in jedem Fall nur nach Maßgabe einer Besserung reduziert werden. Dosis Änderungen sind auf jedem Fall mit dem Therapeuten zu besprechen.

Kennt sich der behandelnde Arzt oder auch Heilpraktiker mit alternativen Therapien nicht aus, so ist eine Heilung der Erkrankung praktisch ausgeschlossen, wenn es nicht zu Spontanheilungen in der Anfangsphase dieser Erkrankungen kommt. Cortison-Terapie imprägniert mehr oder weniger Krankheiten und darf in aller Regel nur Notbehelf sein. Nicht die genannten Krankheiten sind unheilbar, sondern die Terapie mit Cortison und anderen immununterdrückenden Maßnahmen führt über ein symptomatische Besserung leider zur Unheilbarkeit der Krankheit selbst. Leider verstehen wir uns als Therapeuten heute nicht mehr als Heiler, sondern sind im besten Falle von den Hochschulen als Behandelnde ausgebildet.

Der Patient darf aber unter diesem Dilemma nicht leiden. So sind Therapeuten aufgefordert, sich entsprechend weiter zu bilden und alternative Therapiemaßnahmen in ihr Behandlungsrepertoire einzuführen zum Nutzen des Patienten. Der Patient selber ist gefordert, durch entsprechende Lebens- und Ernährungsweise, aber auch durch Erlangung von Kenntnissen zu seinen krankheitsspezifischen Problemen, oder noch besser bevor Krankheiten überhaupt ausbrechen, durch Eigenwissen zum Erfolg und Gelingen aller Maßnahmen beizutragen.

Der Therapeut wird im besten Fall ein Wegbegleiter für den Suchenden oder Kranken sein können. Irgendwann wird der Kranke in der Lage sein müssen, den Krückstock Arzt, Droge oder Therapie im allgemeinen wegwerfen zu können. Er muß also sein eigener Therapeut sein.

**Verwendete Literatur:**

1)      Dr. med. G. Fliegel, "Cortikoid - Nebenerscheinungen", F. K. Schatthauer Verlag, 1976

2)      Dr. med Hans Kaiser, "Cortisonderivate in Klinik und Praxis", Georg Thieme Verlag, Stuttgart, 1973

# Die Welt der Gifte: Drogen, Genußmittel und Medikamente

**Ärzte schütten Medikamente, von denen sie wenig wissen,
in menschliche Körper, von denen sie noch weniger wissen,
um Krankheiten zu behandeln, von denen sie gar nichts wissen.**
(Voltaire)

### Tod aus der Ampulle

Im **Juni 1993** macht das Berliner Gesundheitsamt auf verheerende Nebenwirkungen eines neuen Schmerzmittels aufmerksam. 73 sichere Todesfälle und 923 Berichte über zum Teil lebensbedrohliche Nebenwirkungen wurden gemeldet.

Vorab hatte die Fachpostille *Arznei-Telegramm* bereits wiederholt vor dem neuen Schmerzmittel Toratex mit dem chemischen Wirkstoff Ketorolac gewarnt. In der Firmenwerbung wurde dieses Medikament als Pharma-Wunder begrüßt: "Toratex vertreibt Schmerzen so gründlich wie sonst nur Morphium. Es löst aber weder Suchteffekte noch Bewußtseinstrübungen aus."

Dafür traten als Nebenwirkungen auf Intensivstationen eine furchterregende Fülle schwerer Komplikationen auf: Lungenentzündungen, Schockzustände, Nieren- und Leberversagen, Magen- und Darmgeschwüre, unstillbare Blutungen sowie Asthmaanfälle bis zum Atemstillstand.

Der Pharma-Konzern Syntex, Hersteller und Vertreiber des Präparates, reagierte mit einer Public-Relations- Offensive für die Pharma-Referenten: "Betonen Sie die Kompetenz unserer Firma auf dem Gebiet der Schmerzmittel!"

Das Schmerzmittel soll besonders in der Intensivmedizin eingesetzt werden. Allerdings drosselt es die Durchblutung der Nieren mit verheerenden Folgen für den Organismus. Weil die Ausscheidungsorgane durch Narkose, Streß, Eigen- und Fremdgifte überfordert sind, kann sich dieses unmittelbar nach chirurgischen Eingriffen fatal auswirken. Die Firma verkündete: "Toratex bleibt auch weiterhin ein nützliches Schmerzmittel."

Im Laufe von vielen Jahren sind wir in der Praxis immer wieder mit neuen "Wundermitteln" aus der Pharmabranche bedacht worden. Patienten sind fast stolz, wenn sie ein neues Medikament erhalten. In der Regel bezahlen sie diesen Stolz mit einer höheren Rate an Komplikationen als bei der Therapie mit altbewährten Mitteln. Besonders in der Krebstherapie werden Patienten eingelullt mit dem Versprechen: Sie bekommen eine ganz neue Chemotherapie (und diese soll natürlich besonders wirksam sein. Besondere Wirksamkeit bedeutet, besondere Aggressivität und besondere Risiken!) Eigentümlicherweise bekommen Patienten in Deutschland gehäuft neue Chemotherapiekonzepte aus den USA und amerikanische Patienten neue Chemotherapiekonzepte aus Deutschland "verbraten".

Verkaufsstrategie ist alles!

### Pro Jahr mehr als 17.000 Arzneimittel - Tote

"Deutschlands Verhältnisse auf den Straßen und die Zustände auf dem Arzneimittelsektor ähneln sich in bedenklicher Weise. Letztendlich ist es nur eine Frage der Statistik, welchem Umstand man zum Opfer fällt", äußerte einer der prominentesten Pharmakritiker, Dr. med. Ulrich - M. Möbius. Tatsächlich ist die Gefahr einer Schädigung des Körpers durch Medikamente ungefähr 10mal höher als die Gefahr, bei einem Verkehrsunfall Schaden zu erleiden.

Krankheit, ja sogar Tod durch Medikamente, durch die Stoffe, die uns eigentlich Gesundheit und Leben ermöglichen sollten? Uns erscheint das kaum vorstellbar. Dennoch hat es in der Vergangenheit immer wieder Fälle gegeben, in denen Arzneimittel, die auf dem Markt zugelassen und angeblich erprobt waren, zu unerwarteten Überraschungen führten.

### Nebenwirkungen, Nebenwirkungen, Nebenwirkungen.

▼ Uns allen ist noch lebhaft die "Contergan - Affäre" der 60er Jahre in Erinnerung. Contergan, medizinische Bezeichnung *"Thalidomid"*, wurde in den 60er Jahren als "ungefährliches, weil barbituratfreies" Schlaf- und Beruhigungsmittel auf den Markt gebracht. Die Einführung dieses Mittels fand in der BRD statt, obwohl es in verschiedenen Studien an Patienten zu unerklärlichen Nebenwirkungen geführt hatte. In den USA wurde der freie Verkauf von Thalidomid aufgrund dieser Ergebnisse gestoppt. Als sich kurz danach die ersten Fälle von Mißbildungen bei Neugeborenen zeigten, deren Mütter während der Schwangerschaft Contergan verordnet bekommen hatten, wurde das Mittel in den USA vollkommen verboten. Ergebnis: Von den weit über 10.000 geschädigten Kindern kam nicht ein einziges aus den Vereinigten Staaten!

▼ Die sogenannten "nicht steroidalen Antirheumatika", also jene Schmerz- und Rheumamittel, die kein Cortison enthalten, gehören zu den meistverkauften Medikamenten in der Bundesrepublik Deutschland. Oft sind Mittel, die in Deutschland verwendet werden, in anderen Ländern wegen schwerer Nebenwirkungen bereits verboten.

▼ **Novalgin**, ein Mittel aus der Reihe der "Pyrazolon" - Verwandten wurde lange Zeit und reichlich als Schmerz- und Fiebermittel verwendet. Besonders die fiebersenkende und krampflösende Wirkung wurde von den Ärzten geschätzt. Doch mit der Zeit kristallisierte sich ein schlimmer Verdacht heraus: bei vielen Patienten, die länger mit Novalgin behandelt wurden, kam es zu einer Veränderung des Blutbildes. Inzwischen wurde der Verdacht zur Gewißheit: Novalgin kann zu einer lebensgefährlichen Abnahme der weißen Blutzellen, in der Fachsprache wegen der weitgehenden Verminderung oder der vollkommenen Zerstörung der Hauptzellart des weißen Blutbildes, der Granulozyten "Agranulozytose" genannt, führen. In vielen Ländern ist inzwischen die Verwendung von Novalgin und Medikamenten mit chemisch ähnlicher Struktur verboten.

▼ Der Wirkstoff **Phenylbutazon** war jahrelang ein Renner unter den Rheumamitteln, unter dem Namen **Tanderil** und **Butazolidin** wurde er nicht nur in der Rheumatherapie, sondern auch zur Nachbehandlung von Verletzungen und Operationen zwecks Verhinderung von Wundinfektionen und Wasseransammlungen im Wundbereich (Ödemen) verwendet. Im Jahre 1984 wurde bekannt, daß die Behandlung mit diesen Mitteln zu einer Veränderung des Blutes führen kann. Es wurden im Zusammenhang mit diesen Mitteln ca. 1000 Todesfälle berichtet. Marktführer CIBA-Geigy nahm darauf im Jahre 1985 sein Präparat Tanderil vom Markt, von dem er noch jährlich über 1 Mio. Packungen verkauft hatte. Gleichermaßen empfahl er die Verwendung von Butazolidin stark einzuschränken.

▼ **Coxigon**, im Jahre 1981 noch mit großem Werbeaufwand als verträgliches Rheumamittel auf den Markt gebracht, mußte 1983 vom Markt genommen werden, da es in Großbritannien in 60 Fällen bei älteren Patienten zum Tode durch Leberschädigungen geführt hatte.

▼ **Zomax**, ein Rheumamittel mit kurzer Wirkungsdauer, das auch als Schmerzmittel Verwendung finden sollte, wurde im März 83 von der amerikanischen Gesundheitsbehörde verboten. Grund: gehäuftes Auftreten von allergischen Reaktionen.

▼ **Osmogit**: vom Hersteller in Großbritannien zurückgerufen wegen Todesfällen als Folge von Darmdurchbrüchen (Perforationen). Im gleichen Jahr, 1983, wurde ebenfalls das Mittel **Flosin** (Indoprofen) wegen "erheblicher Nebenwirkungen" in Großbritannien zurückgezogen, acht Monate später wurde das Mittel international vom Markt genommen.

▼ **Pacyl** wurde noch nicht ganz eingestampft, aber der Verkauf ist bis auf weiteres gestoppt, da das Mittel zu schwerwiegenden Hautveränderungen führte. Chemisch verwand mit diesem Mittel ist das Präparat **Felden** (Piroxicam) und das 1987 neu eingeführte **Tilcotil** (Tenoxicam). Auch die Wiedereinführung von **Pacyl** ist eventuell noch zu erwarten.

### 17.000 Tote - Nur die Spitze des Eisberges!

Aus dieser Sicht scheint die Zahl von 17.000 Arzneimittel - Toten noch verhältnismäßig gering zu sein. Aber jene 17.000 Todesfälle repräsentieren nur die Spitze eines legendären Eisberges. In Wirklichkeit wird die Zahl der an den Folgen eines Medikamentes gestorbenen weit höher sein. Nicht genannt werden:

- Abertausende Krebspatienten, die an aggressiver Therapie mit Zellgiften (Zytostatika) versterben
- Patienten, bei denen ein anderes schweres Grundleiden für den Tod verantwortlich gemacht wurde, aber nicht die zur Behandlung dieses Grundleidens verwendeten Medikamente
- So weiß man unter anderem, daß ein Rheumakranker eine weitaus geringere Lebenserwartung hat, als ein gleichaltriger, gesunder Mensch.

**In den meisten medizinischen Fachbüchern wird unterschlagen, daß diese verringerte Lebenserwartung fast immer eine Folge der Behandlung des Rheumas mit entzündungshemmenden, schmerzstillenden oder das Immunsystem unterdrückenden Mitteln ist.**

### Medikamente als Ersatz für eine gesunde Lebensführung?

Kaum einem von uns wird bewußt, daß jede Einnahme eines Medikamentes immer einen - oft recht behelfsmäßigen - Ersatz für eine Umstellung der Lebensumstände darstellt. Oder um es anders zu formulieren: Die Tatsache, daß eine Aspirintablette in der Lage ist, unsere Kopfschmerzen verschwinden zu lassen, ist kein Beweis dafür, daß unser Körper Aspirin braucht, oder die Kopfschmerzen die Folgen eines Aspirinmangels im Körper sind. Dennoch greift heute fast jeder gerne mehrmals im Jahr zu einer Pille, um Kopfschmerzen, Schlafstörungen oder andere Gesundheitsstörungen zu bekämpfen. Der Vorteil der Medikamente liegt auf der Hand:

- Die Tabletten wirken schneller, als andere Maßnahmen wie z. B. die Umstellung von Lebensgewohnheiten.
- Die Einnahme ist unkomplizierter als die Umstellung liebgewordener Verhaltens- oder Ernährungsgewohnheiten.
- Die "gelegentliche Einnahme" von einigen wenigen Tabletten scheint uns vollkommen ungefährlich.

### Gifte als Heilmittel?

Was uns die Pharmaindustrie, der Apotheker und oftmals auch unser Hausarzt verschweigen: Jedes Medikament bewirkt in unserem Körper biologische Veränderungen, deren Auswirkungen auf unsere Gesundheit oftmals erst wesentlich später offensichtlich werden. Ein Zusammenhang mit dem Gebrauch des Arzneimittels ist dann nicht mehr offenkundig.

Besonders eine Langzeitbehandlung mit Medikamenten führt früher oder später zu Dauerschäden im Organismus, die entweder verharmlost oder billigend in Kauf genommen werden.

Gerade die in unserer Zeit durch Kostendämpfungsmaßnahmen sehr in Mode gekommene "Selbstmedikation", d. h. die Behandlung von leichteren Beschwerden durch den Patienten selbst, kann oft katastrophale Folgen haben. Denn nicht alle frei verkäuflichen Mittel sind so harmlos, wie man uns vorspiegelt:

- Aspirin (Acetylsalicylsäure), Bestandteil der meisten frei verkäuflichen Schmerz-. und Grippemittel ist in seiner Wirkung auf den Organismus noch nicht annähernd erforscht. Es ist durchaus möglich, daß außer den bekannten Nebenwirkungen des Aspirins wie die Verringerung der Gerinnungsfähigkeit des Blutes, und Häufung von Magen- und Darmgeschwüren noch weitere Nebenwirkungen zu erwarten sind. Das amerikanische Medikamentenverzeichnis "U.S. Pharmacopoeia" stuft Aspirin deswegen auch als "ziemlich gefährlich" ein.
- Weltweit sollen unter Aspirineinnahme Jahr für Jahr ca. 7.000 Todesfälle durch Magen-Darmblutungen auftreten. Zu verborgenen Blutungungen (okkulten Blutungen) kommt es fast bei allen Patienten!
- Die antiallergisch wirkenden "Antihistaminika" erreichen Jahr für Jahr höhere Umsatzzahlen. Die Ursache dafür ist, daß die Zahl der allergischen Krankheitsbilder in Mitteleuropa ständig zunimmt. Antihistaminika dämmen den Einfluß von körpereigenen Eiweißstoffen, den *"Histaminen"*, die der Körper zu Abwehrzwecken einsetzt und die zu den typischen Allergiezeichen wie tränende Augen, verstopfte Nasen, ständiges Niesen, aber auch zu Hautausschlägen, Asthma bronchiale, Darm- und Gelenkentzündungen führen. Die Hemmung der Histamine beraubt das Immunsystem eines wichtigen Hilfsmittels, das die "Aufräumarbeiten" nach der Abwehrreaktion - das beinhaltet eine solche allergische Reaktion - bewirken soll.

- Antihistaminika in "Heuschnupfenmitteln", aber auch in Schnupfen-sprays und Grippemitteln beeinträchtigen darüberhinaus noch die Produktion von Immunglobulin E (IgE) in den Schleimhäuten des Atemtraktes, was zu einer erhöhten Gefährdung dieser Körperteile durch Krankheitserreger führt.

- Schlaf- und Beruhigungsmittel verändern die "innere Uhr" des Kör-pers und verhindern so unter anderem einen erholsamen Schlaf. Ein regelrechter Schlaf aber, in dem alle Phasen vom Dämmer- bis zum Tiefschlaf in einer festgelegten Reihenfolge und Dauer durchlaufen werden müssen, ist ein unverzichtbarer Bestandteil zur Funktions-fähigkeit des menschlichen Abwehrapparates.

- Die gleichen Substanzen führen aber auch zur Gewöhnung, d. h. zur Notwendigkeit, immer größere Mengen des Medikamentes zum Erreichen des gleichen Effektes einnehmen zu müssen bzw. zur Abhängigkeit, ja sogar zur Sucht. Medikamentenabhängigkeit und -sucht gehen fast immer mit einer Veränderung der Persönlichkeit einher, die sich wiederum über das zentrale Nervensystem blockierend auf das Immunsystem auswirkt.

- Aluminiumhaltige Säurebinder (Antazida), die oftmals bei Völle-gefühl, Sodbrennen oder Magenschleimhautentzündungen verordnet - oder auch ohne Verordnung gekauft werden - stehen im Verdacht, bei längerem Gebrauch die "Alzheimer'sche Erkrankung", eine Gehirnerkrankung,die bis zu völligem Schwachsinn führen kann, auszulösen.

### ...fragen Sie Ihren Arzt oder Apotheker!

"Zu Risiken und Nebenwirkungen fragen Sie Ihren Arzt oder Apotheker." Diesen Slogan haben Sie alle wohl schon hundertfach in Zusammenhang mit der wachsenden Zahl der Medikamentenwerbungen in Radio und Fernsehen gehört. Der Anschein, Arzt oder Apotheker könnten Sie vor diesen Neben-wirkungen schützen, täuscht. Oder wie ist es sonst zu erklären, daß

- Der Jahresumsatz an (rezeptpflichtigen) Cortisonpräparaten ungefähr 200 Millionen Deutsche Mark beträgt, obwohl diese Medikamente einen Rattenschwanz an Nebenwirkungen nach sich ziehen? Näheres entnehmen Sie bitte dem Kapitel über Cortison in diesem Buch.

- Im Jahr 1991 **34 Millionen Antibiotikaverordnungen im Gesamtwert von 1088 Millionen Mark** erfolgten, die oftmals nicht etwa zur Bekämpfung schwerer Infektionen, sondern - gewissermaßen vorbeugend bei verhältnismäßig kleinen Infekten - ärztlich verordnet wurden. Der "Kanonenschuß auf Spatzen" führt oftmals nicht etwa zum Verschwinden der Erkrankung, aber fast immer zu einer Einschränkung der Abwehrtätigkeit des Körpers, zur Abnahme von Lymphozyten und zur verringerten Empfindlichkeit von Krankheits- erregern (Resistenz) gegenüber zukünftigen Antibiotikagaben, sowie zum Auftreten von Pilzerkrankungen .

● Das Geschäft mit Impfstoffen, die anscheinend problemlose Ver- sicherung gegen alle möglichen Krankheiten mittels Spritze, gedeiht bestens!

**Weg von der "Pillenmentalität"!**

Das bisher Gesagte soll nicht darüber hinwegtäuschen, daß die Arzneiwis- senschaft (Pharmakologie) sicher einen Anteil an der Bekämpfung von schweren, manchmal lebensbedrohenden Erkrankungen hat. Trotzdem hat sich die Situation in den letzten Jahrzehnten gewandelt: Das Potential bedeutsamer Drogen ist relativ erschöpft, die "wichtigen" Medikamente sind im wesentlichen alle erfunden worden. Die "Essential Drug List" der Weltgesundheitsbehörde (WHO), eine Liste von Medikamenten, mit denen 95 % aller therapierbaren Erkrankungen behandelt werden können, umfaßt lediglich 270 Wirkstoffe!

Die "Gelbe Liste" hingegen, ein Verzeichnis der wichtigsten Medikamente in der Bundesrepublik, verzeichnete bereits im Jahr 1989 rund **12.000 ver- schiedene Produkte!** Daraus ist klar zu erkennen: Kämpften die Pharmako- logen früher gegen die Krankheiten, so kämpfen sie heute um den Markt, den Profit, das Geld. Und nicht etwa nur um den Markt der verbleibenden 5%, nein, auch der Verbrauch der übrigen 270 Wirkstoffgruppen muß gestei- gert werden. Unser Verhalten als Patient, unser Verhältnis zur Tablette un- terstützt diesen Kampf:

● Oftmals bemißt der Patient den Wert seines Arztes an seinem "Verordnungsverhalten". Ein Medikament im Wert von etwa 300,-- DM beweist dem Patienten seine "teure" Wertschätzung beim Arzt. Die Verordnung eines möglicherweise billigen Naturheilmittels empfindet er als diskreditierend, besonders dann, wenn es dank seltsamer Verordnungslisten nicht verschrieben werden darf!

● Auch der Nutzen des verordneten Medikamentes wird mehr an seiner Wirksamkeit, denn an seiner Ungefährlichkeit gemessen. Wirkt ein Medikament nach 24 Stunden nicht, taugt es wenig. Also her mit der "Bombe"! Über Nachwirkungen wird nicht geredet.

173

● Selten ist ein Patient bereit, von eventuellen lieben Gewohnheiten abzurücken. Warum weniger, ausgewogener essen, wenn ein Blutfettsenker das gleiche schneller und unkomplizierter bewirkt? Warum auf den Alkohol am Abend verzichten, wenn der Kater am nächsten Morgen genauso schnell mit Medikamenten behandelt werden kann?

**Die Rettung unseres Immunsystems ist immer auch eine Rettung vor Medikamenten, vor den zu gut gemeinten Bemühungen von Ärzten, Apothekern und Pharmafirmen!**

### Länger leben ohne Arzt!

Wir alle gehen davon aus, daß ärztliche Behandlung generell die Lebenserwartung verlängert. Das möchten die Ärzte natürlich selber gerne hören und das erwarten wir Patienten schließlich auch von den Herren Doktoren. Die Wirklichkeit sieht anders aus! Es gibt Dokumentationen über die Phasen, als längere Ärztestreiks in Israel, Großbritannien, Kanada und Italien stattfanden.

**Das Resultat dieser Ärztestreiks widerlegte in krasser Form die schlimmsten Befürchtungen. Es starben nicht mehr Patienten, sondern viel weniger!** Also können Sie dem nächsten Ärztestreik gelassen entgegensehen.

Sollte diese Tatsache nicht Ärzte und Patienten gleichermaßen nachdenklich machen?

Wiederholt wurde statistisch nachgewiesen, daß unbehandelte Krebspatienten länger leben als behandelte.

Diese Arbeiten nehmen die Mediziner natürlich nicht gerne zur Kenntnis, so werden sie oft durch die Redaktionen medizinischer Zeitungen unterdrückt.

Aber folgende Tatsachen sind unbestreitbar:

● Eine Studie an der Universität Berkeley, Kalifornien (Prof. Jones) ergab, daß Frauen mit Brustkrebs, die nicht in üblicher Weise klinisch mit Amputation, Strahlen- und oder Chemotherapie behandelt wurden, wesentlich länger lebten, als behandelte Frauen.

● Patienten mit hohem Blutdruck, die ständig unter ärztlicher Behandlung stehen, leben nicht länger, als unbehandelte.

● Rheumapatienten leben sieben Jahre weniger als andere Patienten, was weitgehend als Folge der erheblichen Nebenwirkungen der verordneten Medikamente zu verstehen ist.

- Die Zahl der offiziell bekannten oder zugegebenen Fälle von tödlichen Medikamentennebenwirkungen ist genauso hoch wie die der Straßenverkehrsopfer; wahrscheinlich liegt sie um ein Vielfaches höher.
- Ärzte haben keine höhere Lebenserwartung als andere Berufsgruppen auch.
- Insbesondere Zahnärzte gehören zu einer Berufsgruppe mit extrem niedriger Lebenserwartung (achtzehn Jahre wengier als der Durchschnitt der Bevölkerung; nur die Gastwirte sterben noch früher). Fragt man aber nach den Risiken des normalerweise in der Zahnarztpraxis verwendeten Materials, nämlich des Amalgam, so sind diese anscheinend nicht vorhanden, oder sie werden heruntergespielt.
- Die Notwendigkeit von Impfungen wird allenthalben hervorgehoben. Verschiedene Arbeiten belegen, daß nicht geimpfte Kinder kein höheres Gesundheitsrisiko haben als geimpfte.

All dies sollte Anlaß zu Überlegungen geben. **Möglicherweise muß die Medizin zwar keine Kehrtwendung von 180 Grad vornehmen. Vielleicht ist es ja mit 170 Grad bereits getan!**

### Wir sind ein Volk von Drogensüchtigen!

Der Begriff "Drogensüchtiger" vermittelt uns immer das Bild eines ungepflegten, heruntergekommenen Menschen mit stechendem Blick, der uns im Bahnhof oder an der Bushaltestelle um Geld anbettelt, unsere Autos aufbricht, um seine Drogen bezahlen zu können, und der irgendwann sein klägliches Ende in einer öffentlichen Toilette findet. Vergessen Sie dieses Klischee! Wie die Masse der Drogensüchtigen aussieht, können wir meist einfacher nachvollziehen: **Gehen wir in unsere Garderobe, unser Schlafzimmer oder unser Bad und betrachten wir uns im Spiegel. Da haben wir das Bild des klassischen Drogensüchtigen, da sehen wir wie die Drogensüchtigen der 90er Jahre aussehen!**

Sind Sie erbost oder gar beleidigt, hier mit dem ungewaschenen, verwahrlosten "Junkie" im öffentlichen Park verglichen, ja auf eine Stufe gestellt zu werden? Denken Sie einmal genau nach! Alles was uns von dem Heroinsüchtigen unterscheidet, ist die Tatsache, daß wir unsere Drogen - anders als er - im sauberen, hell erleuchteten Supermarkt oder der Apotheke kaufen können, daß wir von unseren Mitmenschen, die ebenso süchtig sind wie wir, nicht als Süchtige gebrandmarkt werden und daß unsere Drogen noch mit dem durchschnittlichen Monatsgehalt eines Arbeitnehmers zu bezahlen sind.

**Unsere Drogen sind Kaffee, Nikotin und Alkohol, Schmerz- Schlaf- und Beruhigungsmittel;** und damit bloß keiner auf die Idee kommt, 90 % der Bevölkerung als drogenabhängig bezeichnen zu müssen, werden diese Drogen beschönigend als "Genußmittel" oder (schon kritischer) als "Genußgifte" bezeichnet.

### Suchtmittel Nummer 1 - der Kaffee

Der Kaffee ist das beliebteste Getränk der Deutschen. Im Jahre 1991 trank der Bundesbürger in den alten Bundesländern 190 Liter, auf dem Gebiet der ehemaligen DDR ca. 150 Liter Kaffee. Damit liegt der Gesamtkaffeeverbrauch noch vor dem Bier.

Hauptbestandteil des Kaffees ist das *"Coffein"*, welches pro Tasse ungefähr 100 mg ausmacht. Koffein bewirkt beim Kaffeetrinker folgende Symptome:

- Erhöhung der Herzfrequenz und -leistung
- Ausdehnung der Blutgefäße mit verstärkter Durchblutung Blutdrucksteigerung
- Gleichzeitige Verringerung des Hirndruckes, dadurch z. T. gute, schmerzlindernde Wirkung bei Kopfschmerzen. Durch Kaffee können allerdings auch Kopfschmerzen erzeugt werden.

Die Wirkung von Kaffee als Suchtmittel kann nicht bestritten werden. So ergaben verschiedene Untersuchungen, daß ein abrupter Kaffeeverzicht bei starken Kaffeetrinkern zu Entzugserscheinungen führen kann:

- erhöhte Reizbarkeit, Unruhe
- Lethargie, Müdigkeit
- starke Kopfschmerzen

Ähnliche Erscheinungen werden auch bei einer Koffeinvergiftung beobachtet, wobei die toxische Dosis, individuell unterschiedlich, bei 100 - 300 Milligramm Coffein pro Kilo Körpergewicht, also bei 100 - 200 Tassen Kaffee liegt.

### Kaffee und Immunystem

Es wird von führenden Schul- und Ernährungsmedizinern behauptet, daß keinerlei schädigende Wirkungen von Kaffee auf den gesunden, menschlichen Organismus zu befürchten sind. Professor Dr. Haenel vom Zentralinstitut für Ernährung, Bergholz - Rehbrücke, meinte in einem Interview in der Zeitschrift "Naturheilkunde": "Es läuft seit dem 15. Jahrhundert das praktisch große Experiment des immer noch zunehmenden Kaffee - Massenkonsums, ohne daß letztendlich schwerwiegende Schäden an der Volksgesundheit aufgetreten sind." Im gleichen Artikel weist der Professor darauf hin, daß im Kaffee **730 Verbindungen** bekannt sind, deren Wirkung aber noch ungeklärt sind.

Ob und in wiefern diese Fülle verschiedener Stoffe Auswirkungen auf den menschlichen Organismus hat, vermag auch Professor Haenel nicht zu sagen. Er hält aber deren Konzentration für zu niedrig, um Schäden zu bewirken. Das Autorenteam Mark Friedlander und Terry Phillips erwähnt in seinem Buch "Für ein starkes Immunsystem" folgende Wirkungen von Kaffee:

- Austrocknung des Körpers durch harntreibende Wirkung, dadurch eine Verschiebung des Mineralstoffgehaltes des Körpers mit ungünstiger Wirkung auf das Immunsystem
- Überreizung des Zentralnervensystems bei Kaffeeverbrauch (besonders bei psychischen Streßsituationen), dadurch Unterdrückung des Abwehrapparates
- Außerdem Veränderung des Schlafrhythmus, dadurch ebenfalls Störung des Immunsystems

Im Buch "Fit for Life" von Harvey und Marylin Diamond werden unter anderem folgende Auswirkungen des chronischen Kaffeekonsums genannt:

- Nierenversagen
- Bauchspeicheldrüsenkrebs
- Geburtsfehler
- Ohrengeräusche
- Verdauungstörungen

Der amerikanische Arzt Theron G. Randolph bemerkt in seinem Buch "Allergien - Folgen von Umweltbelastungen und Ernährung" , daß oftmals schon die Rückstände, die beim Rösten des Kaffees zu einer Belastung mit chemischen Substanzen führen, zu allergischen Wirkungen des Kaffees führen .
Zwei Arbeiten aus den USA beschreiben die Wirkung von Kaffee auf psychische Erkrankungen:

- So haben Untersuchungen ergeben, daß Kaffee Depressionen und Unruhezustände erzeugen kann.
- Eine andere Studie beweist einen ursächlichen Zusammenhang von Kaffeekonsum und psychischen Erkrankungen wie u. a. Schizophrenie.

177

In seinem Buch "Angstfrei leben" führt der amerikanische Arzt Dr. med. Douglas Hunt an, daß Kaffee die meisten wasserlöslichen Vitamine, besonders aber das Thiamin bzw. Vitamin B$_1$ vernichtet. Laut Dr. Hunt ist das Thiamin ein wertvoller Nährstoff für Patienten, die mit übersteigerten Angstgefühlen zu tun haben.

## Kaffee tut ja so gut!

Wann immer man Patienten auf den Genuß von Kaffee und desen Schädlichkeit anspricht, hört man Sätze wie: "Den Kaffee brauche ich aber! Auf alles andere kann ich verzichten, nur nicht auf Kaffee. Nehmen Sie mir bloß nicht den Kaffee weg! Ohne Kaffee komme ich morgens nicht in Schwung."

Unsere Ratschläge in der Praxis sind folgende:

Morgens eine kurze Kaltwaschung machen, anschließend eine kräftige Tockenbürstenmassage, daß die Haut sich deutlich rötet, eventuell sollte man noch ein Paar Minuten auf ein Mini - Trampolin gehen, um sich fit zu laufen oder im Garten Tautreten zu machen. Wenn Ihnen all dies nicht hilft, dann hilft Ihnen der Kaffee erst recht nicht. **Der Hinweis auf die Notwendigkeit des Kaffees ist also nichts anderes, als das Beharren auf unserer Sucht!**

Wir geben zu: Diese Sucht ist weit verbreitet und nicht leicht abzulegen. Auch Ärzte eignen sich fast immer Suchtverhalten und Suchtmittel an. Entweder greifen sie gerne zum Alkohol, oder es kommt zum Mißbrauch von Kaffee (oder auch Colagetränken!).

Kein Kind käme auf die Idee, freiwillig einen Schluck Kaffee hinunterzuschlucken! **Wieviel Unterdrückung des Instinktes muß also dazugehören, daß der Erwachsene dieses Gift freiwillig und andauernd zu sich nimmt!**

## Kaffee als Mineralstoffräuber.

Unter Kaffeekonsum sinkt die Eisenresorption im Magen-Darm-Trakt dramatisch! Im Durchschnitt werden bei Kaffeetrinkern 50 % weniger Eisen vom Körper aufgenommen. Vielleich sind es gerade die 50 %, die Sie zur Blutbildung oder Vermeidung einer Blutarmut brauchen! Selbst latente Eisenmangelzustände führen zu einem Erschöpfungssymptom. Eisenmangel bedingt darüberhinaus Infektanfälligkeit. Neben Vitamin C ist Eisen unbedingt notwendig für eine ausreichende Immunantwort des Körpers gegenüber Krankheitserregern.

Also überlegen Sie sich: Fühlen Sie sich schlapp und erschöpft? Neigen Sie häufiger zu Infekten? Neigen Sie zu Blutarmut?

Kein Mensch kann behaupten, daß Kaffe ihm gut bekommt. Wenn jemand behauptet, er vertrage Kaffe gut, so hat dieser Mensch vollkommen die letzten Reste seines Instinktes verloren.

Immer kommt es durch Kaffe zur Reizung der Schleimhäute. Nicht nur durch den hohen Säuregehalt, sondern auch durch die Röststoffe. Entkoffeinierter Kaffee ist in dieser Hinsicht nicht besser. Viele Menschen, die das Schwitzen verlernt haben, was bedeutet, daß ihr Körper nicht mehr in der Lage ist, Giftstoffe durch die Haut auszuscheiden, (dies wiederum führt zu erhöhter Krankheitsanfälligkeit), schwitzen nur noch bei Kaffeegenuß unter den Achseln - Ausdruck der hohen Giftigkeit des Kaffees und der Tatsache, daß der Körper diese Giftstoffe nur noch mit letzter Kraft ausschwitzt.

## Kaffee belebt durch das Aroma

Kaffee führt bisweilen zu unterschwelliger Übelkeit, Brechreiz und besonders zu intensiven Blähungen. Kaffee reizt über die Schleimhäute des Magen-Darm-Traktes hinaus alle restlichen Schleimhäute des Körpers. Kaffeetrinken begünstigt Depressionen. Rheumatologen können beobachten, daß bei Kaffetrinkern Gelenkschäden häufiger vorkommen.

Das einzig wirklich belebende am Kaffee ist sein Aroma! Aber dazu müssen Sie den Kaffee nicht trinken. Lassen Sie unserethalben mehrere Kaffeemaschinen morgens in der Küche laufen und inhalieren Sie das belebende Aroma. Trinken Sie aber dann etwas anderes und nicht die giftige Brühe, die sich Kaffee nennt.

Neben der Verarmung an Eisen führt Kaffee zu einer chronischen Verarmung an Kalzium und andern Mineralstoffen. Dadurch, daß Kaffe giftig ist, und daß durch die Eliminierung der Gifte Vitamine verbraucht werden, ist Kaffee auch ein Vitaminräuber. Kaffee beeinflußt die optimale Wirkung der Enzyme, denn Enzyme entfalten ihre Wirkung im Körper pH-abhängig. Übersäuerung bewirkt Schwächung der Enzymwirkung!

Messen Sie einmal den pH-Wert des Kaffees und Sie werden erschrocken sein, wie hoch sauer der Kaffee ist. Natürlich gibt es andere Schädigungsfaktoren für unseren Körper und unser Immunsystem außer dem Kaffe. In der Intensität und der Häufigkeit des mengenmäßigen Genusses kommt aber kaum ein anderer Schadstoff bzw. kein anderes Genußgift dem Kaffee gleich! 190 Liter Kaffee pro Jahr, vom Durchschnittsbürger konsumiert, sind 190 Liter giftige Flüssigkeit für unseren Körper! Chronische Übersäuerung, die das Hauptübel fast aller Krankheiten ist, wird durch Kaffee ausgelöst, erhalten und verstärkt.

Warum stattdessen nicht eine wohlschmeckende basische Gemüsebrühe, ein Glas Sojamilch, ein Glas frischgepeßten Gemüsesaft oder auch nur ein Glas stilles Wasser trinken?

# Kapitel 12: Drogen , Genußmittel und Medikamente

## Nikotin oder: Krieg im Büro

Seit einigen Jahren tobt weltweit in vielen Büros, Restaurants, Flugzeugen, öffentlichen Gebäuden und auf der Straße ein erbitterter Krieg. Auf der einen Seite der Front stehen die Nichtraucher, die sich durch ihre erzwungene Rolle als "Mitraucher" oder "Passivraucher" auf das stärkste gesundheitlich gefährdet sehen. Auf der anderen Seite stehen, oftmals in die Defensive gedrängt, die Raucher, die ihrerseits von der Zigarettenindustrie munter zu ihrem Tun motiviert werden.

Zusehends geht Rauchern die Munition aus. Die Zigarettenindustrie, die ohne den Schutz und die Hilfe von medizinischen Gutachtern nur noch mit ebenso markigen wie dümmlichen Sprüchen wie "Ich rauche, weil's mir schmeckt" oder "Ich rauche, wo ich will" versucht, ihren Markt zu erhalten, mußte in der letzten Zeit schwere Verluste hinnehmen. So wurde unlängst in Frankreich das Rauchen in der Öffentlichkeit per Gesetz verboten, und in den USA wird dem Raucher in der Öffentlichkeit mit der gleichen Sympathie begegnet wie einer Küchenschabe: Nicht gern gesehen - aber nur schwer zu vernichten.

## Zigarettenrauch - Aktivitätsschub für das Gehirn

Die einzige Hoffnung der Nichtraucher in diesem Konflikt: Die Zahl der Raucher möge auf Dauer durch natürliche Auslese dezimiert werden und vom Erdboden verschwinden. Und es scheint, als würde sich diese Hoffnung schon bald erfüllen. Denn tatsächlich versorgt uns der Rauch einer Zigarette mit der geballtesten Ladung an sogenannten "freien Radikalen" überhaupt.

Diese freien Radikalen sind nicht etwa ausschließlich Bestandteile des Nikotins, sondern stammen aus dem Rauch, der beim Verbrennen des Zigarettenpapiers entsteht. Das Nikotin, der wesentliche chemische Bestandteil des Zigaretten-, Zigarren- oder Pfeifenrauches ist aber der Stoff, der für einen Raucher das Hauptproblem darstellt, wenn er seine schlechte Gewohnheit aufgeben will. Nikotin, so hat man herausgefunden, hat eine anregende Wirkung auf den Stoffwechsel des ganzen Körpers, besonders aber des Gehirns.

Der Verzicht auf die Zigarette führt somit fast immer zu einer mehrmonatigen Phase von verringerter geistiger Leistungsfähigkeit, übermäßiger Gereiztheit und Unzufriedenheit. Grund für viele Raucher, den Versuch, das Rauchen aufzugeben, oft schon nach wenigen Tagen oder Wochen abzubrechen.

## Rauchen - Tod auf Raten

Entscheidend für die Gefährlichkeit des Rauchens ist nicht das Nikotin allein. In der "Allgemeinen und speziellen Pharmakologie und Toxikologie" der Autoren W. Forth, D. Henschler und W. Rummel werden ca. **12** verschiedene **Stoffgruppen** allein in der unangezündeten Zigarette nachgewiesen, beim Anzünden und Verbrennen der Zigarette, beim Rauchen also, kommt es zum Freiwerden von mehreren tausend Substanzen, darunter der Schwermetalle Chrom, Arsen, Vanadium und Cadmium, außerdem des krebserregenden Benzpyren.

Bereits der heiße Rauch und die aggressiven Stoffe im Rauch sind in der Lage, schwere, oft irreparable Schäden im menschlichen Organismus hervorzurufen.

Zigarettenrauch führt zu folgenden Schädigungen:

- Zerstörung des "Flimmerepithels", einem natürlichen Filter der Atemwege gegen Umweltgifte, Ruß- und Staubpartikel
- Belastung des Organismus mit Schwermetallen, insbesonders mit dem stark giftigen Cadmium
- Zerstörung von Vitaminen, die als Radikalenfänger im Bereich der Atemwege angesiedelt sind (Denken Sie daran: Eine Zigarette zerstört 25 Milligramm Vitamin C!)
- Im Mund und Bronchien führt Zigarettenqualm zur allmählichen Zerstörung der Schleimhäute und kann als krankheitsauslösender Faktor für Asthma, chronische Bronchitis, Lunghenemphysem, aber auch Mund- oder Bronchialkrebs wirken.
- Die Belastung des Körpers durch die aufgenommenen Schadstoffe führt zu einer erhöhten Gefährdung durch Gefäßerkrankungen (Arteriosklerose, Herzinfarkt, Schlaganfall) bzw. auch zur Entstehung von Krebsgeschwülsten. So treten Herzinfarkte bei Rauchern ungefähr doppelt so oft auf wie bei Nichtrauchern.
- Besonders gefährlich ist der kombinierte Genuß von Alkohol und Tabak: Krebserkrankungen der oberen Atemwege (Mund, Rachen, Kehlkopf) nehmen um das Vielfache zu.
- So wurde in einer Studie der Universität Heidelberg festgestellt, daß **90 % der Patienten, die an Krebserkrankungen des Kopfes und des Halses litten, starke Raucher und Alkoholtrinker waren!**
- Eine französische Studie wies nach, daß ein Alkoholkonsum von 80 Gramm pro Tag das Risiko für Speiseröhrenkrebs (Ösophaguskarzinom) um den Faktor 18, das Rauchen von mehr als 20 Zigareten pro Tag um den Faktor 5 erhöht. **Gleichzeitiger Alkohol- und Nikotinkonsum steigerte das Risiko um den Faktor von 44!**

- Die Ursache für die erhöhte Krebsanfälligkeit von Menschen, die regelmäßig auch nur geringe Mengen an Alkohol zu sich nehmen, ist nach Meinung von Prof. Dr. med K. H. Seitz, Heidelberg, in der Wirkung des Alkohols als Lösungsmittel für krebserregende Stoffe (Karzinogene) bzw. in einer Schädigung der Schleimhäute durch Alkohol zu sehen.

## Die Rauschdrogen - rosa Brille bis zum Tod

Lassen Sie uns zum Abschluß des Kapitels noch kurz auf die "harten Drogen" Alkohol, Heroin, Kokain und auch die stimmungs- und persönlichkeitsverändernden Stimmungsaufheller, die *"Psychopharmaka"* eingehen. Der in den letzten Jahren stark erhöhte Konsum von berauschenden Drogen hat seine Ursache immer auch in der gesellschaftlichen Situation des Drogenabhängigen. Oft ist der Süchtige ein Mensch, der den Anforderungen, die die Umwelt an ihn stellt, nicht mehr gewachsen ist. Er flüchtet vor dem ihm unerträglich scheinenden Druck in eine Traumwelt, die er nur mit Hilfe von immer höheren Drogenmengen aufrecht erhalten kann.

Diese Zustandsbeschreibung gilt gleichermaßen für den Tablettensüchtigen, den Alkoholiker wie auch für den Rauschgiftsüchtigen. Es würde den Rahmen dieses Buches sprengen, Ursachen und Entwicklungen der Sucht aufzuzeigen. Deswegen wollen wir uns hier kurz mit einem anderen Phänomen, der Sucht nach "schweren Rauschmitteln" beschäftigen.

## Der Weg in die Katastrophe.

Eigentlich sollte die Wertung des Drogenkonsums durch die Gesellschaft bzw. die Umwelt des Süchtigen keine unterschiedliche Wertung der Alkoholiker, Tablettenabhängigen oder Heroinsüchtigen vornehmen dürfen. Medizinisch und soziologisch haben diese Suchtformen viel gemeinsam:

- Am Anfang einer Suchtkarriere steht immer die mangelnde Fähigkeit, mit den Problemen, die durch Beruf und Privatleben entstehen, dem "Druck von außen" fertigzuwerden.
- Das verwendete Suchtmittel schafft scheinbar Entspannung und lindert diesen Druck,
- Im Laufe der Zeit tritt eine Gewöhnung ein, d. h. es werden immer häufigere und höhere Dosen des Suchtmittels nötig, um den gleichen dämpfenden Effekt zu erzielen.
- Am Ende der Drogenkarriere steht die gesellschaftliche Isolation, der gesundheitliche Zusammenbruch und der Tod!

**Rauschgiftsüchtiger ist nicht gleich Rauschgiftsüchtiger.**

Trotz dieser Gemeinsamkeiten gibt es dennoch Unterschiede in der Bewertung der Süchtigen durch ihre Mitmenschen:

- Der Tablettensüchtige, der ohne seine tägliche Dosis an beruhigenden oder stimmungsaufhellenden Medikamenten nicht mehr durch den Tag kommen kann, steht gewissermaßen auf der obersten sozialen Stufe der "Suchtleiter".
- Die Tatsache, daß seine Droge in aller Regel auf Rezept verabreicht wird, scheint den Drogenmißbrauch gleichermaßen zu legalisieren oder zumindest als "medizinisch notwendig" aufzuwerten.
- Die Schuld an seiner Situation wird meist seiner besonders aufreibenden Arbeit oder einer problematischen Situation im persönlichen Bereich gegeben. Aufgrund dieser Faktoren wird die Tablettenabhängigkeit allgemein als eine "saubere Sucht" bezeichnet. Keiner bedenkt, daß diese saubere Sucht oftmals den Einstieg für härtere Drogen vorbereitet.
- Der Alkoholiker wird gesellschaftlich durchaus akzeptiert, zumindest solange er sich "angemessen" verhält, sprich: regelmäßig arbeitet, nicht randaliert, Frau und Kinder nicht verprügelt. Diese Einschätzung resultiert daraus, daß sein Suchtmittel auch von großen Teilen der Bevölkerung regelmäßig genossen wird. (Wein und Bier stehen nach dem Kaffee auf Platz zwei und drei der beliebtesten Getränke der Bundesbürger.)
- Gleichzeitig verdrängen wir alle mit dieser Einschätzung die Angst, selbst einmal zum Alkoholiker, zum Süchtigen zu werden.
- Der Rauschgiftsüchtige steht im öffentlichen Empfinden auf der untersten Stufe der sozialen Leiter. Die Tatsache, daß sein Augenmerk ausschließlich auf das Beschaffen seines Suchtmittels gerichtet ist, daß er zu diesem Zweck unser Eigentum antastet, stiehlt und raubt, macht ihn in unseren Augen zu einer "asozialen Person". Niemand ist bereit, dem Drogensüchtigen zuzugestehen, daß seine Sucht nur eine weitere Spielart der Abhängigkeit von aufputschenden oder dämpfenden Substanzen, eben unter anderem Kaffee oder Nikotin ist.

**Die Auswirkungen der "harten Drogen".**

Unabhängig von dem gesellschaftlichen Status des Süchtigen müssen alle Drogenkonsumenten mit den gleichen schädigenden Folgen für ihr Immunsystem rechnen:

- **Vergiftungserscheinungen:** Alkohol, Psychopharmaka und Heroin sind für jeden Süchtigen in erster Linie Gifte. Durch ständigen Genuß der Gifte kommt es zu einer Belastung innerer Organe wie Leber, Milz, Magen, Nieren usw. Die krebsverursachende Wirkung des Alkohols ist seit langem statistisch bewiesen, es kommt zu vermehrtem Auftreten von Mund-, Speiseröhren-, Brust- und Leberkrebs.

- Die persönlichkeitsverändernde Wirkung der Suchtdrogen beeinflußt das Zentralnervensystem und dadurch auch das Immunsystem nachteilig. Diese Tatsache ist besonders bei Heroinsüchtigen gegeben, bei denen der Zwang, Geld für den nächsten "Schuß" zu besorgen, den Süchtigen einem ständigen - uns unvorstellbaren - psychischen Streß aussetzt. Es kann vermutet werden, daß die hohe Prozentzahl von AIDS-Erkrankungen im Fixermilieu im wesentlichen auf diesen psychischen Druck und dessen Wirkung auf das Immunsystem zurückzuführen ist. Darüber hinaus entstehen weitere Gefahren durch die Prostitution Drogensüchtiger, einer bevorzugten Erwerbsquelle.

- Parallel zur fortschreitenden Sucht ist oftmals ein verändertes Ernährungsverhalten festzustellen. Aus Mangel an Gelegenheit ernährt sich der Süchtige unausgewogen. Es kommt besonders zu einem Mangel an Spurenelementen und Vitaminen. Diese Vitalstoffe sind aber besonders wichtig, um der Vergiftung durch die Suchtmittel entgegenzuwirken. Besonders bei Alkoholikern kommt es oft zu einer entzündlichen Veränderung der Magenschleimhaut ("Gastritis"). Durch Mangel an wichtigen Schutzstoffen für den Körper und anhaltende toxische Schädigungen kommt es zur unwiderruflichen Leberschädigung, zur"Leberzirrhose", die eine der Haupttodesursachen für den Alkoholkranken darstellt.

- Dem Drogenabhängigen, der sein Suchtmittel spritzt, entsteht aus dieser Darreichungsform eine zusätzliche Gefahr: Unsaubere, mit Krankheitserregern verschmutzte Spritzen und Nadeln rufen in der Gruppe dieser Süchtigen überproportional häufig Entzündungen (Abszesse) und Geschwüre an den Einstichstellen, aber auch Übertragung von Herpes-, Hepatitis- und HIV - Viren hervor.

### Zucker - Suchtmittel für Millionen

Ein weiteres Suchtmittel, auf das wir bisher noch nicht eingegangen sind, wird fast von uns allen tagtäglich, bewußt oder unbewußt komsumiert. Dieses Suchtmittel ist: der Zucker. Folgt man den Erläuterungen von Theron G. Randolph, dem amerikanischen "Vater der Klinischen Ökologie", also jener Wissenschaft, die sich mit den Einflüssen der Umwelt auf Körper und Krankheiten beschäftigt, ist die Sucht nach Zucker und Produkten, in denen Zucker enthalten ist, eine der verbreitetsten und am schwierigsten zu beherrschenden Süchte.

Selbst der gezielte Verzicht auf alle zuckerhaltigen Nahrungsmittel wie Süßigkeiten, Marmeladen, Säfte usw. kann nicht zu einer totalen Zuckerabstinenz führen, da die meisten industriell verarbeiteten Nahrungsmittel sogenannten "stillen Zucker" enthalten.

Weitaus gefährlicher ist das, was im Falle einer Gewöhnung aus der Sucht nach dem süßen Stoff werden kann:

- Dr. Randolph sieht im Zucker eine Art "Einstiegsdroge" für härtere Drogen, wie z. B. den Alkohol.
- Kann der Wunsch des Körpers nach Zucker nicht mehr durch den Verzehr von Schokolade allein gesättigt werden, folgt oftmals der Versuch, Zucker in einer Verbindung aufzunehmen, die vom Körper schneller verarbeitet wird.
- Zu diesen Verbindungen gehören, so Dr. Randolph, die sogenannten Zucker - Drogen - Kombinationen, in erster Linie der Alkohol (Liköre, Weine Aperitifs usw.).
- **Nach der Einschätzung von Randolph steht Zucker in der "Drogenpyramide", in der alle Genuß- und Suchtmittel nach dem Grad ihrer Gefährlichkeit eingestuft werden, auf einer Ebene mit Alkohol, Nikotin und Kaffee!**

# Kapitel 12: Drogen , Genußmittel und Medikamente

## Verwendete Literatur:

1) Kurt Blüchel, "Die weißen Magier - Das Milliardengeschäft mit der Krankheit", Fischer Verlag 1976
2) Christine Sengupta, "Medikamentenführer für die Bundesrepublik Deutschland", dtv - Sachbuch, 1988
3) GEOS - Sonderheft Nr. 1, März 1993
4) Kurt Langbein und andee, "Bittere Pillen", Kiepenheuer & Witsch, 1987
5) Dr. med Rolf-Eckhart Hoch, Prof. Dr. med. Benno König, "Lexikon der rezept pflichtigen und rezeptfreien Arzneimittel", Bechtermünz Verlag, 1989
6) "Wie stark beeinflußt Kaffe den menschlichen Stoffwechsel?", Jatros Naturheikunde 2/ 1993
7) Mark P. Friedlander, Prof. Dr. Terry M. Phillips, "Für ein starkes Immunsystem", MVG Verlag, 1987
8) Harvey und Marilyn Diamond, "Fit fürs Leben - Fit for Life", Goldmann Verlag, 1991
9) Theron G. Randolph, Ralph W. Moss, "Allergien - Folgen von Umweltbelastung und Ernährung", Verlag C. F. Müller, Karlsruhe, 1990
10) W. Forth, D. Henschler und W. Rummel, "Allgemeine und spezielle Pharmakologie und Toxikologie", B. I. Wissenschaftsverlag, 1977
11) Dr. med Douglas Hunt, "Angstfrei leben", Kabel Verlag 1990
12) E. J. Mikkelsen: Caffeine and schizophrenic", Journal of Clinical Psychiatry, Nr. 39, 1978
13) D. K. Winstead, "Coffe consumtion among psychiatric inpatients", American Journal of Psychiatry, Nr. 136, 1976
14) Prof. Dr. med Helmut K. Seitz, "Weshalb erhöht Alkohol das Krebsrisiko?", Ärztliche Praxis Nr. 22, 17. 03. 1992

# Pilze, Pilze, Pilze

**Langsam aber sicher machen die Pilze unsere Erde
zu einer Kloake, die das Ende jeglichen Lebens
bedeutet. (W. Rauscher)**

- Pilze sind chlorophyllose einzellige Lebewesen
- Sie sind unempfindlich gegen Antibiotika und
  ca.zehnmal größer als Bakterien
- Sie können sich in Form von baumförmigen Gewächsen anhäufen
- Pilze kommen allgemein im Boden und auf lebenden oder
  abgestorbenen Pflanzen vor
- Sie sind im allgemeinen besser an das Pflanzen- als
  an das Tierreich angepaßt
- Pilze sind imstande, sich sowohl sexuell fortzupflanzen als auch
  durch einfache Teilung
- Nur wenige Pilzsorten sind für den Menschen krankhaft

Pilze sind pflanzliche Parasiten. Sie besitzen, da sie Schmarotzer sind, kein Zellgrün (Chlorophyll). Im menschlichen Leben spielen sie eine vielfältige Rolle. Einige Pilzsorten werden zur Herstellung von Nahrungsmitteln verwendet, z.B.:

- zur Bier- und Weinvergärung
- zur Umwandlung von Milch in Joghurt
- zur Brotherstellung
- zur Käseherstellung

Andere Pilze (überwiegend Schimmelpilze) verderben Obst, Gemüse, Wurst und Käse, Getränke und Brot.

Nur ungefähr 100 von über 300.000 Pilzsorten sind für den Menschen von Bedeutung. Die drei großen Gruppen der für den Menschen schädlichen Pilze sind:

- Hefepilze, am häufigsten Candida albicans
  Sie befallen überwiegend Hautbereiche, die feucht sind:
  Zehenzwischenhaut, Fußnägel (bei schweißigen Füßen und Dunststau durch vollschließendes Schuhwerk), Genital- und Enddarmbereich, Leistenbeugen, Darmschleimhäute. Bei Abwehrschwäche streuen sie in den ganzen Körper (Sepsis) und führen zum Tode (viele Tausend Fälle jährlich, hohe Dunkelziffer).
- Fadenpilze (Dermatophyten)
  Sie besiedeln überwiegend Haut und Haare, befallen trockene Hautstellen. Über 80% der Haut- und Haarpilzerkrankungen werden durch sie ausgelöst.
- Schimmelpilze (z.B. Aspergillus) vermehren sich gern in sauerstoffreicher Umgebung. Sie kommen besonders häufig in der Lunge vor. Auch sie können bei Abwehrschwäche zum Tode führen.

Verschiedene Ursachen führen zu vermehrter Anfälligkeit für Pilzerkrankungen. Die häufigsten Ursachen sind:

- langfristig saure Stoffwechsellage
- Anwendung von Antibiotika (sie schaffen den Pilzen Lebensraum)
- Kortisontherapie, besonders bei langfristiger Anwendung
- Anwendung von Sexualhormonen erhöhen erheblich das Pilzrisiko
- alle Formen von Abwehrschwäche: Operationen mit Narkose, nach Chemo- und Strahlentherapie, Aids-Erkrankungen (besonders, wenn sie aggressiv behandelt werden), nach Organtransplantationen
- Durchblutungsstörungen
- Feuchtigkeitsstau durch Kleidung
  (Synthetik, Turnschuhe, Plastikschuhe)
- Zahnprothesen
- Ansteckung durch Kämme, Handtücher, Fußmatten, Holzplanken usw.
- Stoffwechselstörungen, besonders Zuckerkrankheit
- verpilztes Schuhwerk

**Freund oder Feind - Pilze in unserem Leben**

Jeder kennt sie: Pilze. Jeder hat schon von ihnen gehört. Man muß auch davon ausgehen, daß sie jeder schon einmal gegessen hat. Und damit sind wir schon beim Thema: Pilze, Pilze, Pilze! Es ist klar - Pilz ist nicht gleich Pilz. Der Fliegenpilz kann Sie umbringen, der Steinpilz ernährt Sie. Der Fußpilz juckt. Andere Pilze spielen eine wichtige Rolle in der Ökologie. Aber nicht von den hoch organisierten Formen - zu denen auch unsere mehr oder weniger eßbaren Pilze gehören - soll hier die Rede sein, sondern von jenen Pilze, die für uns Menschen und unsere Gesundheit von überragender Bedeutung sind. Pilze, die fast jeder in sich beherbergt.

**Pilze auf unserem Körper**

Es gibt heute kaum noch ältere Menschen , die nicht einen manifest gewordenen Pilz aufweisen, wo auch immer in ihrem Körper. Denn ein Pilz kann fast alle Teile unseres Organismus befallen. Uns selbst offenkundig wird ein solcher Pilzbefall meist nur auf der Haut. Dort wird er sichtbar, wenn auch nicht immer eindeutig zu identifizieren, denn auch andere Erreger können pilzähnliche Hautveränderungen bewirken. Wenn die Haut im Genitalbereich girlandenförmig und stark begrenzt gerötet erscheint, dabei näßt und juckt, können wir bereits einen Pilzbefall vermuten. Weist die Haut zwischen den Zehen (oder Fingern) ein ähnliches Bild auf oder ist weißlich verfärbt, kann auch hier mit ziemlicher Sicherheit ein Pilz als der Verursacher vermutet werden. Wenn ein Finger- oder Fußnagel sich verdickt, eine gelb - weißliche Verfärbung aufweist - auch dann muß das Vorhandensein eines Pilzes vermutet werden. Wenn der After, die Scheide juckt, mag auch dies durch einen Pilzbefall hervorgerufen sein. Wenn wir weißliche, rasenähnliche Flächen auf der Mundschleimhaut oder dem Gaumenbogen von Kindern oder auch bei Kranken feststellen - dann hat auch hier einer der allgegenwärtigen Pilze wieder eine neue Heimat gefunden. Auch ein quälender Hustenreiz, mit Auswurf, verbunden kann ein Anzeichen für eine Pilzerkrankung sein.

**Pilze bringen uns um.**

Mindestens 7000 Menschen sterben jährlich an einer Pilzinfektion der inneren Organe in Westdeutschland. Wahrscheinlich ist die Zahl der Pilzopfer noch um ein Vielfaches größer, denn die Todesursache Pilzbefall wird von den Ärzten nur gestellt, wenn sie eindeutig im Vordergrund des Krankheitsgeschehens steht und erkannt wurde. Somit wird der Tod als Folge einer Pilzerkrankung nur in den wenigsten Fällen ohne Hilfe eines Spezialisten diagnostiziert. Wir wissen z. B., daß bei Patienten nach Chemo- oder Strahlentherapien aufgrund von Krebserkrankungen, Pilzerkrankungen mit erschreckender Häufigkeit auftreten. Aber eines gilt für alle Fälle, in denen Pilzinfektionen in unserem Leben auftreten: Unser Immunsystem ist geschwächt! **Ein Pilzbefall ist immer ein Hinweis auf eine geschwächte Abwehrlage.**

### Warnsignal Pilz

Reagieren wir auf dieses Symptom, dieses Warnsignal? Meistens ja, und zwar indem wir Pilzsalben auftragen, Pilzmedikamente einnehmen. Verkehrte Maßnahmen, auch wenn sie kurzfristig helfen werden! Denn, wie sagte schon Louis Pasteur: "Die Mikrobe ist nichts, das Terrain ist alles". Wenn auch der Pilzerreger keine Mikrobe ist, so ist nicht das Vorhandensein der Pilze als solches von Bedeutung, sondern die Tatsache , daß diese Pilze in unseren Körper, unser Leben und unsere Gesundheit eindringen konnten.

### Wir müssen mit Pilzen leben

Pilze finden sich überall in unserer Umwelt, unserer Umgebung. Wir können ihnen nicht entrinnen - also müssen wir mit ihnen leben. Was aber nicht heißt, daß wir den Pilzen unsere Haut oder unsere Schleimhäute zur Verfügung stellen müssen. Wir sollten sie soweit zurückdrängen, daß sie nur vereinzelt und ohne krankmachende Bedeutung in unserem Körper auftreten können.Ein gesundes Immunsystem wird normalerweise eine Pilzinfektion verhindern können. Unter zwei Voraussetzungen kann es dennoch zum Auftreten einer Pilzinfektion im Körper kommen: Erstens, wenn unsere Abwehrlage geschwächt ist und zweitens, wenn wir von einer "Übermacht" von Pilzen heimgesucht werden, z. B. wenn wir verdorbene Nahrungsmittel zu uns genommen haben. Die letzte der Voraussetzungen aber kommt äußerst selten vor: Solche Belastungen haben sich seit Bestehen der Menschheit nicht wesentlich verändert. Verändert hat sich dagegen entscheidend die Qualität unserer Abwehrlage, was in allen Kapiteln dieses Buches offenbar wird.

**Wichtiges über Pilzerkrankungen und ihre Symptome**

- Durch jede Einnahme von Antibiotika werden körperfreundliche Bakterien zerstört.
- Mehr als ein Drittel der Bevölkerung leidet an Pilzüberwucherung (USA und Europa).
- Über Blut- und Lymphbahnen kommt es zur Ausbreitung über den ganzen Körper.
- Das Immunsystem befindet sich in einem ständigen Streßzustand bei Pilzerkrankungen.
- Folge: Schwächung des Immunsystems
- Zunahme von Allergien auf viele Nahrungsmittel und äußere Allergene, da Pilze durch bestimmte Allergene die Allergieanfälligkeit des Körpers insgesamt erhöhen.
- Der häufigste Pilz (Hefepilz, Candida albicans) liebt feuchte Schleimhäute.
- Ansiedlung bevorzugt im ganzen Magen-Darmtrakt von Mund bis After
- Weitere Lieblingsstellen: Nasen-, Nasennebenhöhlen, Lungen, Genitalorgane
- Über 50% aller Frauen leiden unter Hefepilzerkrankungen, die folgende Symptome auslösen: Ständiger Ausfluß, Entzündung der Vagina, Befall der Blasenschleimhäute, Entzündung von Eierstöcken und Gebärmutter.
- Beim Mann Entzündung der Blase mit häufigem Harndrang, Prostataentzündungen
- Häufige Übertragung von Hefepilzen durch Geschlechtsverkehr
- **Der Hefepilz greift die T-Helferzellen des Immunsystems an.**
- Hefezellen produzieren hormonartige Substanzen im Körper. (Steroide). Dadurch können sich Brüste vergrößern.
- Durch Bildung von Gährungssubstanzen (Fuselalkohol) im Darm und Befall der Haarfollikel und der Kopfhaut selbst wird Haarausfall stark begünstigt. Schuppenbildung geht häufig mit Pilzbefall der Kopfhaut einher.

Alarmsymptome, die auf Pilzbefall hinweisen können:

- Allgemeine Abgespanntheit, Erschöpfungszustände
- Blähungen, Verstopfung, Durchfall, Schleimhautentzündungen des Darmes (Morbus crohn, Colitis ulcerosa)
- Blasen- und Nierenstörungen
- Gelenk- und Muskelbeschwerden durch Auslösen von Autoimmun-erkrankungen
- Kopfschmerzen
- Sucht nach Süßigkeiten und hefehaltigen Nahrungsmitteln
- Ausfluß und Juckreiz im Genitalbereich, an übrigen Hautstellen, zwischen den Zehen

**Ernährung und Pilzerkrankungen**

Bei schweren Pilzerkrankungen insbesondere des Darmes, empfiehlt sich in aller Regel ein therapeutisches Fasten mit entsprechender Darmtherapie (Colon Hydrotherapie).

Langfristig ist unbedingt eine basische Kost zu bevorzugen, die die Abwehr-lage des Körpers allgemein und insbesondere gegenüber Pilzerkrankungen erhöht.

Folgende Nahrungsmittel sind häufig pilzbelastet:

- Käse
- Walnüsse, Paranüsse, überalterte Nüsse allgemein
- Grill- und Räucherwaren
- Gemüse und Obst, welches bei Zimmertemperatur länger gelagert wird
- Keime, wenn sie nicht sachgemäß gezogen werden
- Fleisch von Mast- und Käfigtieren, insbesondere durch die Anwendung von Hormonen, Antibiotika und weiteren Chemikalien

Ungünstige Nahrungsmittel bei Pilzerkrankungen bzw. Gefährdung gegen-über Pilzerkrankungen:

- Milchprodukte
- Saure Speisen mit Essig, Senf, Ketchup, Mayonnaise, Salatsaucen

- Kohlenhydrate wie Brot, Nudeln, Pizza, Zwieback usw.
- Obstsäfte
- alle weiteren sauren Getränke (Früchtetees, schwarzer Tee, Kaffee, Alkoholika)
- alle Zuckerkonzentrate einschließlich Zucker, Honig, Sirups und Marmeladen jeglicher Art
- die häufig beanstandeten Süßfrüchte gehören meiner Ansicht nach nicht zu den pilzgefährdenden Nahrungsmitteln

**Pilze - Die Apokalypse der modernen Medizin?**

Welcher Mensch, der in westlichen, "zivilisierten" Ländern aufgewachsen ist und lebt, hat noch nie in seinem Leben Antibiotika erhalten? Zwei-, drei- oder auch oft mehrmals sind wir in den "Genuß" der scheinbar lebens- rettenden Medikamente gekommen, zum Teil in Unkenntnis der Tatsachen oder Risiken dieser Therapie. Selbst der Arzt, der es besser wissen müßte und die Zusammenhänge zwischen Antibiotika und Pilzbesiedelung unseres Körpers kennt, geht darüber hinweg. Die Medizin kümmert sich herzlich wenig um das, was sie anrichtet. Jeder Anwendung von Antibiotika müßte, wenn sich die Medizin als "Heil(s)lehre" versteht, eine Therapie zur Wieder- gutmachung der Schäden dieser Behandlung folgen. "Antibiotikum" - das Wort bedeutet: "Gegen das Leben gerichtet". Das heißt: Antibiotika sind gegen das Leben gerichtete Medikamente. Zwar sind sie in erster Linie gegen bakterielle Erreger wirksam, in zweiter Linie aber auch gegen den Menschen selber. Das Fiasko ist da - die Zerstörung des Mikro - Ökosystems beginnt. **Ein Medikament, das in dieses Ökosystem eingreift, bedroht immer unsere Gesundheit!** Nun, dieser Zusammenhang entgeht unseren Betrachtungen oder wir wollen ihn gar nicht wahrhaben. Vielleicht erscheint das Vielen auch an den Haaren herbeigezogen. Gleichwohl: Ein Medika- ment, das das Leben welcher Organismen auch immer zerstört, bedroht ebenfalls unser eigenes. Jedem pathogenen (krankmachenden) Bakterium, das wir durch ein Antibiotikum vernichten, stehen zig Bakterien gegenüber, die unsere Freunde und Helfer sind und die wir ebenfalls vernichtet haben. Die Auswirkungen einer einzigen Penizillintablette auf Ihre Darmflora sol- len noch nach zwei Jahren festzustellen sein. Es gibt nicht wenige Men- schen, bei denen die physiologische Darmflora vollkommen fehlt.

**Der Tod von Billionen.**

Stellen Sie sich vor, es gäbe Billionen von Menschen auf der Welt und Sie hätten jeden Menschen aus dem Weg geräumt, weil Sie eine Anzahl Terroristen - sprich feindliche Bakterien - liquidieren wollten. Das ist die Realität in unserem Körper, das ist die Realität unserer Medizin. Bedeutet es nun etwas, wenn Millionen physiologischer Darmbakterien nicht mehr vorhanden sind? Keine Klinik, kaum ein Internist fragt danach, was das für Sie, für Ihr Immunsystem, für Ihr weiteres Leben an Problemen mit sich bringt, wenn diese physiologische Darmflora zerstört worden ist. Und nicht nur die physiologische Flora der Darmschleimhäute, nein auch die der äußeren Haut, der Schleimhäute von Mund, Rachen, Kehlkopf und Atemwegen. Die Zerstörung der Schleimhäute der Vagina bei der Frau gehört ebenfalls hierzu. Hiermit wird die physiologische Barriere unserer körpereigenen Abwehr zerstört. Denn eben diese Keime, die wir mit den Antibiotika zumindest nach und nach total vernichten, wirken als Schutzschild oder sollten zumindest als Schutzschild wirken vor neuen Infektionen.

**Pilzerkrankungen als Massenepidemie**

Welche Bedeutung haben die Darmbakterien bei der Verdauung, bei der Zersetzung der Ballaststoffe? Welche Bedeutung kommt der Darmflora bei der Herstellung oder Aufnahme von Vitaminen zu? Wissen wir doch zum Beispiel, daß eine gesunde Darmflora eine wichtige Rolle insbesonders bei der Synthese von Vitamin $B^{12}$ spielt. Wenige andere Erkrankungen zeigen uns in aller Deutlichkeit unsere geschwächte Abwehrlage wie die Pilzinfektionen. Zwar wird das Vorkommen von Pilzen auf den Schleimhäuten als Erreger schon in der Antike beschrieben - unter anderem von keinem Geringeren als dem Naturarzt Hippokrates . Aber der modernen Medizin und der modernen Lebensweise blieb es vorbehalten, aus diesem raren Krankheitsbild eine Massenepidemie ungeahnten Ausmaßes zu machen.

Walter Rauscher schreibt in seinem Buch "Tödliche Mykosen": "Langsam aber sicher machen sie (die Pilze) unsere Erde zu einer Kloake, die das Ende allen Lebens bedeutet."

**Die Natur übersteht jede Apokalypse**

Die Natur wird sich immer wieder regenerieren, sie wird auch in der Lage sein, das menschliche Individuum auszulöschen, wenn es in zerstörerischer Weise mit ihr verfährt und ihre Existenz gefährdet. Und so wird die Natur auch in der Lage sein, der Pilze Herr zu werden, denen wir das richtige

Milieu durch veränderte Umweltbedingungen geschaffen haben. Gleichwohl geht es aber um die Bedrohung heute, um das Leben von uns allen, um unsere Krankheiten und um unser Überleben und nicht darum, wie sich die Natur möglicherweise immer wieder selbst zu helfen und zu regenerieren vermag.

Wir kennen circa dreihunderttausend Pilzarten. Viele Pilzarten sind mit Sicherheit noch nicht entdeckt bzw. unbekannt. Kaum ein Mensch hält sich vor Augen, daß das Penicillin, das wir in der Therapie verwenden und den Pilzen den Boden bereitet, selbst von Pilzen gebildet wird, um sich gegen Bakterien zu schützen und den eigenen Lebensraum vergrößern zu können.

**95 % aller Menschen sind "verpilzt".**

Für den menschlichen Bereich spielen Hefepilze eine wichtige Rolle (besonders Candida albicans), die sich überwiegend in feuchtem Milieu wohl fühlen. Darüberhinaus gibt es für den Menschen eine zweite, pathogene Pilzart, die wir als "Dermatophyten" bezeichnen und die sich besonders in trockenen Hautbereichen wohl fühlen und deswegen häufig als umschriebene Infektionen, z. B. im Brust- oder Bauchbereich oder an Armen oder Beinen auftreten. Messungen haben ergeben, daß wir mit einer Quote von 95% mit krankhaften Pilzsorten befallener Menschen rechnen müssen.

**Pilze und Pille**

Neben den Antibiotika gibt es weitere Medikamente, die die Zunahme von Pilzerkrankungen explosionsartig fördern können. Hierzu gehören die Ovulationshemmer bei Frauen (die "Pille"), sowie die ganze Palette der allgemein verordneten Sexualhormone. Im Rahmen einer solchen Hormontherapie kommt es zu Veränderungen des Vaginalsekretes in einer Form, die Pilzerkrankungen Tür und Tor öffnet. Die Frauenärzte leben nicht schlecht von der Behandlung dieser vielfachen Pilzinfektionen des Genital- und Analbereiches bei Frauen. Dieses ist nur ein Aspekt unter vielen bei der Verordnung der "Pille" und anderer Sexualhormone, der uns nachdenklich stimmen sollte.

**Cortison, Abwehr und Pilze**

Viel bedeutender noch für die Schwächung unseres Abwehrsystems, die einer Pilzinfektion Vorschub leistet, ist die Verordnung von Cortisonpräparaten. Kaum ein Mensch, der in ärztlicher Behandlung steht, hat bislang nie Cortison erhalten. Was bewirkt die Cortisontherapie? Im Blutbild führt sie zu einer allfälligen, drastischen Reduzierung der Lymphozyten, der wichtigsten Zellart des "weißen" Blutbildes. Cortison wird eigesetzt bei Asthma- oder Rheumapatienten und in der Chemotherapie bei Krebskranken, in der Behandlung von Hautekzemen, besonders in der Notfallmedizin usw. Hierdurch läßt sich eine massive Schwächung des Immunsystems durch den Abfall dieser wichtigen Blutzellen, der Lymphozyten feststellen. Machen beim gesunden Menschen die Lymphozyten wenigstens 20%, optimaler Weise aber auch 40 - 45% der Gesamtzellzahl des weißen Blutbildes aus, so sinkt unter einer Cortisontherapie dieser Anteil oft bis auf 4 (!) %! Das bedeutet im schlimmsten Falle eine Verschlechterung der Abwehrlage durch Verminderung der Lymphozyten um 90 %! Hat das nun Auswirkung auf unsere Gesundheit, auf das Entstehen von Krankheiten allgemein? Cortison - die Wunderwaffe der Therapie! Cortison - die Wunderwaffe, die unser Leben bedroht wie kaum ein anderes Medikament. Cortison ist Bestandteil vieler schnell wirkender Hautsalben. Bei Entzündungen, Sonnenbrand, sogar bei bakteriellen oder viralen Infekten der Haut wird Cortison als Bestandteil von entzündungshemmenden Mitteln gegeben. Sicherlich vermeidbar - wie wir an anderer Stelle zeigen werden.

Viele Blasenentzündungen beruhen auf einer Infektion mit Pilzen. Immer dann, wenn Antibiotika nicht wirken, müssen wir diskutieren, ob nicht eine Pilzinfektion die eigentliche Ursache der Krankheit ist.

Antibiotika erreichen hier eher das Gegenteil dessen , was sie bewirken sollen. Denn sie können die Pilzkrankheit nicht bessern, sondern sie werden diese vielmehr verschlechtern.

### Pilze für immer und ewig

Vielfach finden wir Pilzinfektionen im Bereich der Lungen oder der Bronchialschleimhäute, besonders bei Krebs- oder AIDS - Patienten, bei Patienten, die häufig oder langanhaltend mit Cortison therapiert wurden, oder bei jenen, die wegen Infektanfälligkeit oder aus anderen Gründen Antibiotika erhalten hatten. Und als besondere Draufgabe für uns alle: Der Nagelpilz, der - einmal aufgetreten - fast immer für den Rest unseres Lebens ein treuer Begleiter sein wird. Ausdruck und Indiz für die Tatsache, daß unsere Abwehrlage kaum je besser, sondern immer schlechter wird.

### Pilze bei jedem AIDS - Kranken

Candida albicans spielt eine immer größere Rolle als Erreger von "opportunistischen" Infektionen bei Patienten mit AIDS - Erkrankungen. Laut Prof. Stille, Universitätsklinik Frankfurt, litten aus einer Gruppe von 65 AIDS-Patienten, die damals in der Uniklinik behandelt wurden, bereits alle an Mund-pilz. Der pathologische Pilz Candida albicans ist für den Menschen der häufigste pathogene Pilz. Er wirkt außerdem durch seine Stoffwechselprodukte toxisch für die Leber, wo er Leberzellschäden und Zerstörung von Leberzellen (Leberzellnekrosen) bewirkt. Des weiteren wird unser Immunsystem geschädigt, Thymus und Milz leiden unter den chronischen Pilzinfektionen!

### Pilze bei Asthma und Neurodermitis

Ein Pilz, der Aspergillus genannt wird, benötigt ein sauerstoffhaltiges Milieu, bevorzugt deswegen die Atemwege. Der Nachweis von bestimmten pathogenen Darmbakterien, Klebsiellen genannt, geht fast sicher mit dem Befall des Darmes durch Pilze einher. Bei Asthmatikern oder Menschen mit Neurodermitis können wir mit ziemlicher Sicherheit annehmen, daß nahezu jeder dieser Menschen an Pilzinfektionen leidet, die ein wichtiger Bestandteil der Allergieursache dieser Leiden sind.

### Pilze sind die Allergieverursacher Nummer 1!

Und wie oft zieht sich ein Mensch, der vor oder nach einer Operation, nach Unfällen eine (oder mehrere) Blutkonserven erhält, hierdurch eine Pilzinfektion zu!

### Pilze bei Leukämie

Von 125 leukämiekranken Kindern, die einen zentralen Venenkatheter hatten, litten 26 an schwerwiegenden Pilzinfektionen, 8 Kinder starben daran.

Die in die Lunge eindringenden Aspergillus-Pilze gehören zu den wichtigsten Komplikationen bei bösartigen, hämatologischen Systemerkrankungen und bei Chemotherapie. Sie bedingen eine vitale Bedrohung, die Sterblichkeit ist 70 bis 100 % der Infizierten.

**Gefährlicher Irrglaube: Hefen im Darm sind normal**

Gärende Hefen sind notwendig, um die Nahrung aufzuschließen. Hefe kommt von heffen = heben = gären. Bakterien, die Kohlehydrate vergären, hießen im vergangenen Jahrhundert Hefebakterien. Heute nennt man diese Bakterien aber nicht mehr Hefen.

Hefen seien normale Darmbewohner, heißt es oft. Weit verbreitet ist die Meinung, praktisch jeder Mensch hätte Hefen im Darm. Nester pathogener Hefen im Darm sind meist der Ausgangspunkt für systemische Mykosen. Milchzucker wird von Candida-Albicans nicht vergoren. Auch aus Pilzherden in kariösen Zähnen kann ständig Nachschub kommen.

**"Die Tatsache, daß es in Afrika und Südamerika größere Bevölkerungsgruppen gibt, die zu 100 % verwurmt sind, berechtigt nicht zu der Behauptung, dieses sei normal."** (Prof. Rieth, Hamburg)

Es muß als unverantwortlich bezeichnet werden, daß mit der Pilzsanierung abgewartet wird, bis sichere Zeichen manifest gewordener Organmykosen festgestellt sind. Eine systemische Therapie mit Antimykotika (Antipilzmitteln) kann nie und nimmer Pilze aus dem Darm auf Dauer eliminieren. Immer wiederkehrende Rezidive sind die Folge, wenn pathogene Hefen übrigbleiben.

Laut Professor Perger Wien, gibt es **nach Behandlung mit chemischen Antipilzmitteln,** (meist wird die Wirksubstanz Nystatin verwendet) **innerhalb von 2 Monaten bis zu 95 Prozent Rückfälle.** Dies ist dann das Ergebnis einer "erfolgreichen" Pilzbehandlung. Um so mehr verwundert es, daß selbst "biologische" Labors routinemäßig dieses Medikament den Ärzten empfehlen angesichts einer Rückfallquote, die nahezu 100 Prozent beträgt.

**Wohin geht die moderne Medizin?**

Schnelle Scheinerfolge (ich sage dazu "Vorführreffekte") sind gefragt. Man kann sich damit bei Patienten ins rechte Licht rücken. Wenn kurze Zeit später die Scheide wieder juckt oder die Zwischenzehenhaut wieder weiß wird, kriegen die Pilze eben nochmal eins drauf. Aber:

**"Die Mikrobe ist nichts, das Terrain ist alles", sagte schon Louis Pasteur.**

Das heißt nichts anderes als:

**Der Boden in unserem Körper, auf dem Pilze immer wieder gedeihen, muß geändert werden!**

**Ergänzende Angaben zu Pilzerkrankungen und Pilzbefall**

- Backhefe und Obsthefe weisen keine krankmachenden Eigenschaften auf.
- Folgende Meinung ist ein falscher Zopf: Der Säuremantel der Haut schützt vor Pilzinfektionen.
- Candida albicans (Hefepilzbefall) ist in der Mundhöhle und im Darm bei mindestens 20% aller Gesunden nachzuweisen.
- Es kann keine Rede davon sein, daß dies zur Normalbesiedelung des menschlichen Magen- und Darmtraktes gehört.
- Östrogen bewirkt eine Steigerung von Glukose (Zucker) in der Flüssigkeit der Vagina. Dadurch erklärt sich der erhöhte Pilzbefall unter Therapie mit Sexualhormonen.
- Die Besiedlung des Darms mit krankmachenden Hefen wird als Auslösefaktor für die Neurodermitis angesehen.
- 20.000 Schwerkranke in der Bundesrepublik pro Jahr leben in der Gefahr, an einer Tiefenmykose (Befall innerer Organe) zu erkranken. Mindestens 7.000 gehen unmittelbar daran zugrunde.
- Bei einer Gruppe von HIV-positiven Patienten (nicht gleich zu setzen mit Aids-Kranken) fand sich ein Pilzbefall von 76% in Mund, Rachen oder Speiseröhre.
- Bis zu 10% aller Menschen leiden an einer Nagelmykose
- Der Hefepilz Candida albicans ist für ca. 90% aller Erkrankungen durch Hefepilze verantwortlich.
- Nur ein Fünftel aller Pilzerkrankungen läßt sich wirklich nachweisen, wenn eine bakteriologische Routineuntersuchung und nicht eine spezielle Pilzdiagnostik erfolgt.
- Bei der besonderen Verarbeitung von Urinsediment lassen sich gegenüber der einfachen Auswertung einer Urinprobe positive Pilznachweise bis dreimal häufiger erbringen.
- In den letzten Jahren ist eine deutliche Zunahme von Systemmykosen (allgemein im Körper verbreiteten Mykosen) und Organmykosen bei Kindern und Jugendlichen mit Tumorkrankheiten zu beobachten (Universitäts-Haut-Klinik Münster). Diese Zunahme ist mit höchster Wahrscheinlichkeit auf die zunehmend aggressive Chemotherapie zurückzuführen.

### Ergänzende Angaben zu Pilzerkrankungen und Pilzbefall

- Nagelpilze finden sich in etwa 83% an den Füßen und nur in etwa 17% an den Händen.

- Seborrhoische Ekzeme bis hin zur Schuppenflechte (Psoriasis) gehen in etwa 84% aller Fälle mit dem Nachweis von pilzpositiven Stuhlproben einher. Hierbei ist Candida albicans in etwa 85% beteiligt. Häufig fehlt hier eine Darmsymptomatik.

- Der Nachweis von Pilzbefall eines inneren Organes ist im Früh-stadium sehr schwierig zu erbringen, im Spätstadium kommt der Nachweis oft zu spät, zumindest mit üblichen schulmedizinischen Diagnose-Verfahren.

- Es wurde der Nachweis erbracht, daß lebende Hefezellen schon 50 Minuten nach dem Eindringen in den Zwölffingerdarm in den Zentralgefäßen der Darmzotten elektronenmikroskopisch nachweisbar waren. Es erfolgt also eine sehr schnelle Durchwanderung von Pilzen durch die Darmschleimhäute in die Gefäße.

- Es ist ein Irrglaube, daß ein geringer Keimnachweis im Darm völlig harmlos sei und keiner Maßnahme bedürfe. Innerhalb von 20-30 Minuten kann sich die Pilzzahl verdoppeln. Es dauert dann nur eine einzige Nacht, bis eine anfänglich harmlose Menge auf eine Keimzahl von 1 Mio pro Gramm Stuhlgewicht hochschnellt.

- Bei 20-jährigen Soldaten findet man bereits zu 20% Pilzinfektionen ihrer Füße.

- Im Bergbau und in der Industrie sind Befallzahlen von mehr als 40% festgestellt worden.

- 20% aller Katzen in Mitteleuropa sind pilzinfiziert.

- Aus Reihenuntersuchungen der Bevölkerung weiß man, daß etwa die Hälfte davon krankmachende Hefen auf inneren Organen aufweist.

- Solange eine ausreichende Abwehr besteht, kann man mit einer kleinen Menge dieser Hefen bestehen.

- Bei einer Gruppe von Krebskranken waren 79% bereits vor Behandlungsbeginn pilzpositiv (Universitätshautklinik Hamburg).

- An einer manifesten klinischen Pilzerkrankung erkranken 34 von 71 Patienten, die bei mindestens 3 Zyklen Chemotherapie erhielten.

- Eine befriedigende schulmedizinische Therapie des Nagelpilzes besteht noch nicht.

**Ergänzende Angaben zu Pilzerkrankungen und Pilzbefall**

- Studien zeigen weltweit einen Hefebefall des weiblichen Genitals von 5 bis knapp 50%.
- Fast 50% Pilzbefall im Genitalbereich ergab eine Studie in Tanzania im Jahre 1986.
- Bei 60% der Befragten mit genitalem Pilzbefall waren Hefen in Schleimhautabstrichen des Mundes und/oder in Stuhlproben nachgewiesen worden.
- **Unter Chemotherapie sind** nach Professor Thomas Büchner, Universität Münster, **bereits in den ersten Behandlungstagen über 10% der Patienten von Pilzinfektionen betroffen.**
- Nach einer Studie in San Fransisco fand sich bei 105 Verstorbenen nach akuten Leukämien bei Autopsien in mehr als der Hälfte der Fälle eine systemische Pilzinfektion, die während des Lebens nicht diagnostiziert wurde. Als Befallsorgan steht die Lunge an erster Stelle, gefolgt von Leber, Milz sowie Herz und Gehirn, wobei das Gehirn bei einem Drittel aller Patienten mit befallen ist.

**Biologische Behandlungen von Pilzerkrankungen**

Die Behandlung von Pilzerkrankungen ist eine der wichtigsten Aufgaben zur Gesunderhaltung oder Wiederherstellung von Gesundheit oder zur Stabilisierung des Immunsystems allgemein. Die Therapie mit chemischen Antipilzpräparaten, besonders dem Wirkstoff Mystatin, führt ins Aus. Denn einem kurzfristigen Erfolg steht eine hohe Rezidivquote von 95% innerhalb von zwei Monaten gegenüber. Wegen der allgemeinen Bedeutung der Behandlung von Pilzerkrankungen durch natürliche Maßnahmen sind diese Behandlungsmöglichkeiten im Therapiekapitel aufgenommen.

# Kapitel 13 : Pilze, Pilze, Pilze

## Quellennachweis:

1) Dr. rer. nat. R. Hauss, "Damoklesschwert Darmmykosen",
   "Erfahrungsheilkunde", Heft 2/1993
2) "Candida - Mykosen vor der Geburt sanieren", Die Neue Ärztliche, Nr. 195,
   13. 10. 1987
3) Harald Krebs, "Das Mykosenproblem in er Praxis", Sanum - Post 20/92
4) Dr. med. R. M. Bodenstedt, "Dermatologie", Reihe "Medizin heute" der
   Tropan Pharma, 1968
5) Dr. med. B. Rotch, "Dermatologie in Stichworten", Glaxo Pharmazeutika, 1980
6) H. P. R. Seeliger, "Erkrankung durch Pilze", Lehrbuch de medizinischen
   Mikrobiologie, G. Fiser Verlag, Stuttgart, 1965
7) Ernst Wiesmann, "Medizinische Mikrobiologie", Georg Thieme Verlag,
   Stuttgart, 1971
8) HP Walter H. Rauscher, "Tödliche Mykosen durch krankmachende Hefe -
   Schimmelpilze", Eigenverlag

## Kapitel 14

# Die "Lustseuche" Herpes - ein modernes Märchen

Auch in unserer modernen Zeit hat das Märchen noch eine Daseins-berechtigung. Bei unseren Kindern hat der Kassettenrecorder die Stelle der märchenerzählenden Großmutter eingenommen, und die Erwachsenen folgen gebannt ihrer "Märchenstunde", wenn im Fernsehen die allseits beliebten Seifenopern oder Serien laufen. Der Psychologe erklärt die allgemeine Beliebtheit des Märchens damit, daß im Märchen eine "heile Welt" existiert, die der realen Welt um uns herum so unähnlich ist. Da wird der Gute für seine Bescheidenheit, seinen Mut belohnt, und der Böse erhält seine gerechte und oft drakonische Strafe. Kurz - alles ist anders, als wir das normalerweise erleben.

Eine besondere Form des modernen Märchens für Erwachsene ist das "Märchen von der Lustseuche". Wann es zum ersten Mal erzählt wurde, woher es kommt, weiß niemand so genau. Nur, der Inhalt dieses Märchens ist über die Jahrhunderte gleich geblieben: Es gibt, so lautet das Märchen, Krankheiten, die vorzusweise jene Mitmenschen befallen, die sich in irgendeiner Form anders als die Masse ihrer Zeitgenossen verhalten. Oder um es anders zu sagen: Jedem, der sich in sexueller Hinsicht anormal verhält, droht eine "Lustseuche", die ihn für sein Verhalten bestraft.

**Pest, Syphilis, "Kußkrankheit", AIDS und Herpes - der Stammbaum der "Lustseuchen".**

Im Laufe der Zeit sind mehrere Erkrankungen in den zweifelhaften Ruf einer Lustseuche gekommen:

- Im Mittelalter wurde bereits gemutmaßt, die Pestepedemien seien die "Strafe Gottes" für ein wollüstiges, liederliches Leben.
- Im vergangenen Jahrhundert galten Geschlechtskrankheiten allgemein als das Resultat von sexueller Freizügigkeit bzw. dem, was sich unsere Urgroßväter darunter vorstellten.
- In den 70er Jahren unseres Jahrhunderts wurden wir dringlichst vor dem im Volksmund "Studenten- oder Kußkrankheit" genannten Pfeiffer'schen Drüsenfieber gewarnt, das als das Resultat von andauerndem "Knutschen" betrachtet wurde.

- Auch zu Beginn der AIDS - Erkrankungen gab es Stimmen, die diese schwere Erkrankung als die Reaktion auf das "perverse" Verhalten von Homosexuellen sahen.
- Vor noch nicht allzulanger Zeit berichtete die amerikanische Zeit schrift "Reader's Digest", die Häufung von Herpeserkrankungen sei die Folge der sexuellen Revolution und Freizügigkeit der 70er Jahre.

### Ein Virus hat keine Moral!

Wie wir inzwischen wissen, ist diese Einschätzung falsch. Die Ursache für eine Epidemie sind fast immer in hygienischen Faktoren oder in allgemeinen Verhaltensweisen einer Bevölkerungsgruppe zu suchen. Eine Erkrankung ist immer ein Vorgang, der durch mehrere Faktoren gemeinsam ausgelöst wird, von denen die Infektion oder Ansteckung nur einer ist. Ein Virus hat keine Moral, er sucht sich nicht gezielt unmoralische oder böse Menschen aus, um sie krank zu machen.

### Herpes - seit Jahrtausenden bekannt.

Bereits die Griechen der Antike kannten jene Erkrankung, die sich in Ent-zündungen der Haut äußerte und die über den Körper zu kriechen schien. Sie gaben dieser Erkrankung den Namen "Herpes", wobei sich dieser Namen aus dem griechischen Wort für "kriechen" herleitet. Bereits der römische Kaiser Tiberius versuchte erfolglos, Herpeserkrankungen auszurotten, indem er das Küssen bei öffentlichen Zeremonien verbot. Die ersten wissenschaftlichen Untersuchungen der Erkrankung erfolgten erst in den Jahren 1886 und 1896 in Frankreich und Deutschland. Damals wurden auch erstmals erforscht, daß der Erreger dieser Krankheit zu den "Viren" zu zählen sei. Die Viren waren erst wenige Jahre zuvor entdeckt worden, und man wußte noch sehr wenig von diesen Mikroorganismen.

### Erscheinungsbild der Herpeserkrankung.

Die Symptome der Herpeserkrankung sind den meisten unter Ihnen wohl bekannt:

- Die Herpeserkrankung der Lippen ("Herpes labialis") beginnt mit ei-nem Kribbeln und Juckreiz, gefolgt von einem Spannungsgefühl der Haut. Dieser Zustand hält in aller Regel 1 - 2 Tage an.
- Danach kommt es zur Ausbildung von kleinen Bläschen auf der gerö-teten Haut. Diese Bläschen stehen eng beieinander und sind mit einer klaren Flüssigkeit gefüllt, die sich im weiteren Verlauf der Krankheit eitrig gelb eintrüben kann.

- Weitere Krankheitserscheinungen können ein zusätzlicher Befall der Mundhöhle bzw. des Auges sein. In wenigen schweren Fällen kommt es aber auch zum Befall der Hirnhaut bzw. zur Ausdehnung eines Ekzems über den ganzen Körper.
- Der Herpesbefall der äußeren und inneren Geschlechtsorgane (Herpes progenitalis) verläuft ähnlich. Er ist wahrscheinlich am Ruf des Herpes als "Lustseuche" verantwortlich.

## "Virus" bedeutet Gift.

Viren sind sehr kleine und verhältnismäßig einfach gebaute Lebewesen. Das Wort Virus stammt aus dem Lateinischen und bedeutet Gift. Man ordnet sie der Gruppe der "Mikroben" zu. Das Wort Mikrobe ist aus den Begriffen "Mikro" = sehr klein und "Bios" = Leben zusammengesetzt, bedeutet also nichts anderes als "sehr keines Lebewesen". Um sich die außerordentlich geringe Größe von Viren vorzustellen sei gesagt, daß ein Virus sich größenmäßig zu einem Bakterium, das bereits mit bloßem Auge nicht zu sehen ist, verhält wie ein Sandkorn zu einem Fußball.

Außerdem besitzen die Viren, anders als z. B. die Bakterien, keinen Körper. Sie bestehen im wesentlichen nur aus einem Stück Erbinformation in Form einer Anhäufung von Eiweißmolekülen("Desoxyribonukleinsäure" oder DNA). Diese Desoxyribonukleinsäure ist Bestandteil aller tierischen und pflanzlichen Zellen. Auf ihr ist die "Erbinformation" einer jeden Zelle festgelegt, daß heißt jener Teil der dafür sorgt, daß die Nachfolgezellen einer Zelle die gleichen Merkmale besitzten, wie diese Zelle. Nur so kann erreicht werden, daß die Funktion und das Weiterbestehen eines Organes jederzeit gewährleistet ist.

## Zerstörung von Körperzellen.

Befällt ein Virus eine Zelle, so tauscht es einen Teil der Desoxyribonukleinsäure im Zellkern gegen "seine" Desoxyribonukleinsäure aus. Die Zelle mit der veränderten Erbinformation stellt daraufhin ihre normale Arbeit ein, um neue Viren zu produzieren. Diese Produktion von Viren verläuft recht schnell. So weiß man, daß eine Zelle, die von einem Virus befallen wurde, **in 7 Stunden bis zu 10.000 neue Viren** herstellen kann!

Nach einer gewissen Zeit hat die Zelle alle ihre Ressourcen aufgebraucht und stirbt ab. Aus der Hülle der toten Zelle schwärmen nun die neu gebildeten Viren aus, um sich neue Zellen zu suchen und sich weiter zu vermehren.

So wird es zu Beginn einer Virusinfektion immer nur einige wenige befallene Zellen geben und erst mit fortlaufender Krankheit kommt es zum Befall weiterer Zellen, der dann zu ersten Krankheitsymptomen führt. Der Mediziner nennt den Zeitraum vom vermutlichen Erstkontakt des Körpers bis zum Auftreten der Krankheitserscheinungen die "Inkubationszeit". Manche Erkrankungen, die durch Viren ausgelöst werden, haben Inkubationszeiten von mehreren Wochen.

### Das Abwehrsystem des Körpers - hilflos!

Das Immunsystem des Körpers steht den Viren anfangs recht hilflos gegenüber. In der Regel ist es erst in der Lage, Abwehrmaßnahmen zu ergreifen, wenn ein Virusbefall einer Zelle stattgefunden hat. Durch die Zerstörung der virusinfizierten Zellen ist es dann in der Lage, zumindest eine weitere Verbreitung und Vermehrung der Viren zu verhindern. Andererseits können Viren das Immunsystem täuschen: Sie sind in der Lage, sich in Eiweißhüllen zu verstecken und so Jahre oder auch Jahrzehnte im Körper existieren, ohne besondere Krankheitssymptome hervorzurufen. Erst wenn das Immunsystem durch andere Umstände geschwächt ist, "greifen sie an" es kommt zu einer Erkrankung.

### Das Herpesvirus - besonders heimtückisch!

Bereits 1921 erkannte der deutsche Arzt Dr. Lippschütz, daß das Herpesvirus sich von anderen Viren unterschied. Er war auch der Erste, der annahm, daß es mehr als **ein** Herpes auslösendes Virus geben könnte, konnte aber diese Vermutung nie beweisen. Seit 1960 hat sich das Bild einigermaßen geklärt. Neuere Untersuchungen haben folgenden Tatbestand ergeben:

- Es gibt zwei Arten des sogenannten "Herpes - simplex - Virus".
- Das Herpesvirus Typ I verursacht Schädigungen der Mundschleimhaut, Lippen, Kopfhaut und der Haut des oberen Rumpfes.
- Es verursacht die häufigste Form der Herpeserkrankung, den sogenannten Herpes der Lippen ("Herpes labialis").
- Das Herpesvirus Typ II findet sich bei Hautschädigungen im Bereich der Geschlechtsorgane und des Gesäßes
- Das Herpesvirus II führt zu dem unangenehmen "Herpes genitalis", der auch in symptomenfreiem Zustand zu einer Virusübertragung auf Neugeborene führt.
- Bei den meisten Menschen kommt es bereits im Alter von 1 bis 5 Jahren zu einer Erstinfektion mit Herpesviren.
- Diese Infektionen verlaufen bei ungefähr 99 von 100 Menschen unbemerkt.
- Bei 70 - 90 % der Befallenen verbleibt das Virus inaktiviert im Körper und führt unter besonderen Umständen zu einem erneuten Ausbruch der Herpeserkrankung.

● Die Gürtelrose (Herpes zoster) ist mit dem "normalen" Herpes nur insofern verwandt, als sie unter ähnlichen Bedingungen auftritt, wie der Herpes simplex.

● Erreger der Gürtelrose ist das Windpockenvirus (Varizella zoster - Virus), das nach der Windpockenerkrankung im Körper verbleibt.

● Dieses Virus befällt die Nervenstränge des Menschen und verursacht außer einem Hautausschlag in der akuten Krankheitsphase starke, oft behandlungsresistente Schmerzen im Versorgungsgebietes dieser Nerven.

● Diese Schmerzen halten oftmals jahrelang über die eigentliche Erkrankung hinaus an.

Spätestens jetzt müssen wir Abschied von der Bewertung der Herpeserkrankung als Lustseuche nehmen: Es ist kaum anzunehmen, daß die Herpesinfektion von Großteilen der Bevölkerung, die ja bereits im frühesten Kindesalter stattfindet, auf sexuelle Praktiken zurückzuführen ist.

**Die Schulmedizin ist ratlos.**

Die medikamentöse Behandlung des Herpes stellt auch die Schulmedizin vor Probleme. Sie ist - wie übrigens bei allen Viruserkrankungen - kaum in der Lage, den Erregern eine wirksame Behandlungsmaßnahme entgegenzustellen. Die einzige Möglichkeit, eine Viruserkrankung zu beeinflussen, besteht in der Stärkung des körpereigenen Immunsystems, um dessen Kampf gegen die Ausbreitung der Viren zu unterstützen.

Das Mittel der Wahl gegen die Herpeserkrankung ist eine Substanz, Aciclovir genannt mit dem Handelsnamen Zovirax. Zovirax ist ein "Virustatikum" also ein Mittel, daß das Virus inaktivieren, aber nicht abtöten kann. Es gibt dieses Medikament als Salbe, Tablette und als Injektions-lösung.

Dennoch ist die Behandlung mit Aciclovir letztendlich eher eine Behandlung der Symptome. Eine Auswahl von Artikeln, die uns freundlicherweise von der Zeitschrift "Medical Tribune" zur Verfügung gestellt wurde, zeigt die Vergeblichkeit der ärztlichen Bemühungen:

● So ist die Behandlung mit Aciclovir immer eine Langzeittherapie, "die in einigen Fällen bis zu drei Jahren oder länger betragen sollte".

● Ein Absetzen des Medikamentes führt zu einem Wiederaufflackern der Symptome.

- Die Langzeittherapie kann zu folgenden Folgenden Nebenwirkungen führen, die sich laut "The Lancet" aber in vertretbaren Grenzen halten: Müdigkeit, Schwäche, Schweregefühl, Kopf- und Bauchschmerzen, Gefühlsstörungen, Durchfall und Erbrechen. Außerdem wurde bei 20 Patienten Depressionen unter der Behandlung festgestellt.
- Bemerkenswert ist auch die Tatsache, daß die Therapie mit Aciclovir, wenn nicht innerhalb von 48 Stunden nach Auftreten der ersten Symptome damit begonnen wird, keine besseren Ergebnisse aufweisen kann, als ein "Placebo", also ein Medikament **ohne jegliche chemische Auswirkung auf den Körper.**
- Nach Ablauf dieser 48 Stunden haben also alte Hausmittel, wie das Betupfen der Herpesbläschen mit Zahnpasta oder Petroleum die gleiche - wenn nicht sogar eine bessere Wirkung wie Zovirax!
- Wesentlich besorgniserregender ist die Tatsache, daß bereits 1989 über Patienten berichtet wurde, bei denen das Aciclovir überhaupt keine Wirkung zeigte, weil die Herpeserreger offensichtlich gegen das Medikament unempfindlich (resistent) waren.

**Leben mit oder ohne Herpes.**

Es scheint so, daß wir uns gegen die Infektion unseres Körpers mit Herpesviren nicht nachhaltig wehren können. Die einzige Möglichkeit, dem Ausbruch dieser Erkrankung vorzubeugen, scheint liegt darin, eine Aktivierung des Virus zu vermeiden.

**Auslösende Faktoren für die Herpeserkrankung**

- Häufig wird der Ausbruch eines Herpes im Lippenbereich während oder nach einer schweren Erkältung beobachtet.
- Bei vielen Menschen kommt es zu einer Bläschenbildung im Mundbereich, wenn sie sich ekeln. Der Ausbruch der Hauterscheinungen erfolgt oftmals spontan nach dem ekelerregenden Erlebnis und entwickelt sich in kürzester Zeit.
- Nach aggressiven, das Immunsystem stark belastenden Therapien, wie Röntgenbestrahlung oder Chemotherapie kommt es häufig zur Ausbildung eines Herpes des Mundes oder der Geschlechtsteile.
- Bei Patienten mit Erkrankungen, die mit dem Versagen des Immunsystems einhergehen (z. B. AIDS), ist eine Häufung von Herpeserkrankungen beobachtet worden.

## Herpes Behandlung ohne Chemie

Da wir schon gehört haben, daß das klassische neuzeitige Herpesmittel Zovirax (Aciclovir) keine Heilbehandlung darstellt, oft sogar in der Symptom-behandlung versagt, stellen wir hier echte Alternativen dar.

In der äußerlichen Behandlung der Herpes Bläschen hat sich ähnlich wie bei Gürtelrose das Betupfen mit gereinigtem Petroleum (Apotheke) bewährt. Noch besser erscheint uns aber das Auftragen von Heilerdebrei in Pastenform (mit Wasser angerührte streichfähige Heilerde). Diese wird in feuchter Form aufgetragen und bewirkt ein Austrocknen der Herpesbläschen. Da der äußere Herpesbefall in der Regel, sofern er nicht im Genitalbereich vorliegt, problemlos ist, reicht dies für die äußere Behandlung vollkommen aus. Im Genitalbereich kann man ebenfalls die Heilerde gut anwenden. Beim Mann ist dies ohnehin problemlos. Bei der Frau kann man eine Art Tampon, der der Scheide eng anliegt, mit Heilerde beschichten und in die Vagina einführen und den äußeren Genitalbereich mit der Paste bestreichen. Oft schon bei der ersten Anwendung, bei schweren Fällen nach wiederholter Anwendung wird sich der Herpes hierdurch eleminieren.

## Vitamine und homöopathische Mittel bei Herpes

Ist der Befall ausgeprägter und kommt es zu Rückfällen empfehlen sich folgende Maßnahmen:

- Längerfristige Einnahme von hochdosiertem natürlichen Vitamin A (z.B. mehrere Eßlöffel Spirulina-Pulver als hochkarätigster natürlicher Vitamin A Lieferant oder mehrere Eßlöffel Lebertran, der aber wegen seiner geschmacklichen Konstellation häufig heute nicht mehr akzeptiert wird, obwohl er früher ein Therapiemittel allerersten Ranges war).
- Gabe von natürlichem Vitamin C, um "die Abwehr zu erhöhen, täglich ca. ein bis zwei Teelöffel" Acerola pur ohne synthetische Ascorbinsäure oder Beimischung von Begleitstoffen wie Zucker usw.
- Als homöopathische Mittel bei Viruserkrankungen mit Bläschenbildung ist ein vorzüglich geeignetes Mittel Apis Homaccord Tropfen (Fa. Heel), dreimal 10 Tropfen, bei aktuen Symptomen anfangs mehrfach in fünf- bis zehnminütigen Abständen. Als spezifisches Mittel wirkt eine aus Herpes-Viren verdünnte und homöopathisierte Therapielösung (Nosode) mit dem Namen Herpes Nosode Injeel forte (Firma Heel). Dieses Mittel gibt es nur in Ampullenform. Für den Laien kann dieses Mittel eventuell als Trinkampulle eingesetzt werden, obwohl es in gespritzter Form etwas wirksamer ist. Dosierung: während aktueller Herpes Infektionen eine Ampulle täglich.

● Zur Vermeidung von Rezidivneigung ein bis zweimal wöchentlich eine Ampulle, eventuell gemischt mit ein bis zwei Kubikzentimeter Eigenblut intramuskulär gespritzt oder pur als Trinkampulle verwendet.

● Bei schweren Herpeserkrankungen mit Reszidivneigung empfielt sich die kombinierte Ozon- und Thymustherapie, die hochwirksam ist und im Therapiekapitel beschrieben wird.

Sicherheitshalber sollte man bei jeder Erkrankung den Arzt oder Heilpraktiker befragen. Dieser wird bei leichteren Fällen sicher nichts gegen die Durchführung der beschriebenen Therapiemaßnahmen einzuwenden haben. In Fällen, in denen Herpes-Erkrankungen sich wiederholen oder in ausgeprägter Form den Körper befallen oder in schwerer Form von vornherein auftreten, sollte jede Eigentherapie unterbleiben, sondern nur in Zusammenarbeit mit einem Therapeuten durchgeführt werden. Denn letztendlich kann die Herpes-Erkrankung ein Indiz für eine schwerer wiegende Grundkrankheit sein, so z.B. für eine tiefgreifende Immunstörung oder begleitend bei anderen Infektionskrankheiten vorkommen, bzw. eine Begleitkrankheit bei AIDS sein, Herpes tritt ebenfalls bei Krebsbefall des Körpers häufiger auf als üblicherweise.

Zusammenfassend ist also zu sagen:

**Ein Auftreten einer Herpeserkrankung muß immer als Anzeichen für eine Schädigung des Immunsystems durch Krankheit, Medikamente, medizinische Therapien oder Streß gesehen werden.**

## Verwendete Literatur:

1) A. Trautmann, "Bläschenbildende Viruserkrankungen",
   Interne Klinikzeitung der Klinik für Dermatologie und Allergie, Davos,
   Nr. 2, II. Quartal 1993
2) The Lancet No. 8591, 1988
3) L. G. Kapkowitz und andere, Medical College of Virginia, Richmond,
   JAMA Vol. 265, Nr. 6/1991
4) Dr. Kim S. Ehrlich und andere, Department of Medicine,
   University of California, San Francisco
5) Dr. Herbert M. Sheldon, Dr. Susan Hazard, T. C. Fry,
   "Nie wieder Herpes", Waldthausen Verlag, Ritterhude, 1990

# Freie Radikale - Rost im Körper
## oder
## Der Einfluß von Vitaminen auf den Abbau von schädlichen Substanzen in unserem Körper

Je mehr die Umwelt für die Entstehung, den Verlauf vieler Krankheiten mitverantwortlich gemacht wird, desto öfter trifft man auf den Begriff "freie Radikale". Und je öfter man über diesen Begriff liest, desto häufiger fragt man sich, was dieser Ausdruck eigentlich bedeutet. Was sind das für Substanzen, die bei Krankheiten wie Krebs, Rheuma, Heuschnupfen und auch beim Herzinfarkt eine Rolle spielen sollen? Gibt es eine Möglichkeit, diesen Stoffen zu entgehen oder sie zu neutralisieren? Wir wollen versuchen diese Fragen im folgenden zu beantworten.

### Rost - ein alltäglicher Anblick

Sie alle wissen, was passiert, wenn Eisen - sei es in Zäunen oder Türen oder auch in Autos - längere Zeit ungeschützt den Umwelteinflüssen wie Luft und Regen ausgesetzt wird: Es rostet. Diesen Rost kann jeder sehen, und jeder weiß auch, daß der Rost, wenn er nicht entfernt wird, in der Lage ist, im Laufe der Zeit noch so dickes Eisen komplett zu zerstören.Aber wer weiß, was beim "Rosten" genau passiert.

### Rost = Eisen und Sauerstoff

Rost entsteht dadurch, daß sich Sauerstoffatome aus der Luft an das Eisen anlagern, die so das Eisen in sogenanntes Eisenoxyd verwandeln und somit zerstören. Diese Verbindung von Sauerstoff und Eisen kommt dadurch zustande, daß die sogenannten "freien Elektronen" des Sauerstoffs - ähnlich wie Fangarme - nach etwas suchen, an dem sie sich "festhalten" können, und zwar nach anderen freien Elektronen im Eisen. Mit denen vereinigen sich die freien Sauerstoffelektronen und bilden so einen neuen Stoff, das "Eisenoxyd" oder den Rost.

Was aber hat das alles mit den freien Radikalen im Körper zu tun? Die Wirkung der freien Radikale im Körper ist mit der des Sauerstoffes bei der Entstehung von Rost zu vergleichen. Auch hierbei kommt es zu einer Anlagerung von Substanzen an andere Stoffe, die durch diese chemische Reaktion verändert und zerstört werden.

# Kapitel 15: Freie Radikale - Rost im Körper

### Radikale innen und außen

Man unterscheidet zwei Quellen, aus denen die freien Radikale stammen können: Einmal die exogenen (= von außerhalb des Körpers stammenden) und zum anderen die endogenen (= innerhalb des Körpers gebildeten) Radikale.

Exogene Radikale bestehen in erster Linie aus Bestandteilen von Umweltgiften wie Pestiziden, Nitraten, Wohngiften, Atemgiften wie Stickstoff, Ozon bzw. allgemein Smog, die mit der Atemluft oder der Nahrung aufgenommen werden.

Endogene Radikale werden durch äußere Einflüsse im Körper gebildet. Diese äußeren Einflüsse sind radioaktive bzw. ultraviolette Strahlung, aber auch starke körperliche Belastungen. Auch bei Entzündungen kommt es - bedingt durch Gifte und abgestorbene Gewebs- und Zellteile - zur Ausbildung dieser Substanzen.

Außer dem uns schon bekannten Sauerstoff ($O_2$), der hier aber in einer weitaus agressiveren Form als *Sauerstoff - Anion* oder *Singulettsauerstoff* auftritt, zählt man noch das sogenannte *Hydroxradikal* (HO) und das *Peroxidradikal* (ROO) zu den freien Radikalen.

### Freie Radikale zerstören gesundes Gewebe.

Die Wirkung der Radikale ist leicht erklärt. Sie verbinden sich - wie der Rost - mit Bestandteilen der Zellwände des Körpers. Und wie der Rost sind sie in der Lage, diese Zellwände zu zerstören - es folgt der Tod der Zelle. Ein weiterer Angriffspunkt der freien Radikalen kann aber auch der genetische Code des Zellkernes, die DNS sein, die durch die Radikale verändert wird. Dadurch kommt es zu entartetem Wachstum der Zelle, was zur Entwicklung eines Tumors, einer Krebserkrankung, führen kann.

### Bei folgenden Krankheiten gilt die Bedeutung von freien Radikalen als gesichert:

- Immunschädigungen
- Arteriosklerose
- Krebs
- Alterungsprozesse
- Altersschwachsinn
- Grauem Star

212

Außerdem wird die Beteiligung von freien Radikalen an folgenden Erkrankungen für wahrscheinlich gehalten:

● Bluthochdruck
● Alzheimersche Krankheit
● Parkinsonsche Erkrankung
● Knochen- und Gelenkentzündungen
● Diabetes
● Bauchspeicheldrüsenentzündungen
● Lupus erythematodes

Sie sehen, daß die Grupe der freien Radikale eine Rolle bei fast allen sogenannten "Zivilisationserkrankungen" spielt. Demzufolge wird eine Beseitigung dieser Substanzen im Körper die Wahrscheinlichkeit einer Erkrankung wesentlich verringern können.

### Kann man freien Radikalen entgehen?

Die erste Möglichkeit bestände darin, die Aufnahme von äußeren, also aus der Umwelt abgegebenen Radikalen zu unterbinden. Erscheint diese Möglichkeit rein theoretisch sinnvoll: Praktisch ist sie kaum durchzuführen. Oder würden Sie gerne den Rest ihres Lebens unter einer strahlensicheren Glocke sitzen, gefiltertes Wasser trinken, gefilterte Luft atmen? Eigentlich kann man nur versuchen, die Belastungen des Körpers zu verringern - durch Verzicht auf Alkohol und Nikotin, durch den Verzehr unbelasteter Nahrungsmittel usw.

### Vitamine - "Radikalenfänger" (Antioxidantien)

Eine weitaus sinnvollere und vielversprechendere Maßnahme ist es, die schädlichen Auswirkungen der Radikale auf unseren Körper zu unterbinden. Daß dies möglich ist, haben Forschungen gezeigt. Es existieren Stoffe, die als "Antioxidantien" oder "Scavenger" (das Wort stammt aus dem Englischen und bedeutet soviel wie "Aasfresser" oder "Müllsammler") in der Lage sind, freie Radikale zu binden und so unschädlich zu machen. Und diese Wundermittel sind in unserer täglichen Nahrung enthalten (oder sollten es zumindest sein). Diese Wundermittel sind - Vitamine!

Insbesonders die Vitamine A, C und E - so haben die Forschungen gezeigt - sind in der Lage, Schäden an der Zellwand und im Zellkern durch freie Radikale zu verhindern. Sie treten mit den schädlichen Stoffen in Kontakt und bilden mit ihnen neue, unschädliche Verbindungen, die vom Körper ausgeschieden werden. Dabei werden die Vitamine selbst auch zerstört, wodurch sich der Vitaminbedarf bei einer starken Belastung erhöht. So verbraucht zum Beispiel der Körper zur Beseitigung der freien Radikale, die durch das Rauchen einer Zigarette hervorgerufen werden 50 - 100 Milligramm Vitamin C. Das entspricht in etwa der von der Deutschen Gesellschaft für Ernährung (DGE) empfohlenen Tagesdosis fürVitaminC!

Wie man inzwischen festgestellt hat, haben die drei oben erwähnten Vitamine verschiedene Aufgaben bei der "Entschärfung" der freien Radikale:

**Vitamin C** hemmt im Magen die Entstehung von krebserregenden *Nitrosaminen*, die sich aus Nitrat/Nitrit und körpereigenen Eiweißen bilden.

**Vitamin A** bzw. Beta - Carotin wirkt im Blutplasma und gilt als besonders effektiver *Singulett - Sauersoff - Quencher* (oder "Löscher")

**Vitamin E** ist in der Zellwand lokalisiert und entschärft ankommende Radikale. Außerdem verhindert es die Zerstörung von Fettzellen, die sich dann als sogenannte "Schaumzellen" in den Gefäßen ablagern und zur "Arterienverkalkung" führen würden. Es verwandelt durch seine Verbindung ein starkes in ein weitaus schwächeres Radikal. Dieses Endprodukt kann dann - durch die Mithilfe des Vitamin C - in Vitamin E zurückverwandelt, werden das dem Körper wieder zur Verfügung steht.

**Quellennachweis:**

1) G. Ruff, "Präventiv - medizinische Bedeutung von beta - Carotin und der antioxidativen Vitamine E und C", VITAMINSPUR 6(1991), pp. 13 - 22
2) Dipl. Oec. Troph. B. Seger - Hufelschulte, "Vitamine - altbekant aber neu entdeckt", Therapie der Gegenwart 132 (April 1993), Nr. 4

## Kapitel 16

# Lebensverlängerung
# durch Vitamin C

**Was in unserem Körper allmählich geschieht, ist beunruhigend. Der Dichter A. Tschechow schrieb einmal verwundert, daß bei den Insekten aus einer häßlichen Larve ein wunderschöner Schmetterling entsteht. Bei den Menschen verläuft die Entwicklung umgekehrt.**

Kaum ein Vitamin ist so bekannt geworden wie Vitamin C, das als chemische Substanz Ascorbinsäure heißt. Obwohl man nicht sagen kann, daß andere Vitamine weniger bedeutend für unseren Körper sind, hat doch kein anderes Vitamin den Bekanntheitsgrad von Vitamin C je erreicht

Vitamin C besteht nur aus drei Elementen, die überall in der Natur reichlich vorkommen, und es ist klar gegliedert: 6 Atome Kohlenstoff, 8 Atome Wasserstoff und 6 Atome Sauerstoff. Das ergibt die Summenformel $C_6H_8O_6$.

Die klassische Krankheit des schweren Vitamin C - Mangels ist der Skorbut, der vor Jahrzehnten die Besatzungen der Schiffe drastisch dezimierte. Große Mengen mitgeführter Zitrusfrüchte und Sauerkraut konnten später, nach Erkennen der Krankheitsursache, das Auftreten dieser Krankheit verhindern.

### Tagesdosierungen von Vitamin C

Die uns heute durch die Nahrung zugeführten Mengen an Vitamin C reichen zwar aus, um das Auftreten von Skorbut zu verhindern, können aber kaum den Bedarf zur Krankheitsvorbeugung, zur allgemeinen Gesundheit und zur Erreichung eines maximalen, gesunden Alters decken. Dieses gilt auch für die im neuesten Schweizer Ernährungsbericht empfohlenen Mengen von 60 Milligramm Vitamin C täglich. Dabei sind im krassen Gegensatz dazu in der Behandlung von Krankheiten Megadosierungen von 300 Gramm täglich (ein Drittel Kilogramm!) Vitamin C eingesetzt worden.

Skorbut kommt in seiner ursprünglichsten Form in der heutigen Zeit kaum mehr vor. Es ist aber durchaus möglich, daß die weit verbreitete Parodontose (Zahnfleischentzündung) als eine Vorform des Skorbutes angesehen werden kann.

Vitamin C befindet sich im Körper in Gehirn, Nebennieren, Thymus, Milz, Leber, Pankreas, Nieren, Lunge, Herz und in den weißen Blutkörperchen.

### Bedeutung des Vitamin C:

Vitamin C spielt eine grundlegende Rolle bei der Wirkung in Bindegeweben (Kollagen), das nach Adelle Davis eine "mörtelähnliche" Substanz darstellt (Knorpelleim). Das Kollagen hält die Zellen des Körpers zusammen. Kollagen dient also dem gleichen Zweck wie der Mörtel beim Ziegelbau. Es ist wichtig für das Wachstum und die Reparatur von Körperzellen, Zahnfleisch, Blutgefäßen und Knochen und hat damit eine genauso große Bedeutung wie Calcium. Es hilft bei der Aufnahme von Eisen im Körper und wird unter Streßbedingungen schnell verbraucht. Der Tagesbedarf liegt laut der Deutschen Gesellschaft für Ernährung (DGE) bei 75 mg, andere Dosisempfehlungen gehen von 80 - 120 mg aus. Raucher und ältere Menschen haben einen erhöhten Bedarf an Vitamin C. Jede Zigarette zerstört 25 - 100 mg Vitamin C.

### Was Vitamin C leisten kann:

- Beschleunigung der Wundheilung nach Operationen, bei Verbrennungen und Zahnfleischbluten
- Wirkungsteigerung von Medikamenten zur Hemmung der Blutgerinnung, und von Eisenpräparaten
- Senkt Cholesterin
- Vorbeugung gegen Virus- und Bakterieninfektionen
- Funktionssteigerung des Abwehrsystems, insbesonders der Phagozytose (Erhöhung der Freßeigenschaften der weißen Blutkörperchen)
- Schutz gegen krebserregende Stoffe (freie Radikale),
- Beugt der Bildung von Nitrosaminen vor (das sind Substanzen, die im Magen aus den Nitraten der Nahrung gebildet werden und die Magenkrebs fördern)
- Natürliches Abführmittel
- Führt zu weniger Blutgerinnseln in den Adern
- Verlängert das Leben, indem es ermöglicht, die Kollagenzellen zusammenzuhalten
- Schwächt die Wirkung von vielen Substanzen, die zu Allergien führen können

UnterPilleneinnahme verbraucht der Organismus zusätzlich Vitamin C. Kohlenmonoxyd zerstört Vitamin C, also sollten Stadtbewohner die Einnahme erhöhen. Unter Acetylsalicylsäure (Aspirin) wird die Ausscheidung von Vitamin C verdreifacht, was ebenfalls auf eine verstärkte Zerstörung von Vitamin C durch manche Medikamente hinweist.

Vitamin C - Mangel führt zur verringerten Kollagensynthese. Das zieht Krankheitserscheinungen in verschiedenen Geweben nach sich. Kollagen wird benötigt für starke, elastische Muskeln, starke Knochen, Blutgefäße und rasche Wundheilung. Es aktiviert viele Körperenzyme, ist wichtig für die Verdauungsfunktion und unentbehrlich für das Nervensystem. Erstaunlich ist die Heilwirkung von sehr großen Dosen von Vitamin C bei verschiedenen Krankheiten.

Der amerikanische Arzt Fred R. Kenner hat erfolgreich verschiedene Viruserkrankungen wie Lungenentzündung, Leberentzündung, Wundstarrkrampf und Gürtelrose mit Höchstdosen von Vitamin C behandelt. Bei einem 70 kg schweren Erwachsenen besteht die Behandlung aus 25 g Natriumascorbat (Natriumsalz der Ascorbinsäure) alle 1 - 4 Std. Ein Antibiotikum ist allerdings hier oft mehr in Mode. In den mehr als dreißig Jahren, in denen Kenner diese Beobachtungen machte, haben sich weit mehr Ärzte über diese hohen Dosen lustig gemacht als selbst in ihrer Praxis verwendet.

**Krankheitserscheinungen bei unterschwelligen Vitamin C - Mangel**

- Erhöhte Infektionsneigung durch Verminderung der Abwehrreaktionen
- Verminderte Wundheilung
- Vermehrtes Auftreten von blauen Flecken
- Geringere psychische Belastbarkeit
- Körperliche und geistige Leistungsminderung
- Störungen im Zahn- und Zahnfleischaufbau
- Erhöhtes Risiko für Herz- Kreislauferkrankungen und Krebs

Der amerikanische Chirurg Howard S. Cathcart war von den sichtbaren Wirkungen des Vitamin C so fasziniert, daß er sein Leben der klinischen Erforschung dieser natürlichen Substanz opferte.

Die Darmverträglichkeit, d. h. jene Menge von Vitamin C, die sofort zu weichen Stühlen führt, zeigt die Grenze des ungefähren täglichen Bedarfs an Vitamin C an. Es läßt sich erkennen, daß bei Patienten mit Schwersterkrankungen bis zu 200 Gramm täglich keine abführenden Wirkung haben. Das heißt: Dieser Bedarf an Vitamin C ist für jene Patienten offensichtlich nötig. Patienten mit schweren Lungenentzündungen oder Hefepilzbefall können 200 g Vitamin C einnehmen, ohne daß es zu weichen Stühlen kommt.

# Kapitel 16: Lebensverlängerung durch Vitamin C

Wenn sie sich von ihrer Krankheit erholen, nimmt die Grenze ihrer Darmverträglichkeit ab, sodaß die Vitamin C - Zufuhr gesenkt werden muß.

Cathcart nennt als Beispiel auch die "Hundert - Gramm - Erkältung". Hierbei handelt es sich um eine Erkältung solchen Ausmaßes, daß die darmverträgliche Dosis bei 100 g Vitamin C liegt. Die Beherrschung einer derartigen Erkrankung durch die Einnahme einer (zu) geringen Vitamin C - Dosis ist nicht zu erwarten. Wenn sich eine Erkältung nicht durch Vitamin C beherrschen läßt, kann dies auf die Einnahme einer zu geringen Dosis zurückzuführen sein. Schwere und lang andauernde Krankheiten wie Leberentzündungen sprechen gut auf eine Vitamin - C - Therapie an. Die Darmtoleranz von Patienten mit mäßigem Karposi - Sarkom (Krebserkrankung der Haut, auch bei AIDS vorkommend) oder mäßiger Schwellung der Lymphgefäße wird auf 40 - 250 g in 24 Stunden angegeben.

## Vitamin C und Immunfunktionen
Die Wirkung von Vitamin C auf folgende Immunfunktionen ist erforscht:
- Infektanfälligkeit: bei Mangel erhöht, bei Überschuß erniedrigt
- Lymphozytenzahl: bei Mangel T - Zellen erniedrigt, bei Überschuß B - Zellen erniedrigt

Die Auswirkungen von Vitamin C auf die B - und T - Lymphozyten könnte eine Erklärung für die abwehrstärkende (Erhöhung der T - Lymphozyten) bzw. auf die allergievermindernde Funktion (Verminderung der B - Lymphozyten) sein.

## Auswirkungen von hohen und niedrigen Vitamin C-Dosen

- Schockzustände: bei Überschuß seltener
- Makrophagen (Riesenfreßzellen): bei Mangel Größe und Beweglichkeit dieser Zellen erniedrigt, bei Überschuß Beweglichkeit erhöht
- Thymusfaktoren: bei Mangel erniedrigt
- Transplantatabstoßung: bei Überschuß reduziert.

Die durch Vitamin C bedingte Steigerung der Immunabwehr richtet sich auch gegen entartete Zellen. Vitamin C ist daher als Krebsprophylaktikum zu empfehlen. Metastasierung wird durch die Wirkung von Vitamin C auf den Bau von Kollagenen und die Enzymaktivierung (Hyalonidaseaktivierung) gebremst oder verhindert. Es wurde beobachtet, daß die Darmverträglichkeitsgrenze bei manchen Krebspatienten sehr hoch ist und bei über 50 g pro Tag oder noch höher liegt. A. Davis berichtet in ihrem Buch: "Jeder kann gesund sein" von einem gefäßkranken Patienten, der täglich 25 g

Vitamin C einnahm und bei dem die Amputation eines Beines vermieden werden konnte.

Vitamin C verhindert auch das Auftreten von Schockzuständen und Thrombosen nach Operationen. Es spielt bei der Gesunderhaltung der Herzfunktion neben den Vitaminen A, E, und dem Vitamin-B-Komplex, sowie den Mineralstoffen, eine große Rolle. Über positive Wirkungen wurden auch bei Allergien wie z. B. Asthma berichtet.

Entzündungen der Prostata und Blase (Prostatitis und Cystitis) werden durch hohe Dosen Vitamin C gebessert. Man kann beobachten, daß bei einer Unterbrechung der Vitamingabe die Beschwerden wieder auftreten.

### Vitamin C - Heilfaktor bei Knorpel- und Knochenschäden

Bei Arthrose kommt es zu einem Auftreten der Beschwerden oft noch bevor ein Schaden an den Knochen entstanden ist. Vermutlich ist auch diese Erscheinung als Ausdruck eines unterschwelligen Skorbutes im Rahmen einer Vitamin - C - Mangelerscheinung zu deuten. Sehr wichtig ist deshalb die Einnahme von mindestens ca. 4 g natürlichem Vitamin C im Anfangsstadium dieser Erkrankung, weil es eine wichtige Rolle im Knochenaufbau und in der Knorpel-synthese spielt. Die gleichzeitige Gabe von Vitamin D 3 (Lebertran, Eigelb, Sonneneinwirkung), Kalzium (Sesamprodukte, Alfalfa oder Luzerne), Spirulina und die Vermeidung von säurehaltiger Kost als Kalzi-umräuber sollen es ermöglichen, eine Arthrose im Anfangsstadium zu heilen. Näheres dazu im Buch "Rheuma heilt man anders" von Dr. Klaus Hoffmann.

Vitamin - C - Mangel führt außerdem zu Bandscheibenschäden, wohl wiederum aufgrund der gestörten Synthese von Kollagen, das einen Hauptbestandteil der Bandscheiben darstellt. In der Behandlung der Arthrose und Arthritis wird bei uns Vitamin C in natürlicher Form ohne synthetische Ascorbinsäure oder Begleitstoffe (Produkt "Acerola pur") als Basistherapeutikum verordnet.

### Mittel gegen Muskelkater

Muskelschmerzen nach heftigen Muskelbelastungen (Muskelkater) können durch Vitamin C wesentlich gebessert werden. Neuere Forschungen haben ergeben, daß die Ursache von Muskelkater meist in der erhöhten Belastung der Muskeln durch sogenannten "oxydativen Streß" zu sehen ist : Bei der erhöhten Beanspruchung der Muskeln werden diesen hohe Mengen von Sauerstoff ($O_2$) zugeführt. Dabei kommt es auch verstärkt zur Bildung von "Singulett - Sauerstoffatomen ($O_1$), die das Muskelgewebe schädigen. Vitamin C fängt diese Singulettsauerstoffe ab, bindet sie und vermindert so die weitere Schädigung des Gewebes. Bei Sport und schwerer körperlicher Arbeit gilt Vitamin C als Prophylaxe gegen Muskelschmerzen und Muskelermüdung.

## Vitamin C und Intelligenz

Geisteskranke verwerten Ascorbinsäure, vermutlich aufgrund ihrer Streßsituation, viermal stärker als "normale" Personen. In quantitativen Elektroenzephalographieuntersuchungen (EEG) wurde festgestellt, daß Vitamin C eine angstlösende und beruhigende Wirkung hat. C. C. Pfeiffer bezeichnet es aufgrund dessen auch als Anti - Streß - Vitamin. Ziegen, die Vitamin C selbst herstellen können, bilden in Streßsituationen pro Tag 35 - 70 Gramm davon!

L. Pauling berichtet in seinem Buch "Das Vitamin Programm"zum Thema Vitamin C und Geist folgendes:

"Es besteht offensichtlich ein Zusammenhang zwischen der Vitamin C Versorgung des Körpers und dem Intellekt. Laut amerikanischen Studien kann der Intelligenzquotient (IQ) von durchschnittlich intelligenten Testpersonen durch die regelmäßige Gabe von Vitamin C um durchschnittlich 3.6 Einheiten (das entspricht ca. 3%) gesteigert werden kann, wenn man durch die Gabe von Ascorbinsäure die Vitamin C - Konzentration im Blut um 50 % erhöht."

Ein weitaus imponierenderes Resultat ergab sich durch die gleichzeitige Gabe von Vitamin C und weiteren Vitaminen und Mineralstoffen bei einer Gruppe von geistig Behinderten. Hier konnte der IQ um 15 Punkte (von 46 auf 61) angehoben werden.

## Hilfe bei Drogen- und Alkoholmißbrauch.

Vitamin C könnte ebenfalls eine wichtige Rolle bei der Behandlung von Drogenabhängigen spielen . Mit Dosen von 100g und mehr können Drogensüchtige ernüchtert, entgiftet und gerettet werden, wenn sie sich im Koma befinden. Deswegen sollte Natriumascorbat nach Burgerstein in keiner Drogenambulanz fehlen. Werden Drogenabhängige mit so großen Vitamindosen behandelt, verliert das Heroin seine Rauschwirkung vollkommen.

Douglas Hunt beschreibt in seinem Buch "Angstfrei leben" die positive Wirkung des Vitamins auf Alkoholiker. "Bei bestimmten Alkoholikern", schreibt er, "spielen Angst und Furcht in Zusammenhang mit dem Trinkverhalten eine entscheidende Rolle. Zur Beherrschung dieser Angstzustände empfiehlt Hunt - neben anderen Nährstoffen - eine Vitamin C - Dosis von 2 mal 4 Gramm.

**Entgiftung von Chemikalien durch Vitamin C**

Vitamin C aktiviert eine Reihe von Entgiftungsreaktionen, wodurch viele Gifte wie z. B. Pharmaka, Suchtmittel, Umweltgifte und Lebensmittelzusätze sowie Schwermetalle unschädlich gemacht werden. Auch vermindert Vitamin C die Gefährlichkeit der kanzerogenen (krebsauslösenden) Nitrosamine, die heute in der Nahrung stark vermehrt vorkommen. Näheres dazu können Sie im Kapitel "Landwirtschaft - ein legitimiertes Verbrechen?" lesen.

Der Bedarf an Vitamin C kann durch die Einnahme von verschiedenen Medikamenten erhöht werden, da diese Medikamente als "Vitaminräuber" zu sehen sind. Die Dosis von 1 bis 2 g Vitamin C pro Tag betrachtet Burgerstein als absolutes Minimum, Cathcart geht von 4 g pro Tag aus und S. Kenner empfiehlt für einen normalgewichtigen Patienten sogar 10 g pro Tag, beginnend mit 1/2 Mokkalöffel. Es wird davon abgeraten, große Dosen von Vitamin C in Tablettenform einzunehmen, da diese Tabletten eine Menge von Zusatzstoffen enthalten. In der Literatur ist keine Stelle zu finden, in der eine Erkrankung infolge einer zu hohen Einnahme von Vitamin C erfolgte.

**Vitamin C - kein Medikament sondern Nahrungsmittel!**

Personen, die täglich 1 g Vitamin C und Multivitaminkapseln nahmen, bestätigen alle, daß sie viel seltener an Grippe und Erkältungen leiden. Die regelmäßige Anwendung von Vitamin C könnte alle medizinischen Statistiken über den Haufen werfen. Auch sollten wir Vitamin C nicht als Medikament ansehen, sondern eher als Haushaltsmittel wie Salz und Mehl, das wir kiloweise einkaufen sollten. Auch sollten alle zwölf Monate turnusmäßig bei allen Patienten der Hämoglobingehalt des Blutes, sowie die Anzahl der Leukozyten und Erythrozyten untersucht werden. Klinische Versuche, die noch nicht abgeschlossen sind, lassen vermuten, daß bei großen Dosen von Vitamin C eine Senkung des Hämoglobins und der Erythrozyten (der "Blutdicke")sowie ein Anstieg der Leukozyten eintreten kann.

Da nach Beobachtungen in der eigenen Praxis die Verminderung der roten Blutzellen durch den Säuregehalt des Vitamins bedingt ist, empfehlen wir nur die Einnahme von natürlichem oder durch Mineralsalze gepuffertem Vitamin C. Natürliches Vitamin C ist wesentlich wirksamer als synthetisches: Weniger als ein Zehntel der Menge an natürlichem Vitamin C hat die gleiche Wirkung wie die zehnfache Menge synthetischen Vitamins.

**Vitamin C als Zell- und Gefäßmörtel.**

Folgende Angaben stammen aus dem Buch von A. Davis: "Jeder kann gesund sein": Die Kittsubstanz der Zellen, das Kollagen, spielt eine viel wichtigere Rolle als bisher geglaubt wurde. Die Zellwände selber bestehen nur aus wenigen Lagen von Molekülen. Fast jeder Eindringling - seien es Bakterien, Viren, allergieauslösende oder gefährliche Gifte - kann sie mühelos durchdringen. Eine widerstandsfähige Kittsubstanz kann nicht so leicht durchbrochen werden. So bietet das Kollagen den Zellen einen gewissen Schutz. Wird jedoch bei Mangel an Vitamin C und Kalzium die Kittsubstanz gleichsam morsch und durchlässig, öffnen sich die schützenden Mauern weit und die Eindringlinge haben freien Zugang zum Zellgewebe.

Normale Blutgefäße sind erstaunlich elastisch, fast wie Gummibänder. Bei Vitamin C Mangel jedoch kommt es zu Verschleißerscheinungen der Gefäße, wobei die kleinsten Blutgefäße oder Kapillaren, die aus einigen Zellen und kleinen Mengen von Schutzsubstanzen bestehen, am stärksten gefährdet sind. So werden bei einem Vitamin C - Mangelzustand die Wände der Kapillaren besonders schnell brüchig, und es kommt zu Blutansammlungen im Gewebe (Hämatomen). Solche kleinen Blutansammlungen entstehen zuerst in den Darmwänden, im Knochenmark und in den Gelenken.

**Häufig erscheinende blaue Flecken ohne entsprechende Verletzungen sind ein untrügliches Zeichen für Schwäche und Verlust der Elastizität im Bereich dieser kleinen Hautgefäße. Oft ist dies der erste Hinweis auf einen Vitamin C - Mangel,** besonders bei Frauen und Kindern. Da Kinder durch ihre härtere Muskulatur weniger zu blauen Flecken neigen, kann das erste Zeichen eines Vitamin C - Mangels die "rosa Zahnbürste" sein. Blaue Flecken und blutendes Zahnfleisch sind erste Warnsignale. Setzt man jetzt der Kost genügend Vitamin C zu, erholen sich die Gefäße innerhalb von 24 Stunden.

**Schon ein geringfügiger Vitamin C - Mangel bewirkt tiefgreifende Wachstumsstörungen an den Zähnen der Kinder,** so ist das Wachstum verlangsamt oder setzt zeitweise völlig aus (Kinder, die nicht zahnen können!). Ferner kommt es häufig zu Zahnfleischinfektionen, zum Absterben oder zum Verlust der Zähne. Versuche mit radioaktiv markierten Mineralien haben gezeigt, daß bei einem unter Vitamin C - Mangel leidenden Kind nach Gabe des Vitamins die - vorher stillstehende - Zahnbeinproduktion bereits nach wenigen Stunden wieder begann.

### Vitamin C und Knochenfestigkeit

Ebenso wird beim Vitamin C - Mangel die Knochengrundsubstanz angegriffen, es kommt zur Entmineralisierung. Die Knochen werden dünn und brüchig und verlieren an Haltbarkeit und Elastitzität. Die Folge davon sind

Knochenbrüche. Kalzium und Phosphor können, selbst wenn sie reichlich zur Verfügung stehen, nicht in die Knochen eingelagert werden, da das Kollagen zu schwach ist, sie im Knochen zu halten.

Wenn bei Vitamin C - Mangel das Vitamin im Rahmen einer vollwertigen Ernährung großzügig zugefügt wird, kann es zu geradezu dramatischen Veränderungen an den Knochen kommen, und zwar sowohl im Kindesalter wie beim Erwachsenen. Innerhalb von 24 Stunden bildet sich neue Knochengrundsubstanz, und wenn genügend Mineralien zur Verfügung stehen, werden diese unverzüglich eingelagert. Die Knochensubstanz unterliegt also einem ständigen Wechsel.

In einem gesunden Mund wird das Zahnfleisch auch dann nicht bluten, wenn man es mit einer kräftigen Bürste reinigt. Bei Vitamin C - Mangel schwillt das Zahnfleisch an und blutet leichter. Immer befinden sich Bakterien im Mund, die von den abgestorbenen Zellen des Zahnfleisches leben, so daß es häufig zur Entzündung von Zahnfleischtaschen kommt. Wenn man diese Taschen reinigt und vitaminreiche Nahrung verabreicht, gehen Entzündungen und Schmerzen oft schon in wenigen Tagen deutlich zurück.

Auch ein Mangel an Vitamin A und Niacin (einem B - Vitamin) kann die Anfälligkeit gegenüber Zahnfleischentzündungen herbeiführen. Bei der Parodontose kommt es jedoch nicht nur zu häufigen Blutungen und Entzündungen des Zahnfleisches, sondern auch der knöcherne Halteapparat der Zähne gerät in Verfall, so daß der Zahn sich lockern kann.

Erzeugt man bei Meerschweinchen (dem einzigen Säugetier, das neben dem Menschen Vitamin C nicht selbst herstellen kann) einen Vitamin C - Mangel, entwickelt sich bei ihnen nach 6 Wochen ein Krankheitsbild, das der Parodontose auffallend ähnelt. Es gilt als wahrscheinlich, daß ein geringer aber über Jahre bestehender Vitamin C - Mangel eine Rolle bei der Entstehung der Parodontose spielt.

**Wenn Operationswunden sich wieder öffnen, Knochenbrüche schlechter heilen**

Bei Patienten mit Vitamin C - Mangel heilen die Operationswunden nicht nur besonders langsam, sondern sie neigen auch dazu, sich immer wieder zu öffnen. Wenn solchen Patienten täglich 4 g Vitamin C oder mehr verabreicht werden, heilen ihre Wunden oft erstaunlich schnell. In medizinischen Zeitschriften wird den Ärzten nahegelegt, vor und nach Operationen große Mengen an Vitamin C zu geben.

**Haben Sie je in einem Krankenhaus Vitamin C bekommen?**

Vitamin C ist hilfreich bei der Heilung gebrochener Knochen. Wenn bei Vitamin C - Mangel die Bildung von Knochengrundsubstanz gestört ist, können sich die Bruchfragmente nicht zusammenfügen.

# Kapitel 16: Lebensverlängerung durch Vitamin C

### Vitamin C und Augen

Hinweise sprechen dafür, daß das Vitamin C auch bei der normalen Sehfunktion eine Rolle spielt. Bei gesunden Augen ist dieses Vitamin in der Linse konzentriert, beim kranken Auge - mit verschiedenen Formen der Linsentrübung - findet sich das Vitamin nicht oder nur in geringen Mengen. Im Experiment hat man durch Drosselung der Vitamin C - Zufuhr Linsentrübungen hervorrufen können. Andererseits kommt es bei Entzündungen und Infektionen im Auge nach der Behandlung mit Vitamin C in großen Dosen zu deutlichen Besserungen.

### Alter und Vitamin C

Vitamin C kann nicht im Körper gespeichert werden, doch es sieht so aus, als ob sich die Gewebe - ähnlich wie ein Schwamm - damit "vollsaugen" können. Sobald das Gewebe gesättigt ist, wird überschüssiges Vitamin C mit dem Urin ausgeschieden. Mit zunehmendem Alter scheint sich die Höhe der zur Skorbutverhinderung notwendigen Dosis zu erhöhen, vermutlich weil dann die Absorption gestört ist. So besteht bei älteren Menschen eine besondere Neigung zu einem Vitamin C - Mangel.

Viele Alterserscheinungen sind in Wirklichkeit Skorbutsymptome und somit auf einen Vitamin C - Mangel zurückzuführen: Runzeln und verminderte Elastizität der Haut, das Lockerwerden der Zähne und die Brüchigkeit der Knochen.

### Vitamin C in Nahrungsmitteln.

"Die wichtigste Vitamin - C - Quelle bei uns ist die Kartoffel", schreibt Dr. med. H. Ziegler. "Deren Verbrauch sank aber in den letzten Jahrzehnten erheblich. Hinzu kommt ein Vitamin - C - Verlust von 50 - 65 % durch die Lagerung". Wenn Gemüse geschält oder zerkleinert wird, geht das Vitamin C durch Verbindung mit der Luft ebenfalls sehr schnell zugrunde, da verschiedene Enzyme dieses Vitamin durch Sauerstoffvermittlung zerstören. Auch längeres Wässern, Einweichen oder Kochen vernichtet das wasserlösliche Vitamin C. So vernichtet die Hausfrau oft schon alles Vitamin C in der Nahrung, bevor diese verzehrt wird.

**Gehalt an Vitamin C in Obst Gemüse pro 100 Gramm:**

| | | | |
|---|---|---|---|
| **Petersilie** | 165 mg | **Paprika** | 140 mg |
| **Merrettich** | 115 mg | **Grünkohl** | 105 mg |
| Fenchelkraut | 95 mg | Hagebutten | 1250 mg |
| Blumenkohl | 75 mg | Kohlrabi | 65 mg |
| Gartenkresse | 60 mg | Brunnenkresse | 50 mg |
| Wirsing | 40 mg | Feldsalat | 35 mg |
| Tomaten | 25 mg | Grüne Bohnen | 20 mg |
| Kartoffeln | 10 - 40 mg | Sojakeime | 15 mg |
| Kopfsalat | 13 mg | **Schwarze Johannisbeere** | 175 mg |
| Orangen | 50 mg | Mango | 40 mg |
| Honigmelone | 30 mg | Himbeeren | 25 mg |
| Heidelbeeren | 20 mg | Kirsche | 15 mg |

Geringe oder gar keine Mengen an Vitamin C enthalten: Milchprodukte, Eier, Fleisch, Butter, Margarine, Fisch, Getreide, Reis und andere Samenfrüchte, Nudeln, Hülsenfrüchte, Nüsse (Ausnahme: Edelkastanien).

Ein Glas Orangensaft enthält 130 mg Vitamin C, Zitronen- oder Orangensaft aus der Dose bis zu 200 mg, wobei hier offensichtlich zusätzlich Vitamin C zugefügt wurde. Gefrorener Orangensaft kann genau soviel Vitamin C wie frisch gepreßter Saft enthalten - ebenso gut aber auch überhaupt kein Vitamin C. Süße Orangen haben den höchsten Vitamin C - Gehalt. Andere Fruchtsäfte wie Apfel- oder Traubensaft sind keine guten Vitamin C - Spender. Sehr reich an Vitamin C jedoch ist der schwarze Johannisbeersaft.

Eine reife (rote) Paprikaschote enthält bei einem Gewicht von 300g etwa 300 mg Vitamin C. Grüne Gemüse wie Spinat und Brokkoli können ergiebige Vitaminquellen sein, oft werden jedoch 50 - 90 % durch das Kochen vernichtet. Äpfel, Bananen, grüner Salat, Kartoffeln und Erbsen liefern nur 20 - 30 mg Vitamin C pro Portion. Dennoch sind dies gute Quellen, da man sie häufiger verzehrt. Butter, Käse, Eier, alle Brotsorten sowie getrocknete Hülsenfrüchte enthalten kein Vitamin C, genauso wenig wie Mehl und gekochtes Fleisch (einzige Ausnahme: Leber).

**Erhitzen zerstört!**

Beim Tiefgefrieren von Nahrungsmitteln wird wenig Vitamin C vernichtet, dafür beträgt der Vitaminverlust nach dem Auftauen ca. 90 % innerhalb einer Stunde. Viel Vitamin C geht verloren, wenn die Nahrungsmittel längere Zeit bei Zimmertemperatur gelagert oder eingeweicht werden.

Rutin oder Vitamin P (Vorkommen im Fruchtfleisch ) setzen den Bedarf an Vitamin C herab oder verstärken dessen Wirksamkeit. Sie wirken entzündungshemmend und beschleunigen die Heilung von Muskelzerrungen, Hautabschürfungen und Gelenkverletzungen. Das Vitamin P gehört zur Gruppe der sogenannten "Bioflavonide". Die Bioflavonide (zusammengesetzt aus Bios = Leben und flavus = gelb) sind gelbe Farbstoffe aus Gemüsen oder Obst. Ihre Wirkung ist zur Zeit noch wenig geklärt, deswegen werden die Bioflavonide auch den "Pseudovitaminen" zugerechnet.

**Falls giftige Substanzen in den Körper eindringen, entgiftet Vitamin C diese Substanzen oder macht sie unschädlich. Offensichtlich verbindet sich Vitamin C mit der toxischen Substanz und bildet so eine unschädliche Verbindung, die dann mit dem Urin ausgeschieden wird.**

Schon lange ist bekannt, daß Vitamin C bei Erkältungen oder anderen Erkrankungen nicht mehr im Urin nachzuweisen ist, und daß der Vitamin C - Bedarf während einer solchen Erkrankung um das 20- bis 40-fache steigt. Die Antikörper sind nicht in der Lage, Krankheitserreger zu bekämpfen, wenn ihnen nicht ausreichend Vitamin C zur Verfügung steht. Den Antikörpern muß durch eine ergänzende Substanz gleichsam geholfen werden und diese Substanz ist nicht vorhanden, wenn ein Vitamin C - Mangel besteht.

Vitamin C scheint sowohl bei Krankheiten, die durch Viren und Bakterien hervorgerufen werden, als auch bei nichtinfektiösen Erkrankungen wie Gicht, Gelenkrheumathismus, Magen und Zwölffingerdarmgeschwüren gleichermaßen wirksam zu sein. Vitamin C kann Vergiftungen durch Medikamente verhindern, bessern oder heilen. Vitamin C hilft bei schweren Vergiftungs-erscheinungen durch Blei, Arsen, Benzol und anderen chemischen Substanzen, wie sie hauptsächlich bei Industriearbeitern vorkommen.

Vitamin C kann helfen, allergieauslösende Stoffe zu binden. In ausreichender Dosierung gegeben, vernichtet es die Histamine (allergieauslösenden Substanzen, die in das Blut gelangen) und zwar sowohl Pollen, Hausstauballergene als auch Nahrungsmittelbestandteile und -zusätze. "Wenn Vitamin C regelmäßig eingenommen wird, bleiben die Lebensmittelreaktionen minimal. Vitamin C kann für den auf Chemikalien allergisch reagierenden Menschen sinnvoll und nützlich sein", schreibt Douglas Hunt.

Sogar bei Schlangengiften und hochtoxischen Insektenbissen, wie z. B. dem Biß der Schwarzen Witwe, aber auch bei Kohlenmonoxidvergiftungen hat man mit großen Mengen Vitamin C eine Heilung erreicht. Das Vitamin selbst wird bei diesen Heilungen komplett zerstört.

Jedes Medikament vernichtet Vitamin C im Körper. Es hat sich gezeigt, daß eine einzige Tablette, noch drei Wochen nach ihrer Einnahme zur Vernichtung von Vitamin C führen kann. Trägt dieses Medikament zur Lebenverlängerung oder -rettung bei, muß dieser Effekt als notwendig betrachtet werden. Dennoch wären hier zusätzliche Vitamin - C - Gaben sinnvoll!

**Vitamin C und Wechselwirkungen mit chemischen Stoffen**
Folgende Medikamente bewirken einen erhöhten Abbau von Vitamin C:

- Antirheumatika
- Aspirin (Acetylsalicylsäure)
- Appetitzügler
- Antibiotika
- Beruhigungsmittel
- krampflösende Mittel
- Kortisonpräparate
- Verhütungsmittel (die "Pille")
- Sulfonamide

Folgende Chemikalien bewirken einen erhöhten Vitamin - C - Bedarf:

- Nikotin (jede Zigarette vernichtet 25 bis 100 mg Vitamin C)
- Flugreisen (auf einem Flug Hamburg - München werden 2500 mg Vitamin C vernichtet!)

**Müde durch Vitamin C - Mangel**
Vitamin C wirkt Ermüdungserscheinungen entgegen. Man gab einer Gruppe von Soldaten eine Dosis Vitamin C bis zur kompletten Sättigung der Gewebe. Nach darauf abgehaltenen Gefechtsübungen zeigten die mit Vitamin C vorbehandelten Soldaten nur geringe Ermüdung, erholten sich schneller und zeigten unter anderem keine Muskelkrämpfe. Eine Kontrollgruppe von Soldaten, die nicht mit Vitamin C behandelt worden waren, klagte über Erschöpfungssymptome, starke Muskelkrämpfe in den Beinen und benötigte mehrere Tage bis zu ihrer Erholung.

Die schädliche "Asche", oder besser gesagt, schädliche Rückstände, die entstehen, wenn Fette unvollständig im Körper verbrannt werden und sich bei einem niedrigen Blutzuckerspiegel als Acetonkörper im Gewebe anhäufen, sind eine der häufigsten Ursachen der Müdigkeit nach körperlicher Anstrengung. Diese Acetonkörper werden durch Vitamin C entgiftet.

Heute läuft niemand mehr Gefahr, an Skorbut zu erkranken, doch jeder Mensch hat irgendwelche Beschwerden, von denen man weiß, daß Vitamin C sie beheben kann. Verschiedene Ärzte empfahlen bei Gelenkentzündungen, Gicht, infektiösen Erkrankungen, bakteriellen Infektionen, Allergien nicht weniger als 1000 mg (1 g) Vitamin C stündlich über drei Tage und eine Wiederholung dieser Kur bei Auftreten eines neuen und akuten Schubes. Andererseits hat man bei einer leichten Bleivergiftung bereits mit ca. 300 mg pro Tag Erfolge erzielt.

## Mumps mit Vitamin C nach 10 Stunden geheilt

Vitamin C ist besonders wirksam, wenn es zu Beginn einer Infektion gegeben wird, zu einem Zeitpunkt also, wo der Patient meistens noch nicht den Arzt gerufen hat. In diesem Anfangsstadium kommt man noch mit verhältnismäßig geringen Mengen Vitamin C aus. A. Davis berichtet folgendes: Als ihr Sohn an Mumps (Ziegenpeter) erkrankt war, gab sie ihm jede Stunde 1 g Vitamin C, 10 g am ganzen Tage. Abends waren alle Entzündungen verschwunden, man merkte nichts mehr von der Erkrankung.

Es ist unvorstellbar, wieviel Vitamin C durch Medikamente vernichtet werden kann. Bei Patienten, die regelmäßig chemische Beruhigungsmittel (Tranquilizer) einnahmen, fand man bei manchen von ihnen erst nach der Gabe von 15 g (!) Vitamin C im Urin. A. Davis gibt meistens den Rat, wenn ein Mensch ein Medikament einnehmen muß, die Menge von 500 mg Vitamin C hinzuzugeben. Vitamin C erhöht die Wirkung der Medikamente und reduziert gleichzeitig deren schädliche Nebenwirkungen.

Der Vitamin C - Bedarf jedes Menschen unterliegt täglichen Schwankungen. Jedem von uns drohen tagtäglich Belastungen durch chemische Stoffe, Atemgifte, Schwermetalle, Insektenvertilgungsmittel und Medikamente. Hochbetagte Personen und scheinbar hoffnungslose Patienten mit schweren Lungenentzündungen erholen sich oft nach einer einzigen Injektion von 50 - 100 Gramm Vitamin C. Auch die Behandlung anderer schwerer Erkrankungen mit Vitamin C ist außerordentlich erfolgreich. Schmerzen verschwinden - laut Dr. Kenner - schnell, so daß schmerzstillende Medikamente oft überflüssig werden. Die Wundheilung verläuft rasch und ungestört, man kann von Hauttransplantationen zur Wunddeckung absehen. Offene, große Brandwunden heilen rascher, wenn man sie in Intervallen von wenigen Stunden mit einer 3% igen Vitamin C - Lösung besprüht, wobei diese Behandlung von den Patienten als besonders angenehm, weil schmerzlindernd betrachtet wurde. Eine solche Lösung kann man leicht selbst durch das Auflösen von 12 Tabletten Vitamin C a 100 mg in einer Tasse Wasser herstellen.

Kenner betonte, daß die Gabe von Vitamin C die Wirkung aller anderen Medikamente erhöhe, wobei ein Teil des Vitamins durch das Medikament vernichtet werde. Nach Kenner ist Vitamin C das Antibiotikum überhaupt.

"Darüberhinaus verbessert Vitamin C die Blutfettwerte. Wer täglich drei mal 1 Gramm davon einnimmt, hat nach drei Wochen weniger von dem schädlichen LDL- und dafür mehr vom nützlichen HDL - Cholesterin im Blut. Vitamin C aktiviert in der Leber ein Enzym, das mehr Blutfette in Gallensäure umwandelt. Es vermindert die Freisetzung des Hormons Histamin bei allergischen Reaktionen".

**Linus Pauling, der berühmte Vitamin C - Forscher, der für seine Arbeiten den Nobelpreis für Medizin empfangen hat, ist Jahrgang 1901 und befindet sich immer noch bei bester Gesundheit**

**In einer Langzeitstudie über 30 Jahre hat die reglmäßige Einnahme von Vitamin C zu einer Lebensverlängerung von 10 Jahren bei Männern und 6 Jahren bei Frauen geführt. Frauen haben eine höhere Lebenserwartung als Männer, deswegen fällt die Veränderung der Lebensdauer hier wohl geringer aus.**

## Verwendete Literatur:

1) N. Missing "Das praktische Handbuch vom Vitamin C", Verlag Ganzheitliche Gesundheit
2) Lothar Burgerstein, "Heilwirkung von Nährstoffen", Haug Verlag, 5. Auflage
3) Adelle Davis, "Jeder kann gesund sein", 1987 Hörnemann Verlag
4) R. Mindel, "Vitaminfibel" , Heyne Bücher
5) G. Brubacher, "Wissenschaftliche Bedeutung von Bedarfszahlen", VITAMINSPUR 8/193, p. 20
6) G. Rehner, "Wirkung essentieller Mineralstoffe, Spurenelemente und Vitamine auf das Abwehrsystem", Erfahrungsheilkunde 10/1992
7) Linus Pauling, "Das Vitamin - Programm", Goldmann Taschenbuch
8) Douglas Hunt, "Angstfrei leben - Der Einfluss der Ernährung auf das psychische Wohlbefinden", 1988, Kabel Verlag, Hamburg
9) Dr. med Harald Ziegler, "Ratgeber Vitamine", 1986, Germa Press, Hamburg
10) Dr. med. K. Pflugbeil "Vital Plus", Herbig Verlag

Kapitel 17

# Vitamin A

## Schützt die Augen
## Hilft dem Immunsystem

Haben Sie in Ihrer Jugend auch Abenteuerromane gelesen? Dann müßte
Ihnen folgende Situation bekannt vorkommen: Der Polarforscher torkelt ziel-
los durch die Eiswüste. Nach tagelangem Schneesturm endlich wieder ein
schöner Tag. Blauer Himmel, die Sonne strahlt - aber unser Forscher kann
sich daran nicht freuen. Geblendet, ja fast blind versucht er den Weg zu
erkennen und stürzt in eine tiefe Gletscherspalte. Die Ursache seiner Beschwerden kann jeder Leser natürlich sofort erkennen: Der Forscher ist
"schneeblind"!

Kaum einer von uns kannte damals die Ursache der Schneeblindheit. Und
noch weniger wußten wir, daß das Heilmittel gegen diese Schneeblindheit
vermutlich hinter der nächsten Eisscholle wartete. Die Schneeblindheit war
die Folge eines ausgeprägten Mangels an Vitamin A, das Heilmittel konnte
man in der Leber eines Eisbären oder eines Walrosses finden, die rund 25
Millionen (!) internationale Einheiten (I.E.) Vitamin A pro Kilogramm beinhalten.

### Bekannt seit 3500 Jahren

Vitamin A (oder wie der Fachmann sagt: Retinol) ist der Sammelbegriff für
eine Reihe von chemisch ähnlichen Stoffen, die im Körper des Menschen
unterschiedliche Funktionen wahrnehmen. Die Wirkung des Vitamin A -
insbesonders auf die Augen - ist schon sehr lange bekannt:

- Bereits vor 3500 Jahren verordneten ägyptische Ärzte ihren Patienten,
  die nachts kaum etwas sehen konnten, Leberfett von Nilfischen, was
  die Sehstörungen behob.
- 400 vor Christus verordnete der griechische Arzt Hippokrates seinen
  Patienten gegen Nachtblindheit rohe Ochsenleber, die vorher in Honig
  getaucht wurde.
- Im Jahre 1909 wurde das Vitamin A entdeckt. Anlaß dieser Entdek-
  kung war die Erkrankung von Versuchstieren in einem Labor. Die
  Krankheit äußerte sich in Hornhaut- und Wachstumsstörungen. Ausgelöst wurde die Krankheit durch eine einseitige Ernährung.

Trotzdem dauerte es noch 20 Jahre, bis das "Retinol" isoliert wurde. Seit 1947 ist man in der Lage, Vitamin A künstlich herzustellen und seit 1950 ist hauptsächlich künstliches (synthetisches) Vitamin A im Handel.

### Vitamin A braucht Fett

Vitamin A gehört - anders als die B - Vitamine und Vitamin C zu den "fettlöslichen Vitaminen". Fettlösliche Vitamine haben folgende Eigenschaften:

- Zur Verwertung im menschlichen Körper ist die gleichzeitige Aufnahme von "ungesättigten Fettsäuren" mit dem Vitamin notwendig.
- Fettlösliche Vitamine werden im Körper gespeichert. Das verhindert einerseits kurzfristige Schwankungen im Vitaminhaushalt des Körpers, kann aber andererseits bei massiver Überdosierung auch zu einer Übersättigung des Körpers (Hypervitaminose) mit Vergiftungserscheinungen führen.

### Tierische Nahrungsmittel und Vitamin A

Vitamin A kommt, im Gegensatz zu seiner Vorstufe, dem Beta - Carotin, ausschließlich in tierischen Nahrungsmitteln vor. Die reichhaltigste, bekannte Quelle für Vitamin A sind die Lebern von Eisbären, Robben und Haifischen, die ergiebigste, dem Menschen zugängliche Quelle ist der Dorschlebertran.

Wie bereits erwähnt, mißt man den Vitamin A - Gehalt eines Nahrungsmittels nicht in Gramm oder Milligramm wie bei anderen Vitaminen. Wegen der unterschiedlichen Zusammensetzung und Wirksamkeit der verschiedenen Retinol - Arten hat man sich auf die Festlegung der sogenannten "Internationalen Einheiten" (abgekürzt I.E.) geeinigt.

### Vitamin A - Gehalt verschiedener Tierprodukte pro 100 Gramm

- Eigelb pro Stück               590   I.E.
- Butter, Margarine         3.700   I.E.*
- Schweineleber           14.000   I.E.
- Kalbsleber              32.000   I.E.
- Geflügelleber           32.000   I.E.
- Rinderleber             53.400   I.E.
- Lammleber             74.000   I.E.
- Dorschlebertran       119.400   I.E.

(*Der hohe Vitamingehalt der Margarine wird durch künstliche Vitamin-zusätze (120.000 I.E. pro Kilogramm) erreicht.

## Kapitel 17: Vitamin A hilft dem Immunsystem

**Der "kleine Bruder" des Vitamin A.**

Wir haben gesagt, daß Vitamin A nur in tierischen Nahrungsmitteln vorkommt. Das stimmt nur bedingt. Auch in pflanzlichen Nahrungsmitteln kommt eine Substanz vor, die im Körper zu Vitamin A umgebaut werden kann. Es handelt sich bei dieser Substanz um das sogenannte Beta - Carotin, auch "Provitamin A" genannt. Auch das Beta - Carotin benötigt zu seiner Verwertung im Körper die ungesättigten Fettsäuren, kann aber anders als das Retinol zu keinerlei Überdosierungserscheinungen führen. Der größte Teil der Vitamin A - Versorgung wird durch Beta - Carotine aus Obst und Gemüse gedeckt . Besonders intensiv ist die Vitaminausbeute bei den Gemüsen, da hier durch das Dünsten der Gemüse oder das Anrichten der Salate mit Öl die zur Aufnahme erforderlichen ungesättigten Fettsäuren gleich mitgeliefert werden.

**Beta - Carotin - Gehalt verschiedener Pflanzen pro 100 Gramm**

- Aprikosen, frisch     2.300   I.E.
- Kürbis     2.480   I.E
- Brunnenkresse, frisch     2.500   I.E.
- Brokkoli, gedämpft     5.100   I.E.
- Warzenmelonen     6.000   I.E.
- Grünkohl, gedünstet     8.000   I.E.
- Aprikosen, getrocknet     8.000   I.E.
- Mangold, gedünstet     8.100   I.E.
- Süßkartoffeln, gebraten     8.900   I.E.
- Wirsing, gedämpft     11.700   I.E.
- Spinat, gedünstet     11.800   I.E.
- Mohrrüben, roh     13.000   I.E.
- Feldsalat, gedünstet     14.650   I.E.
- Möhren, gekocht     18.130   I.E.
- Löwenzahn, gedünstet     27.300   I.E.

Nach A. Davis wird Beta - Carotin zu 1/5 - 1/3 vom Körper aufgenommen. Weichere Gemüse wie z. B. Blattgemüse (Salat, Spinat usw.) werden besser resorbiert als Karotten. Außerdem kann man gewisse Faustregeln über den Beta - Carotingehalt von Gemüsen aufstellen:

- Jedes stark gefärbte Obst / Gemüse hat einen hohen Carotin - Gehalt.
- Die Zubereitung von Gemüsen und Salaten unter Verwendung von ungesättigten Fettsäuren verstärkt die Vitaminausbeute.

● Besonders reich an ungesättigten Fettsäuren sind kaltgepreßte Pflanzenöle wie Oliven-, Sonnenblumen-, Nuß- oder Färberdistel (Safloröl). Butter und Margarine haben nur geringe Anteile an ungesättigten Fettsäuren, gehärteten Pflanzenfetten ("Palmin", "Biskin") fehlen diese Substanzen vollkommen.

Oft ist es nötig, das im Gemüse vorhandene Beta - Carotin erst einmal aus dem Pflanzengewebe zu lösen. Das geschieht entweder durch die Zerstörung des Pflanzengewebes durch Erhitzen oder durch die mechanische Zerstörung beim Pressen oder Zerkleinern des Gemüses bzw. durch das ausgiebige Zerkauen der Gemüse.

Deswegen ist auch - als Alternative zu gekochtem Gemüse - die Zubereitung eines Saftes eine gute Möglichkeit, seine Vitamin A - Aufnahme zu verbessern. Da Vitamin A licht- und luftempfindlich ist, muß der Saft immer frisch zubereitet werden. Zur besseren Aufnahme im Körper empfiehlt sich Öl als Zugabe zum Saft.

**Das "Sehpurpur" - der Film für unsere Augen**
Bis in die jüngste Vergangenheit bezogen sich die meisten Untersuchungen über die Auswirkungen eines Vitamin A - Mangels auf die Augen. Einerseits gab es für diesen Zusammenhang die bereits erwähnten historischen Beispiele, andrerseits zeigten Forschungen auf, daß das Vitamin tatsächlich eine wichtige Funktion beim Sehen spielt.

Vitamin A ist Bestandteil des "Sehpurpurs", einer Substanz, die im menschlichen Auge vorkommt. Unter Einfluß von UV - Licht zerfällt dieses Sehpurpur, die Zerfallsprodukte regen spezielle Zellen im Auge an und machen so das Sehen erst möglich. Man kann also die Funktion des Sehpurpurs mit der eines Films in einer Kamera vergleichen: Kein Film - kein Bild!

Bei problematischen Lichtverhältnissen, starkem UV - Anteil des Lichtes in den Bergen oder an den Polargebieten, aber auch bei wenig Licht verbraucht das Auge mehr Sehpurpur. Daraufhin kommt es zu den Sehstörungen, der Schneeblindheit bzw. der Störung des Nachtsehens.

Aber nicht nur die Sehfunktionen, auch andere Funktionen des Körpers leiden unter einem Vitamin A - Mangel. So kommt es bei ausgeprägten Mangelerscheinugen zu folgenden Symptomen:

● Trockenheit und Verhornung von Haut und Schleimhäuten
● Rückgang und Stillstand der Schleimhautsekretion
● Dadurch bedingt: erhöhteAnfälligkeit für Erreger und Infektionen

234

- Brüchigkeit der Haare
- Nachlassen des Appetits, Müdigkeit, Gewichtsverlust
- Verlangsamung des Körperwachstums
- Mißbildung des Kindes bei Mangelzuständen während der Schwangerschaft
- Vermutet wird außerdem ein Zusammenhang des Vitaminmangels mit einer gestörten Schilddrüsenfunktion (Hypothyreose)

Die Haut- und Augenerscheinungen galten lange Zeit als Anzeichen für einen Vitamin A - Mangel schlechthin. Aber die zunehmende Forschung und besonders die Beschäftigung mit der Behandlung von Zivilisationserkrankungen mit Vitaminen und Mineralstoffen durch die Vertreter jener Medizin, die verschiedene Krankheiten mit der gezielten Gabe von Vitaminen, Mineralstoffen und Spurenelementen behandelt, der sogenannten "orthomolekularen Medizin", zeigten bald weitaus wichtigere Einsatzgebiete des Vitamin A auf.

So mehrten sich, lange noch vor der Entdeckung des Vitamin C als Anti - Krebs - Vitamin die Anzeichen, daß es einen Zusammenhang zwischen einer Versorgung mit Vitamin A und der Häufigkeit von Krebserkrankungen gab:

- Bereits 1980 bestätigte die "Züricher Studie" bei 3765 Testpersonen eines Basler Chemieunternehmens einen Zusammenhang zwischen niedrigem Beta - Carotin - Gehalt und Krebserkrankungen insgesamt, besonders aber an Lunge und Magen.
- In einer Studie aus dem Jahre 1988 fanden sich deutlich erniedrigte Beta - Carotin - Konzentrationen im Serum von Krebspatienten. Die Werte lagen zwischen 10 - 134 Mikrogramm pro Liter, Gesunde hatten eine Konzentration von 351 - 978 Mikrogramm pro Liter.
- Diese Beobachtungen werden von einer Reihe teilweise noch laufender Studien, so der "Finnland - Raucherstudie" bestätigt.
- Eine Landkarte, die in einem Informationsheft der "Deutschen Krebshilfe" abgedruckt wurde, zeigt eindrucksvoll die Verteilung von Lungenkrebs in Europa an. Während die Bewohner von Dänemark und Großbritannien eine hohe Lungenkrebsrate aufweisen, ist die Krebshäufigkeit in Süditalien und Frankreich am geringsten. Folgen des Gemüse- und Obstverzehrs in den Ländern des Mittelmeers.
- Eine weltweite Untersuchung der Zusammenhänge des Ernährungsverhaltens ergab, daß das Risiko einer Krebserkrankung bei zu

geringer Vitamin A und Beta - Carotin - Zufuhr  zwei- bis dreimal höher war als das Risiko bei ausreichender Vitaminversorgung.
- Zur Zeit unterstützt die amerikanische Krebsbehörde US National Cancer Institute rund 14 Studien mit insgesamt 106.000 (!) Testpersonen, von denen die "Finnland Raucherstudie" mit 22000 Teilnehmern und die US - Ärzte - Studie mit 22.000 Teilnehmern die umfangreichsten sind. Beide Studien dauern zur Zeit noch an.

Doch schon jetzt läßt sich mit ziemlicher Sicherheit sagen, warum der Vitamin A - Mangel eine so wichtige  Rolle bei Krebserkrankungen spielt. Es kommt nachweislich unter Vitamin A - Gaben zu folgenden Veränderungen des weißen Blutbildes :

- Wirkungssteigerung der Makrophagen, der natürlichen Killerzellen und der B - Lymphozyten
- Vorübergehende Erhöhung der Lymphozyten- und Monozytenzahl somit Ausgleich eines streßbedingten Abfalls dieser Blutzellen
- Stabilisierung der Schutzfunktion von Haut und Schleimhäuten

Vitamin A hat also einmal eine eindeutig stabilisierende Wirkung auf das Immunsystem und seine Abwehrfunktionen.

Ein weiterer krebsverhütender Mechanismus entsteht aus der "antioxidativen" Wirkung des Retinols. Es ist in der Lage, als Radikalenfänger die sogenannten "Singulett - Sauerstoffe" (s. das Kapitel über "Freie Radikale") komplett zu binden und zu entschärfen

Der sicherlich wichtigste Effekt des Vitamin A spielt sich aber im Bereich der Schleimhäute ab. Wie bereits berichtet, kommt es aufgrund eines Vitamin A - Mangels zu Austrocknung und Verhornung von Haut und Schleimhäuten. Führt man dem Körper das Vitamin wieder in ausreichender Menge zu, verschwinden diese Verhornungen. Mikroskopische Untersuchungen haben gezeigt, daß verhornendes Haut- und Schleimhautgewebe eine erstaunliche Ähnlichkeit mit krebsbefallenem Haut- oder Schleimhautgewebe hat.

Dabei sind die Übergänge zwischen Verhornung und Krebs fließend, wobei einige Formen des Überganges als "Krebsvorstufen" (Präkanzerosen) bezeichnet werden. Die häufigste Präkanzerose ist die sogenannte  "Weißschwielenkrankheit" oder Leukoplakie, die sich als Verdickung und Verschwielung der Schleimhäute mit grau - weißer Färbung zeigt. Es hat sich gezeigt, daß solche Leukoplakien in nahezu 100 % aller mit Vitamin A behandelten Fälle zurückgehen bzw. verschwinden.

**Vitamin A in der Krebsbehandlung.**

Aber auch bei der Behandlung anderer Krebserkrankungen mit Vitamin A konnten deutliche Erfolge verzeichnet werden. Bereits im Jahre 1972 berichtete der Arzt Dr. med. Hoefer - Janker über seine Erfolge mit Vitamin A in der Tumortherapie:

Von einer Gruppe von 126 Patienten mit Lungenkrebs wurden 44 Patienten im Jahre 1971 neben Chemotherapie und Bestrahlungen mit sogenannten "Megadosen" Vitamin A behandelt. Die Behandlung begann mit 500.000 I.E. pro Tag und wurde dann bis auf 3.000.000 I.E. täglich gesteigert. Wenn möglich, wurde Vitamin A auch noch lokal angewendet. Insgesamt erhielten die Patienten mindestens 30 Millionen I.E. Vitamin A.

Die Auswertung ergab folgendes: Von der Gruppe der 44 mit Vitamin A behandelten Patienten lebten nach einem Jahr noch 31,8 %, von den 82 konventionell behandelten nur 14.6 %.

Ein Artikel aus dem Jahr 1992 mit dem Titel "Der Einsatz von Vitamin A - Derivaten in der Tumortherapie" bestätigt diese Erfolge in der Krebsbehandlung. Sie faßt die Ergebnisse von rund 70 Arbeiten zu diesem Thema wie folgt zusammen:

- **Vitamin A als Monotherapeutikum:**
  fast 100 %ige Erfolge bei Leukoplakien und anderen gutartigen Hautgeschwulsten,
  vereinzelte Erfolge bei verschiedenen Hautmetastasen.
- **Vitamin A als Zusatz bei Chemotherapie oder Bestrahlung:**
  Verbesserung des Behandlungsergebnisses der Bestrahlung und Chemotherapie
  Verringerung der Nebenwirkungen
- **Vitamin A als Zusatz bei Chemotherapie und Bestrahlung**
  Verbesserung der Behandlungsergebnisse
  Zum Teil partielle oder vollkommene Tumoreinschmelzungen
  Verlängerung der Überlebenszeit durch die Vermeidung von Rezidiven
- **Vitamin A in der Rückfallprophylaxe:**
  Stabilisierung des Tumorrückganges
  deutliche Abnahme der Zahl an Rückfällen.

**Vitamin A - Mangel - häufiger als vermutet.**

So klar und deutlich diese Arbeiten den Wert des Vitamin A in der Krebsvorbeugung und -behandlung bestätigen, so undeutlich und unklar sind die Empfehlungen der Fachleute über die Menge an Vitamin A, die man zur Prophylaxe einnehmen sollte: Er sollte 5000 I.E. pro Tag betragen. Einige Quellen geben den prophylaktischen Vitaminbedarf mit 10.000 I.E. an.

Ursache dieser eher vorsichtigen Haltung ist eine medizinische Irrlehre. Man ging fälschlicherweise davon aus, daß ein Vitaminmangel zu greifbaren Mangelsymptomen aus dem Lehrbuch führen sollte. Und wenn sich schon keine Symptome zeigen, muß sich ein solcher Mangel zumindest laborchemisch erfassen lassen. Da gibt es inzwischen auch noch die Möglichkeit, den Plasmaretinolspiegel, also den Vitamin - Gehalt im Blut zu bestimmen. Aber da dieser Wert bei fast allen Patienten ohne die oben geschilderten Symptome normal ausfällt, behaupten die Verantwortlichen: "Ein Vitamin A - Mangel kommt in der westlichen, zivilisierten Welt selten vor!"

Diese Behauptung kann man auch heute noch in den meisten medizinischen Lehrbüchern, aber auch in Ernährungsbüchern nachlesen. Eine Behauptung, die aber nichtsdestoweniger falsch ist!

Denn ein normaler Gehalt an Vitamin A im Blut ist kein Beweis für die ausreichende Versorgung des Körpers mit diesem Vitamin. Untersuchungen haben folgendes gezeigt:

● Nur 1 - 3% der im Körper vorhandenen Menge an Vitamin A zirkuliert im Blut.

● Die restlichen 97 - 99 % befinden sich in den Vitaminspeichern im Körper, im Einzelnen in der Leber, im Auge und den Schleimhäuten.

● Der Körper ist ständig bemüht, den Vitaminspiegel im Blut konstant zu halten, entleert dafür bei unzureichender Neuzufuhr des Vitamins seine Speicher bis zu 4/5 der Kapazität.

● Untersuchungen an Unfallopfern in den USA zeigten in 30 % aller Fälle eine starke Entleerung der Leberspeicher. In keinem dieser Fälle hatte der Verstorbene zuvor über Augen- oder Hautprobleme geklagt.

● Zusammenfassend ist zu sagen: Zeigt sich ein Abfall des Vitamin A - Spiegels im Blut, ist es bereits "fünf nach zwölf", und es liegt ein massivster Vitaminmangel vor.

Man muß also davon ausgehen, daß auch in der westlichen Welt die meisten Menschen unter einem Mangel an Vitamin A leiden. Ursachen dafür sind leicht zu finden. So erwähnen verschiedene Artikel, "daß nur die Hälfte der US - Bürger die von der "Food and Drug Administration" (FDA) empfohlene Tagesdosis von 5000 I.E. aufnimmt".

Da neuere Empfehlungen von weitaus stärkeren Vitamindosen (vorbeugend 10.000 - 20.000 I.E.) ausgehen, ist die Zahl der vom Vitaminmangel Betroffenen wohl eher höher anzusetzen.

### Vitamin A - Mangel trotz reichlichen Angebots

Wie aber kommt es - trotz der reichlich vorhandenen Vitaminquellen - zu einem derart ausgeprägten, fast schon epidemieähnlichen Vitaminmangel in der westlichen Welt? Ein Vitaminmangel tritt immer dann ein, wenn die Vitaminzufuhr geringer ist als der Vitaminbedarf. Die Zufuhr von Vitamin A kann durch folgende Faktoren beeinflußt werden:

- Unausgeglichene Ernährung mit zu wenig Obst und Gemüse. Privatdozent Dr. med Hans K. Biesalski, Universität Mainz fordert den Verzehr von 300 - 400 Gramm Gemüse oder Obst täglich .
- Der Körper kann das angebotene Vitamin A nicht verwerten, weil z. B. die zum Transport notwendigen ungesättigten Fettsäuren fehlen,
- Das verzehrte Gemüse verfügt - durch falsche Anbautechniken - (Überdüngung, Bestrahlung) nicht über ausreichend Beta - Carotin. So vernichtet ein hoher Nitratgehalt des Bodens fast alles Beta - Carotin in der Pflanze, man hat z. B. Karotten gefunden, die absolut kein Beta - Carotin enthielten.
- Falsche Zubereitungstechniken in der Küche (Tiefgefrieren, zu langes Kochen usw.) zerstören den Vitamingehalt der Speise,
- Störungen des Fettstoffwechsels behindern die Verwertung von Vitamin A im Körper.
- Mangelerscheinungen an anderen Vitaminen behindern die Vitaminaufnahme im Körper: Bei Vitamin E - Mangel wird das Vitamin A zerstört, bevor es im Körper aufgenommen wird. Ein Mangel des Vitamins "Cholin" aus der Reihe der B - Vitamine verhindert die Resorption des Vitamin A im Darm.

Aber auch wenn der Vitaminbedarf erhöht ist, reicht die normal aufgenommene Menge des Vitamins nicht mehr aus. Ein erhöhter Vitaminbedarf entsteht bei:

- Starken Belastungen der Augen z. B. durch Arbeit unter besonderen Lichtbedingungen (Computer- und Näharbeit, Arbeit unter Tage oder bei ausschließlich künstlichem Licht)
- Erhöhter Infektionsgefahr
- Übermäßigem Alkoholgenuß
- Chronischen Erkrankungen des Darms (Morbus Crohn)
- Operativer Teilentfernung des Dünndarmes
- Durchfallerkrankungen, besonders im Kindesalter (da noch keine ausreichende Ausbildung der Vitamin A - Speicher erfolgt ist)

## Kapitel 17:Vitamin A hilft dem Immunsystem

- starke Belastung durch Umweltgifte im Beruf oder in Industriegebieten allgemein
- Schwangerschaft (erhöht den Vitamin A - Bedarf um 20.000 Einheiten pro Tag)
- Nikotinkonsum

Außerdem führt eine Reihe von Medikamenten zu einem erheblich erhöhten Bedarf an Vitamin A.

- Abführmittel
- Blutfettsenkende Medikamente
- Säurebindende und andere Magenmittel
- Die "Pille"
- Sämtliche im Rahmen einer Chemotherapie verwendeten Medikamente (Zytostatika)

**Vitamin A - Mangel betrifft uns alle!**

Betrachtet man die angeführten Faktoren, die zu einer Erhöhung des Vitamin A - Bedarfs führen, so findet sich kaum jemand, auf den nicht einer oder mehrere dieser Faktoren zutreffen. Also muß man davon ausgehen, daß die mit 5000 I.E. angesetzte Tagesdosis von Vitamin A im allgemeinen zu niedrig angesetzt wird. Eine Dosis von 10.0000 I.E. ist unter den bestehenden Lebensumständen wohl angemessener. Diese Tagesdosis läßt sich durch den geforderten Verzehr von 300 - 400 Gramm Beta - carotinreichen Gemüsen pro Tag ohne weiteres erreichen, wenn das Gemüse vitaminschonend zubereitet wird.

Eine zusätzliche Einnahme von 1 Teelöffel Lebertran (Oleum Jecoris DAB 7, in jeder Apotheke erhältlich) erhöht die Aufnahme an Vitamin A um weitere 6000 I.E. Übrigens ist der Lebertran - entgegen einigen Warnungen in der Presse - nicht generell mit Pestiziden oder Schwermetallen belastet. Nach Aussage des Importeurs Henri Lamotte, Bremen, unterliegt der von ihm vertriebene Dorschlebertran "Bremer Schlüssel" ständigen Qualitätskontrollen. Für empfindliche Personen, denen der Geschmack des Lebertrans nicht behagt, empfiehlt sich die Verwendung von "A - Mulsin Emulsion" der Firma Mucos. Wegen der unterschiedlichen Konzentration der vorgenannten Medikamente sollten diese Mittel nach Absprache mit einem Arzt eingenommen werden.

Multivitaminpräparate wie z. B. Eunova oder Multibionta empfehlen sich wegen ihres künstlich hergestellten Vitamin A - Anteils weniger zur Behandlung oder Vorbeugung eines Vitamin A - Mangels.

Vitamin A - Gehalt verschiedener Vitaminpräparate

Zur Zufuhr einer Tagesdosis von 10.000 I.E. Vitamin A benötigt man folgende Menge an Vitaminpräparaten:

- Lebertran              10   Gramm     =  2 Teelöffel
- Lebertrankapseln       10   Gramm     = 10 Kapseln a 1 Gramm
- Spirulina               5   Gramm     =  1 Teelöffel
- Multibionta Saft        2   Milliliter = 35 Tropfen.

In der eigenen Praxis haben wir gute Erfahrungen mit der Gabe eines Eßlöffels Lebertran (entsprechend 15.000 I.E. Vitamin A) pro Tag, zusätzlich zu einer Beta - carotinreichen Kost über Jahre gemacht. Die tägliche Vitamin A - Zufuhr bei unseren - in der Regel chronischen oder schwer kranken Patienten beträgt damit rund 25.000 I.E.

**Krank durch Vitamin A?**

Die Tatsache, daß Vitamin C zu den fettlöslichen Vitaminen gehört und im Körper gespeichert wird, kann rein theoretisch aber auch zu einer Überversorgung mit diesem Vitamin führen. Eine solche Überversorgung (oder Hypervitaminose) kann unter Umständen genauso gesundheitliche Probleme hervorrufen wie ein Vitaminmangel.

In dem Buch von Dr. H. Ziegler wird der Fall einer Vitamin A - Vergiftung beschrieben. 1943 erkrankte ein Mann, nachdem er 330 Gramm Eisbärleber gegessen, und somit 7.5 Millionen I.E. Vitamin A zu sich genommen hatte. Für 10 Tage litt er darauf an Kopfschmerzen, Mattigkeit, Schlafsucht und erhöhter Erregbarkeit. Danach besserten sich die Symptome.

Sicherlich wird es aufgrund einer normalen, ausgewogenen Ernährung kaum zu einer Hypervitaminose kommen. Wenn überhaupt, kommen die Erscheinungen im Rahmen einer "Megadosistherapie" mit Vitamin A vor. Das ist einer der Gründe, weswegen eine solche Behandlung immer unter ärztlicher Kontrolle durchgeführt werden sollte.

Ein Sonderfall stellt die Vitamin A - Versorgung Schwangerer dar: Einerseits erhöht die Schwangerschaft den Bedarf um 20.000 I.E., andererseits kann hier eine Vitaminüberdosierung der werdenden Mutter zu Fehlbildungen beim Säugling führen. Der Vitamin A - Status der Mutter beeinflußt auch die Qualität der Vitaminspeicher des Neugeborenen: ist er ausgeglichen, verbessert sich die Speicherungsfähigkeit beim Neugeborenen. Damit wird einem späteren Vitaminmangel des Säuglings weitgehend vorgebeugt.

**Verwendete Literatur:**

1) Adelle Davis, "Jeder kann gesund sein", 1985, Hörnemann
2) Dr. Harald Ziegler, "Vitamine, Mineralstoffe, Spurenelemente", Germa Press, Hamburg
3) Bea Seger - Hufelschulte, "Vitamin A - Renaissance im Kampf gegen den Krebs", Gourmed
4) "Deutsche Krebshilfe", Heft 1/93, p. 15
5) Hans Biesalski, Kurt Seelert, "Vitamin A - Neue Erkenntnisse, Nutzen und Risiken", Deutsche Apotheker Zeitung, Nr. 32/1988, pp 1662 - 1667
6) Symposion "Vitamin in der Tumortherapie", 21. - 23. April 1972
7) S. Lamprecht, W. H. Müller, W. Lamprecht, M. Rimpler, "Der Einsatz von Vitamin A - Derivaten in der Tumortherapie" , Med Organica Heft Nr. 2, Juni 1992
8) "Gesundes Leben", 3/92
9) "Vitamin A: Indikation und Therapie", VitaMinSpur 3,4 (1988)
10) "Schwerpunktthema: Vitamin A", Beilage der "Ärztezeitung" Nr. 96, 20. Dezember 1989

## Kapitel 18
# Vitamin E
## Erhöhung der Fruchtbarkeit
## Schutz der Gewebe

Für einen geregelten Ablauf von Körperfunktionen müssen dem Organismus neben Eiweiß, Kohlenhydraten und Fetten auch Mikronahrungsstoffe zugeführt werden. Zu diesen gehören Vitamine und Spurenelemente. Für den modernen Menschen sind heute die erforderlichen Mengen an diesen Mikronahrungsstoffen häufig nicht gewährleistet. In früheren Zeiten war die Zufuhr wahrscheinlich ausreichend.

Der Vitaminbedarf ist individuell verschieden und schwankt innerhalb des Lebens beträchtlich. Sportler und Schwangere benötigen größere Mengen an Vitaminen. Die üblichen Dosierungsangaben für Vitamine betreffen meist Gesunde. In Krankheitsfällen kann der Bedarf **wesentlich** vermehrt sein.

### Wirkung von Vitamin E

Vitamin E schützt den Körper vor freien Radikalen (siehe entsprechendes Kapitel). Freie Radikale in Form von hochreaktiven Sauerstoffmolekülen greifen fettlösliche Bestandteile der Zellen und Gewebe an. Diese werden durch Vitamin E geschützt. **Ohne Vitamin E kommt es vermehrt zu Schädigungen und Alterung der Zellen.** So kann es unter Vitamin E-Mangel zu einem frühzeitigen Auftreten von Pigmentflecken im Bereich der Haut kommen.

Vitamin E steigert die Leistungsfähigkeit des Körpers unter Streß durch Umweltfaktoren. **Eine gute Vitamin E-Versorgung reduziert die Krankheitsanfälligkeit z.B. bei Krebs, Diabetes und Arteriosklerose, Rheuma, Nervenkrankheiten, Alters- und Augenkrankheiten.** Viele Fragen lassen sich in Zusamenhang mit Vitamin E heute noch nicht ausreichend beantworten.

Die Entdeckung des Vitamin E begann als Fruchtbarkeitsvitamin. Ohne Vitamin E wurden Ratten zwar trächtig, gebaren jedoch keine lebenden Jungen.

Vitamin E bewirkt eine Verbesserung verschiedener Immunprozesse. Bei der Phagozytose (Verdauung von körperfremden Zellen und anderen Fremdstoffen durch Riesenfreßzellen des weißen Blutbildsystems, besonders Monozyten) fallen aggressive Sauerstoffmoleküle an. Diese können durch Vitamin E eingefangen und inaktiviert werden, bevor es zu einer Zerstörung von körpereigenem Gewebe kommt. Die Wirkung von Vitamin E wird durch Vitamin C verstärkt.

Zahlreiche Umweltsituationen stellen eine äußere Quelle für freie Radikale dar: Stickoxide, Ozon, Pestizide, Zigarettenrauch, UV-Strahlen.

Die Ursachen des Alterns sind bis heute zwar nicht ausreichend geklärt, aber wahrscheinlich spielen hier freie Radikale eine wesentliche Rolle. Gegenwärtig wird die Bedeutung von Vitamin E und freien Radikalen untersucht bei Arteriosklerose, Krebs, grauem Star, Diabetes und neurologischen Krankheiten. Raucher nehmen mit einem Lungenzug bis zu 1000 Billionen freie Radikale zu sich. Die Schäden der freien Radikale können durch Vitamin E reduziert werden.

Die Folge der Wirkung der freien Radikale ist Alterung und möglicherweise sogar Krankheit. Alterspigmente der Haut sind ein Hinweis auf die Wirkung von freien Radikalen und damit verbundenen oxidativen Angriffen auf Zellen und Gewebe.

### Vitamin E und Krebserkrankungen

Bei der Krebsentstehung scheinen freie Radikale aus der Umwelt sowie krebsfördernde Substanzen (Karzinogene) aus der Nahrung eine wichtige Rolle zu spielen. Vitamin E vermag, ergänzt durch Vitamin C, die Bildung von krebsfördernden Substanzen (Karzinogene) aus der Nahrung zu hemmen. Deswegen liegt der Einsatz von Vitamin E in der Krebsvorsorge nahe. Verschiedene Untersuchungen haben gezeigt, daß zwischen den Vitamin E-Spiegeln bzw. der Versorgung mit Vitamin E und der Tumorhäufigkeit ein Zusammenhang besteht. Bei Brustkrebs und Dickdarmkrebs ist eine höhere Erkran-kungsquote unter Vitamin E-Mangel nachgewiesen. In einer finnischen Studie erweist sich der kombinierte Mangel von Selen und Vitamin E als höchstmöglicher Krebsrisikofaktor. In der Prophylaxe werden Tagedosen bis 100mg Vitamin E empfohlen. Therapeutisch werden 200 - 800mg täglich eingesetzt. Therapeutische Dosen an Vitamin E sind in der Regel durch die Ernährung nicht mehr ausreichend zu decken.

Der Altersschwachsinn (in der Fachsprache als Alzheimersche Krankheit bezeichnet) kann oft günstig durch Vitamin E behandelt werden. Hier kommt es häufig durch freie Radikale zu einer Schädigung der Nervenstruktur. Der Schutz der Nervenzellen vor Oxydationsprozessen ist bei dieser Erkrankung nicht ausreichend vorhanden.

Den höchsten natürlichen Gehalt an Vitamin E haben Pflanzenöle. Für die Aufnahme von Vitamin E im Körper ist die Anwesenheit von Gallen und Bauchspeicheldrüsensekret erforderlich. Die Aufnahme ist mit der Fettresorption verbunden.

Den höchsten Anteil an Vitamin E hat Weizenkeimöl mit 64-151mg pro 100g Öl. Auch andere kaltgepreßte Öle sind gute Vitamin E-Lieferanten. Vermehrt wird Vitamin E außerdem in Keimlingen gebildet. Natürliche Vitamin E-Präparate werden nahezu ausschließlich aus Weizenkeimlingen und Sojakeimlingen hergestellt.

Kaum Vitamin E enthalten folgende Nahrungsmittel: Eier, Gemüse und Gemüseprodukte, Getreide und Getreideprodukte, Milch und Milchprodukte.

**Symptome bei Vitamin E Mangel**

- Blutarmut
- vergrößerte Vorsteherdrüse bei Männern
- Sterilität bei Männern
- Fühgeburt
- Angeborene Mißbildungen und verzögerte Organentwicklungen
- Nierenschäden
- Vorzeitige Alterserscheinungen
- Muskelschwäche bis hin zu Muskelzerfall

Beim Einfrieren und durch Lagerung geht Vitamin E zugrunde. Beim Bakken in Öl wird 98% des Vitamin E vernichtet. In verarbeiteten Ölen und Getreideprodukten gibt es praktisch kein wirksames Vitamin E mehr.

Vitamin E hat als Hauptaufgabe den Schutz der ungesättigten Fettsäuren und fettartigen Substanzen vor der Zerstörung durch Sauerstoff.
Zu diesen Substanzen gehören Vitamin A und die Mehrzahl aller Hormone.
Das Vitamin selbst wird bei diesen Schutzvorgängen vernichtet.

**Schutz vor Blutzerfall und Muskelschwäche**

Vitamin E setzt den Sauerstoffbedarf des Körpers drastisch herab. Bei Frühgeburten schützt die sofortige Gabe von Vitamin E nach der Geburt vor Erblindung. Frühgeburten wiesen bis in etwa 20% aller Fälle eine Erblindung auf. Bei Vitamin E Mangel der Mutter treten beim Kind nach der Geburt Zerfallserscheinungen der roten Blutzellen auf, so daß eine Gelbsucht eintritt. Unter Gabe von Vitamin E hört der Zerfall dieser roten Blutzellen auf, die Gelbsucht verschwindet (Gelbsucht der Frühgeborenen, fälschlicherweise häufig auf eine nicht ausgereifte Leber zurückgeführt).

In Milchpräparaten und Fertignahrungsmitteln für Säuglinge liegt häufig ein Vitamin E-Mangel vor. Kinder, die als Flaschenkinder aufgezogen werden, bleiben deswegen oft monatelang blutarm. Jede Form von Vitamin E-Mangel kann zur Blutarmut führen. Durch Vitamin E-arme Kost läßt sich Blutarmut erzeugen.

Bei Weltraumflügen, die länger als acht Tage dauerten, verloren die Astronauten zwanzig bis dreißig Prozent ihrer roten Blutkörperchen und kamen erschöpft auf die Erde zurück unter Symptomen einer Herzmuskelschwäche. Die Atemluft der Astronauten war so sauerstoffreich gewesen, daß bei mangelhafter Versorgung mit Vitamin E ein Zerfall von ungesättigten Fettsäuren in den roten Blutzellen auftrat. Nach Anreicherung der Kost mit Vitamin E verschwanden diese Anämieerkrankungen auf Weltraumflügen.

Ähnlich wie rote Blutzellen können Muskelzellen bei Vitamin E-Mangel zugrunde gehen. Bei Vitamin E-Mangel der Mütter kommen die Kinder mit schwachen Muskeln zur Welt. Haltungsschäden bei Kindern und Jugendlichen (Fragezeichen-Haltung) sind häufig bedingt durch eine Muskelschwäche bei Vitamin E-Mangel. Im Tierversuch kommt es bei Vitamin E-Mangel zu Muskelrissen. Vielleicht beruhen auch die Schwangerschaftsstreifen auf Vitamin E-Mangel. Bei kindlichem Schielen kann möglicherweise Behandlung mit Vitamin E zur Kräftigung der Augenmuskeln führen.

Bei Tieren unter Vitamin E Mangel treten z.T. stark vorgequollene Augen auf, wie man sie bei Menschen mit Basedow-Erkrankungen sieht.

Verkalkungen in Weichteilgeweben treten an Stellen auf, wo Zellen zugrunde gegangen sind. Solche Kalziumablagerungen können experimentell erzeugt werden und rufen charakteristische Eigenschaften des Alterns auch bei jungen Versuchstieren hervor. Durch Vitamin E-Gaben lassen sich diese Schäden vermeiden.

Solche Kalkablagerungen findet man bei Menschen mit Arteriosklerose, Arthritis und anderen Krankheiten. Bei Kindern mit Bindegewebsverhärtungen (Sklerodermie) wurden in drei Viertel der Fälle deutliche Besserungen erreicht unter Gabe von Vitamin E.

Gibt man Männern Vitamin E, bessert sich häufig die Anzahl, Beschaffenheit und Beweglichkeit der Spermien.

**Vitamin E und Schwangerschaft**

Bei tausenden von Kindern soll kein einziges mißgebildet oder geistig defekt zur Welt gekommen sein, wenn beide Eltern vor der Zeugung genügend Vitamin E eingenommen hatten und die Mutter dies während der Schwangerschaft fortsetzte.

Bei Frauen nach Schwangerschaften mit Fehl- oder Frühgeburten traten keine solchen Ereignisse mehr ein, wenn sie Vitamin E bekommen hatten.

Bei 97% aller Frauen, die schon ein Kind in einer Schangerschaft verloren hatten, trat nach Vitamin E Gabe eine normale Schwangerschaft ein.

Demgegenüber kam es bei einem Drittel der Frauen wieder zu Fehlgeburten, die kein Vitamin E erhalten hatten.

Vitamin E Mangel führt darüberhinaus zu schweren, langanhaltenden Geburten durch Schwächung der Beckenmuskulatur.

Die Einnahme von empfängnisverhütenden Mitteln erhöht stark den Bedarf an Vitamin E. Vitamin E verhindert darüber hinaus den vorzeitigen Abbau der Sexualhormone und kann deswegen bei klimakterischen Ausfallerscheinungen eingesetzt werden.

Transplantiertes Krebsgewebe wächst nicht an, wenn im Versuch reichlich Vitamin E gegeben wird.

# Kapitel 19

# Selen
# Heilmittel und Gift

Keshan ist eine Landschaft in Nordostchina. Diese Landschaft unterscheidet sich äußerlich durch nichts von anderen Gegenden Chinas - abgesehen von einer Tatsache: Diese Gegend hat Pate für den Namen einer heimtückischen Krankheit gestanden - der Keshan - Krankheit.

Bei dieser Erkrankung kommt es zu einer Schädigung der Herzmuskulatur, die in ihrem zu Verlauf zu einer erheblichen Erweiterung und funktionellen Störung des Herzens führt. In Keshan sterben viele Menschen - gleich welchen Alters - an Herzversagen.

Ursache dieser Erkrankung ist ein extremer Mangel an Selen in den Böden dieser Region. Dadurch beträgt die durchschnittliche Selenaufnahme dort nur 11 Mikrogramm (Millionstel Gramm) pro Tag. In anderen, selenreicheren Gegenden Chinas kann dieser Wert bis zu 750 Mikrogramm betragen.

Ähnliches läßt sich ahnen, wenn man Zahlen über die durchschnittliche Selenaufnahme in Westdeutschland liest. Obwohl die durchschnittliche Selenaufnahme hier 59 Mikrogramm/Tag beträgt, liegt sie doch weit unter den optimalen täglichen Selenmengen von 250 - 300 Mikrogramm/Tag,l wie sie von dem amerikanischen Selenpapst Schrauzer angegeben werden.
Noch katastrophaler sind die Mangelerscheinungen in Schweden (ca. 30 Mikrogramm/Tag) bzw. Finnland (45 Mikrogramm/Tag).
Das Leben in Finnland ist gefährlich, weil in diesem Land eine hohe Sterblichkeit an Herzkrankheiten in jüngeren Jahren besteht und hierfür dürfte der erwähnte Selenmangel von erheblicher Bedeutung sein.
Aber auch Länder wie Japan (125Mikrogramm/Tag), U. S. A. (90 Mikrogramm/Tag) und besonders Neuseeland (durchschnittlich 40 Mikrogramm/Tag) liegen deutlich unterhalb dieser Werte für eine optimale Tagesdosis.
Lediglich Kanada weist unter den westlichen Lädern eine annähernd befriedigende Selenaufnahme mit durchschnittlich 185 Mikrogramm/Tag auf.

## Selen - ein Gift

So negativ die Folgen eines Selenmangels sind, noch katastrophaler wirken sich die Folgen einer Überdosierung von Selen, der sogenannten Selenose aus. Bereits bei der 10 - fachen Dosis der optimalen Tasgesmenge kann dieses Spurenelement mit folgenden Vergiftungserscheinungen aufwarten, wenn es 2 - 3 Monate zugeführt wird: Magen - Darm - Störungen, Reizbarkeit, Kopfschmerzen, Mattigkeit Störungen von Haar- und Nagel-wuchs sowie knoblauchähnlichem Atemgeruch.

### Selen - Schutz vor Krebs und giftigen Schwermetallen

So wirkt Selen:

● Schützt vor Veränderungen des Erbgutes (antimutagene Wirkung)
● Wirkt bösartigen Veränderungen der Zellstruktur entgegen (antikarzinogene Wirkung)
● Wichtiges Gegenmittel bei radioaktiver Verseuchung
● Reduziert die Schädlichkeit von Chemogiften in der Krebstherapie
● Setzt die Schädigung des Körpers durch Alkohol, Schwermetallbelastungen und Vergiftungen durch Blei, Arsen, Quecksilber und Cadmium herab
● Aktiviert das Immunsystem

Als wichtiger Bestandteil des Enzyms Gluthadionperoxidase schützt Selen das Gewebe vor sogenannter "oxidativer Zerstörung".

**Alle akuten Selenmangelsyndrome lassen sich im wesentlichen auf den Mangel des Enzyms Glutathionperioxidase zurückführen.**

### Selen - Waffe gegen den Krebs

Im Jahre 1917 von dem schwedischen Chemiker von Berzelius entdeckt, wurde das Selen 1920 mit Erfolg als Mittel gegen inoperable Geschwulste eingesetzt.

Eine finnische Studie hat bei einem gleichzeitigen Mangel von Selen und Vitamin E eine erhebliche Zunahme von Krebserkrankungen um 1000 (eintausend!) Prozent ergeben. Vitamin A und E verbessern die Verfügbarkeit von Selen im menschlichen Körper erheblich.

Bei sulfatgedüngten Böden wird die Selenaufnahme von Nutz- und Kulturpflanzen erheblich herabgesetzt. Die Verunreinigung und Belastung der Böden mit Schwermetallen - wie z. B. die Belastung mit Cadmium - setzt die Verfügbarkeit von Selen weiter herab. Saurer Regen reduziert die Bodenverfügbarkeit von Selen um ein Weiteres.

Der Selengehalt der Muttermilch ist ca. dreimal höher als der der Kuhmilch. Auch unter diesem Aspekt ergeben sich somit die Vorzüge des Stillens.

**Symptome von Selenmangelkrankheiten (Keshan-Krankheit)**

- Erhöhung von Leberwerten, Leberfunktionsstörungen
- Muskelfunktionsstörungen
- Herzmuskelstörungen, Herzversagen auch bei Kleinkindern und Jugendlichen
- Herzrhythmusstörungen, Lungenödeme
- Zerstörung von Gelenkknorpel
- Verkürzung der Extremitäten und Gelenkverbiegungen
- Zwergwuchs
- Viele Krankheitssymptome werden durch verminderte Infektabwehr, z.B. gegenüber dem Coxsackie-B-Virus verursacht.

**Therapeutische Effekte von Selen**

- Sauerstoffeinsparung der Gewebe
- Verstärkung der Zellmembranstabilität
- Vermeidung von Herzinfarkt, Verminderung von Blutgerinnung
- Schutzfunktion für die Leber
- Schutzfunkton vor Wachstumsstörungen
- Schutz vor Knorpel-, Gelenkschäden und Knochenverformungen

Besonders Brustkrebs ist mit erniedrigtem Selenspiegel im Blut verbunden. Um Brustkrebs zu vermeiden, ist eine tägliche Aufnahme von 250 bis 300 microgramm (millionstel Gramm) Selen notwendig. Selen schützt die Erbsubstanz der Zellen vor Zerstörung durch Radikale.

Selen stimuliert die immunologischen Funktionen der neutrophilen Granulozyten (s. Kapitel über Immunphysiologie), stärkt die Antikörperbildung und die Entwicklung der T- und B-Lymphozyten sowie die Bildung von Botenstoffen zwischen den Immunzellen. Die Aktivität der natürlichen Killerzellen wird gesteigert.

Selen wird besonders im Rahmen von Chemotherapien bei Krebserkrankungen verstärkt vom Körper verbraucht.

Andererseits setzt es bei ausreichender Dosierung die giftige Wirkung von verschiedenen in der Krebstherapie verwendeten Zellgiften deutlich herab. Bei extrem niedrigen Selenwerten kommt es zu Muskelschwund bis hin zu Todesfällen. Künstlich ernährte Säuglinge gelten als besonders gefährdet. Es gibt kein Spurenelement, dessen Mangelsymptomatik so vielseitige Züge aufweist wie das Selen.

**Unter Selenmangel treten verschiedene Krankheiten gehäuft auf:**

- Gefäßschäden, Arteriosklerose und Herzinfarkt
- Schädigung der Herzmuskulatur mit Eweiterung des Herzens
- Untergang von Lebergewebe und Leberzirrhose
- Rheumatische Entzündungen
- Zuckerkrankheit (Diabetes mellitus)
- Krebs, Leukämie
- allgemeine Abwehrschwäche
- Autoimmunkrankheiten (Krankheiten, die körpereigene Gewebe angreifen)
- Netzhautschäden
- Grauer Star
- Blutzellzerfall bei Frühgeburten
- Infektionskrankheiten

**Weitere Fakten zu Selen**

Bei Frauen mit suspekten Abstrichen am Gebärmutterhals wurde ein signifikant erniedrigter Selenspiegel festgestellt.

Bei Frauen mit fibrozystischer Mastopathie (Verhärtung des Brustgewebes durch Bindegewebsvermehrung und Bildung von Zysten) ist das Krebsrisiko um das zwei- bis fünffache erhöht. Mit Gabe von Selen lassen sich hier schon nach wenigen Monaten Besserungen beobachten, Schmerzen sind in vielen Fällen geringer.

Nach Herzinfarkt wirkt Selen Rhythmusstörungen und Schädigungen der Herzmuskulatur entgegen.

Selen ist unabdingbar notwendig für die Bildung von Schilddrüsenhormonen. Bei Selenmangel kommt die Entwicklung der Spermien fast völlig zum Erliegen.

Die Selenaufnahme in der Bundesrepublik erfolgt zu etwa zwei Drittel durch tierisches Eiweiß. Durch Schweinefleisch werden etwa 25% der Selenversorgung gedeckt. Tierfutter wird heute teilweise mit 500 Microgramm Selen pro Kilogramm versetzt. Ohne diese Selenergänzung im Tierfutter würden Bundesbürger ca. 15 bis 20 Microgramm Selen täglich weniger aufnehmen.

Bei Vegetariern, die nicht zusätzlich Bierhefe oder Algenpräparate einnehmen, können sehr niedrige Selenspiegel im Körper bestehen. Auch Eigelb ist ein guter Selenlieferant.

## Kapitel 20
# Zink
# Spurenelement für Wachstum
# und Fruchtbarkeit

Fast durchweg ist Zink im Getreide und im Viehfutter als Spurenelement ungenügend vertreten. Durch künstliche Düngung wird selbst bei gesättigten Böden Zink nicht ausreichend von den Pflanzen aufgenommen. Zink wird zwar von außen dem Viehfutter zugefügt, aber nicht den für Menschen bestimmten Nahrungsmitteln. Die einzige zuverlässige Quelle für Zink sind Schalentiere. Hoher Phosphoranteil in der Kost bedingt Zinkmangel durch Behinderung der Zinkaufnahme. Besonders reichlich kommt Zink im Auge und im Sperma vor. Es ist unentbehrlich für die Eiweißproduktion und für die Funktion vieler Enzyme. Etwa 70 Entgiftungsenzyme sind an das Vorhandensein von Zink gebunden. Zinkmangel führt zu Störungen der Fortpflanzungsfähigkeit, Nachlassen der Abwehrkraft gegen Infektionen, verzögerter Wundheilung und Hautausschlägen, die der Schuppenflechte ähnlich sind. Jungtiere mit Zinkmangel haben Mißbildungen der Augen, der Nieren, des Gehirns und der Knochen.

Mangelzustände sind viel weiter verbreitet als angenommen.

**Ursachen des Zinkmangels**
die häufigsten Ursachen des Zinkmangels sind:

- Unzureichende einseitige Ernährung
- Zinkmangel in Pflanzen und Tierprodukten
- Gestörte Aufnahme bei entzündlichen Darmerkrankungen
- Vermehrte Ausscheidung bei Nierenschäden, Alkoholabhängigkeit, Zuckerkrankheit und Entwässerungsmedikamenten
- Behandlung mit komplexbildenden Medikamenten
- Verluste bei starkem Schwitzen

## Vielfältige Wirkungen von Zink

In einer Studie konnte bei schweren Verbrennungen, nach Operationen und nicht heilenden Wunden rasche Besserung durch die Gabe von dreimal täglich 200mg Zinksulfat erreicht werden. Auch der Blutcholesteringehalt sank ab und Patienten mit Arteriosklerose erholten sich.

In Ländern, wo ein hochgradiger Zinkmangel besteht, z.B. in Ägypten oder im Iran, ist das Wachstum und die sexuelle Entwicklung so stark gestört, daß Hoden und Penis abnorm klein bleiben und Schamhaare und Bartwuchs stark vermindert sind. Durch täglichen Zinkzusatz können selbst bei älteren Knaben noch Entwicklungsstörungen der Genitalorgane behandelt werden und das Wachstum aktiviert werden. Durch Zinkgabe wurde bei einem bereits Zwanzigjährigen in 14 Monaten eine Größenzunahme um 15 Zentimeter festgestellt.

Nüsse und grüne Blattgemüse sind gute Zinkquellen. Bei Kochvorgängen geht Zink aber mit dem Kochwasser verloren. Hohe Flüssigkeitsaufnahme, Alkoholkonsum und Abführmittel führen zu einer vermehrten Zinkausscheidung des Körpers. Auch Geschmacks- und Geruchsstörungen treten bei Zinkmangel auf.

Prostataentzündungen, chronische Furunkulose, schwere Akne und Ekzeme können mit täglichen Zinkgaben gebessert werden.

Zinkmangel kann sich in weißgefleckten Fingernägeln oder auch in vorzeitiger Ergrauung der Haare zeigen. Zinkmangel begünstigt auch insbesondere vorzeitige Alterung.

Zinkmangel und kombinierter Vitamin B6-Mangel wird als begleitende Ursache für Leberzirrhose angesehen. Desweiteren soll die Überaktivität der Kinder ein Symptom von Zinkmangel sein. Diabetes, Narben, Schwangerschaftserbrechen, Impotenz, Verlust der Periodenblutung, Depressionen, Mangel an Traumerinnerungen, Wahrnehmungsstörungen (Halluzinationen), Netzhautablösungen und Psoriasis sind häufig mit Zinkmangel verbunden oder Folge davon. Neben Mangel an Vitamin E und bestimmten B-Vitaminen führt die Pille auch zu einem vermehrten Verbrauch an Zink bzw. Zinkmangel. Sehr dünne und brüchige Nägel sprechen auf Therapie mit Zink und Schwefel (Eigelb) an.

Bei chronischer Prostataentzündung haben z.T. Zinkgaben geholfen, wo Antibiotika versagten.

Zinkmangel kann zu schizophrenieähnlichen Zuständen führen, besonders wenn ein Kupferüberschuß besteht. Auch bei Depressionen kann Zink hilfreich sein.

Zink ist ein junges Spurenelement. Seine Bedeutung wurde erst in den sechziger Jahren erkannt. Wir alle erleben also das Pionierzeitalter der Zinkforschung.

**Zink, Zink, Zink**

- Zink ist unter allen Spurenelementen neben Eisen am meisten verbreitet.
- Seine Gesamtmenge im Organismus beträgt 2 bis 4 Gramm.
- Ein bis zwei Prozent davon entfallen auf das Blut.
- In unterschiedlichen Konzentrationen findet sich Zink in allen Geweben.
- Zink ist das Schlüsselelement von mindestens 70 Enzymen.
- Es besteht eine Abhängigkeit zwischen Zink und Insulin sowie zwischen Zink und der Verwertung von Vitamin A.
- Durch Zink lassen sich der Insulinbedarf reduzieren und erhöhte Blutzuckerwerte senken.
- Zink verringert Gefäßkomplikationen bei Diabetes.
- Zink bessert periphere Durchblutungsstörungen und Wundheilungen.
- Bei rheumatischer Arthritis können durch Zink Gelenkschwellungen und subjektive Beschwerden abnehmen.
- Zinkmangel führt zu eingeschränkter Thymusaktivität.

**Symptome unzureichender Zinkversorgung**

Vielfältige Erkrankungen basieren auf einem Zinkmangel:

- Haut: Verzögerte Wundheilung, akneähnliche Pusteln, kreisförmiger Haarausfall
- Schwangerschaft: Hautveränderungen, Neigung zu Frühgeburten, Entwicklungsstörungen des Säuglings bis hin zu Mißbildungen.
- Kinder: Wachstumshemmungen, Reifestörungen des Nervensystems, Intelligenzverminderung
- Genitalorgane: Entwicklungsstörungen der Spermien bis hin zur Unfruchtbarkeit
- Zentrales Nervensystem: Geruchs- und Geschmacksverminderung, allgemeine Verlangsamung
- Blutbild: Blutarmut
- Augen: Nachtblindheit
- Immunsystem: Immunschwäche mit vermehrter Infektanfälligkeit und verminderter Bildung von Thymushormonen

# Kapitel 21
# Der Darm
# Kloake oder Immunorgan?

**Der Darm ist der Vater der Trübsal**
Chinesisches Sprichwort

Es wäre müßig zu überlegen, welches Organ in unserem Körper das wichtigste ist. Jedes Organ oder Organsystem hat eine weitreichende Funktion, ohne dessen Intaktheit Gesundheit nicht vorstellbar ist. Betrachtet man aber die Zusammenhänge im Hinblick darauf, welches Organ die vielfältigsten Einflüsse auf andere Organe hat, so steht der Darm sicher im Mittelpunkt.

Der Darm übt Einfluß auf folgende Organbereiche aus:

- Leber: Viele im Darm anfallenden Giftstoffe werden über den sogenannten "enterohepathischen Kreislauf", das heißt über die Zufuhr des Darmblutes zur Leber, zur Leberbelastung. Erhöhte Leberwerte, wenn sie nicht direkt durch toxische Chemikalien hervorgerufen sind, kommen oft durch Giftstoffe aus dem Magen-Darmtrakt, insbesondere auch hier gebildete Alkohole (Fuselgärung) zur Geltung. So setzt eine effiziente der Lebertherapie immer eine begleitende Darmtherapie voraus.
- Haut: Erkrankungen wie Neurodermitis, Schuppenflechte, Akne haben eindeutig eine Darmbezogenheit. Wird der Darm in Ordnung gebracht, werden genügend Vitamine gebildet, die Bildung von Gärstoffen reduziert, die Auswertung der Kost verbessert, Darmmykosen, die insbesondere bei Neurodermitis die aktivierend wirken, reduziert usw. Ohne Darmtherapie keine ausreichende Besserung von Hautkrankheiten!

● Lunge: Eine Patientin schilderte einmal, das einzige Mal in ihrem Leben, wo sie von ihrem Asthma befreit wurde, war der Zeitpunkt, als sie massive Durchfälle hatte. Dadurch wurde der Darm von allerlei Giftstoffen gereinigt, (ähnlich wie im Fasten oder bei der Colon-Hydrotherapie), so daß das Asthma, welches hier im wesentlichen durch chronische Darmstörungen hervorgerufen wurde, zum Abklingen kam.

● Pollen-, Hausstaub-, Tierhaar- und Tierfedernallergien: Diese Allergieformen sind überlagerte Allergien, die beim Abklingen von nahrungsbezogenen Allergieformen von allein abklingen oder ganz verschwinden. Eine allergiearme Kost führt fast immer zu einer Reduzierung oder zu einem Ausschleifen dieser "aufgepfropften" Allergien.

● Gelenkerkrankungen / Bandscheibenerkrankungen: Auffallenderweise lassen sich viele Formen von rheumatischer Arthritis, aktivierter Arthrose, Ischiasnervenbeschwerden bis hin zu Bandscheibenvorfall-ähnlichen Problemen durch Darmeinläufe, Fasten und sonstige Darmtherapien bessern oder beheben.

● Depressionen: Ob man es glaubt oder nicht, führt ein intakter Darm zu einer erheblichen Besserung oder zum Verschwinden von Depressionen, sofern nicht andere gravierende Ursachen im Vordergrund stehen. Fast immer spielt der Darm eine Mittlerfunktion beim Auftreten von Depressionen und Psychosen. Die chinesische Medizin hat dies schon längst erkannt.

## Keimfrei kann niemand überleben

Hundertausend Milliarden (=100 Billionen) Mikroorganismen besiedeln den Magen-Darmtrakt. Somit leben hier schätzungsweise zehnmal mehr Mikroorganismen als der Mensch Körperzellen hat.

Aus zunächst chaotischen Anfängen zum Zeitpunkt der Geburt heraus entwickelt sich eine biologisch ausgewogene Zusammensetzung der Darmflora, die für den Menschen unentbehrlich ist. Die Darmflora besteht aus vier- bis fünfhundert Arten und Unterarten, die eine umfassende Lebensgemeinschaft bilden.

Im Kolon (Dickdarm) ist die Besiedlungsdichte der Darmflora am höchsten. Pro Milliliter finden sich hier $10^{11}$ bis $10^{12}$ Keime. Das stark gefältete Darmrohr würde, wenn es komplett entfaltet würde, eine Oberfläche von 150 bis 200 Quadratmetern darstellen. **Durch die Syntheseleistung der Mikroorganismen im Darm beziehen die Schleimhautzellen etwa 40 bis 50% ihres Energiebedarfes.** Im Wesentlichen kommt es zur Bildung kurzkettiger Fettsäuren aus Ballaststoffen (Essig-, Propion- und Buttersäure sowie rechtsdrehende L(+)-Milchsäure). Diese Substanzen werden von den Schleimhautzellen des Dickdarms resorbiert und für den eigenen Stoffwechsel genutzt.

Durch die physiologische Barriere der ortständigen Darmflora werden pathogene Erreger wie Salmonellen, Schigellen, Heliobakter,Enterobakter, Clostridien oder Hefepilze abgewehrt. Die pathogenen Bakterien konkurrieren mit der physiologischen Darmflora um Lebensraum und Nährstoffe. Die Bildung von Wirkstoffen gegen andere Bakterien über die ortständige Darmflora im Rahmen der Bildung von Gallensäuren, Lysolecithin und anderen Substanzen trägt zur Hemmung des pathogenen Keimwachstums bei.

**Die Darmflora übt folgende Funktionen aus:**

- Barrierefunktion für die Ansiedlung von Fremdkeimen
- Die Regulation des pH-Wertes im Dickdarm
- Verbrauch von Sauerstoff ($O_2$), was für ein optimales Gedeihen der Darmflora wichtig ist, die ein sauerstoffreies Milieu benötigt
- Die Energieversorgung der Darmschleimhaut erfolgt zur Hälfte über Darmbakterien durch die Bildung von Acetat, Butyrat und Propionat
- Die Darmflora ist wichtig bezgl. der Bildung von Vitamin K, Folsäure und Vitmanin B12

Zuckerreiche Kost führt über eine Veränderung des pH-Wertes zu einer Veränderung der Mikroflora, der Mundhöhle und des Magen-Darmtraktes. Es kommt zur Erhöhung der Insulinausschüttung. Insulin als anaboles Hormon fördert nicht nur die Zuckerresorption sondern auch die Fettzellsynthese. Da Insulin in die Gesamtsituation aller Hormone eingebunden ist und der Körper ständig bemüht ist, ein Gleichgewicht zwischen aufbauenden (anabolen) und abbauenden (katabolen) Hormonen zu erhalten, werden jetzt andere wichtige Hormone wie Wachstumshormon und Testosteron gebremst, die für die notwendige Zellverjüngung zuständig sind. Eine Bremsung dieser Hormone zieht eine Zellalterung nach sich.

**Veränderte Darmflora bei Kuhmilchernährung**

Durch Umstellung von Muttermilch auf Kuhmilch oder Kuhmilch-Produkte treten vermehrt Fäulniskeime auf, die für den typischen Stuhlgeruch verantwortlich sind. Ein Drittel der gesamten Stuhlmasse besteht aus abgestoßenen Darmbakterien.

Unter Kuhmilchernährung verringert sich die Zahl der Bifidus-Bakterien bei gleichzeitiger Zunahme der am Fäulnisprozeß beteiligten Mikroorganismen.

# Kapitel 21: Der Darm als Immunorgan

Der pH-Wert steigt von 5,5 auf Werte von über 6,5 an. Die Kotbeschaffenheit ändert sich, zunehmend werden feste Stühle abgesetzt gegenüber dem breiförmigen Stuhl des mit Muttermilch ernährten Säuglings. Die Darmentleerung erfolgt unter starker Beanspruchung der Bauchpresse. Die verminderte Magen-Darm-Geschwindigkeit der Nahrungsstoffe beginnt also bereits unter nicht artgerechter Ernährung beim menschlichen Säugling und wird sich später in aller Regel über Jahrzehnte hinweg fortsetzen.

Ansammlungen von Lymphozyten in den Darmschleimhäuten, besonders des Dünndarms, ( Peyersche-Plaqus) enthalten überwiegend Lymphozyten der B-Gruppe, die Immunabwehrstoffe (IGA) bilden. Die IGA-Abwehrstoffe reagieren mit Nahrungsmittel-Antigen und reduzieren vermutlich die Antigenaufnahme.

Mit der Nahrung aufgenommene Keime sind innerhalb von sechzig Minuten im Magen nicht mehr nachweisbar. Bei Mangel an Magensäure sind jedoch bis zu einhunderttausend Keime pro Kubikmilliliter im Magensekret nachweisbar. Eine Überwucherung pathogener Bakterien führt zur Beeinträchtigung der Verdauungs- und Resorbtionsvorgänge.

## Keime sichern unser Überleben

Werden keimfrei aufgezogene Tiere aus dem Isolator genommen, führt bereits der Kontakt mit der Umwelt innerhalb weniger Tage zum Tod durch banale Infekte. Wenn man diesen Tieren jedoch unschädliche, biologische Darmbakterien implantiert, bildet sich rasch ein normales, funktionsfähiges Immunsystem des Darmes aus. Diese Versuche geben Hinweise darüber, daß auch unsere Abwehr gegenüber Infekten von einer normal ausgebildeten Darmflora weitgehend abhängig ist.

Würde sich ein einziges Darmbakterium unter optimaler Versorgung mit Nährstoffen alle 20 Minuten teilen, wie es möglich ist, würde die Masse der Mikroorganismen binnen 32 Stunden das Gewicht der Erde erreicht haben.

Die Mikroorganismen sind in der Lage, Vitamin A, Vitamin B12 und weitere Vitamine der B-Gruppe zu synthetisieren.

## Pilze gegen Pilze

Die Mikroflora des Darmes hat rund 100 Milliarden Bakterien, die sich in mehr als 450 Arten gliedern. Diese Mikroflora übt eine immunstimulierende Wirkung aus, so daß Überwucherungen durch endopathogene Keime gehemmt würden.

Die Hefeart Saccharomyces boulardii (Perenterol) wirkt direkt und indirekt hemmend (antagonistisch) gegenüber einer Vielzahl von Bakterien und Pilzen und geht Wechselbeziehungen mit dem unspezifischen Immunsystem des Darmes ein. Es ließ sich eine eindeutige Hemmwirkung im Laborversuch gegen verschiedene Bakterienarten nachweisen: Proteus mirabilis, Proteus vulgaris, Echerea coli, Schigellen, typhi Salmonella, typhimurium sowie verschiedene Staphylokokkenstämme. Auch gegenüber Candida albicans zeigt die Hefeart Saccharomyces boulardii ausgeprägte antagonistische Eigenschaften. So konnte im Laborversuch eine Verminderung der Candida Zellen um den Faktor 1.000 bis 10.000 erzielt werden. Diese Befunde ließen sich am Menschen bestätigen.

Unter der Verabreichung von Perenterol zur Vermeidung antibiotika-induzierter Pilzerkrankungen ließ sich eine Abnahme der Pilzhäufigkeit von 12,2% auf 2% nachweisen. Unter Sondenernährung kam es zu einer deutlichen Abnahme der Durchfälle durch die Verordnung dieser Hefepilzart.

**Ernährung und Krebs**

500 Menschen sterben jeden Tag in Deutschland an Krebs, davon ungefähr 100 an Krebs des Magens und Dickdarms. Fast 3.000 Chemikalien stehen in den Vereinigten Staaten als erlaubte Zusätze bei der Lebensmittelherstellung zur Verfügung. Weitere 12.000 können unbeabsichtigt im Zuge weiterer Verarbeitung und Verpackung in die Nahrungsmittel hineingelangen. Ganz zu schweigen von nicht immer erkennbaren Rückständen aus belasteten Böden, von Pestiziden und Tierarzneimitteln. Im menschlichen Dickdarm lassen sich hochaktive krebserzeugende Substanzen nachweisen und zwar in einer Konzentration, die jene der meisten in der öffentlichen Diskussion stehenden Umweltgifte um mehr als den Faktor 1.000 übertreffen. Durch den Verlust von Schlackenstoffen verringert sich das Volumen des Nahrungsbreis, wird gleichzeitig die Konzentration möglicher Schadstoffe im Darm erhöht sowie die Kontaktzeit verlängert. Es besteht ein Zusammenhang zwischen erhöhten Gesamtfettverzehr, der Art des Eiweißkonsumes sowie dem vermehrten Auftreten an Dickdarmkrebs. Im menschlichen Darm sind ungefähr $10^{14}$ Untermieter in Form von 400 Bakterienstämmen angesammelt, die in ihrer Gesamtzahl der Zahl der Körperzellen entsprechen. Durch eine Änderung der Zusammensetzung der Darmflora können Verdauungssäfte, insbesondere die bei der Fettverdauung notwendigen Gallensäuren, in krebserregende Substanzen umgewandelt werden. Diese im Körper gebildeten krebserregenden Substanzen wurden vermehrt im Darm von Dickdarmkrebs-Patienten und nach vermehrtem Fleischgenuß nachgewiesen. Es handelt sich um eine Eigenproduktion der falsch gefütterten Darmflora. Vitamine, insbesondere Vitamin A, C und E sind in der Lage, die Bildung von krebserregenden Substanzen zu verhindern. Nach heutigem Erkenntnisstand ist es daher sehr unwahrscheinlich, daß ausschließlich Schadstoffe aus der Umwelt für die Krebsentstehung des Magen und Darmes verantwortlich zu machen sind. Dies trifft nur in ungefähr 2% des Gesamtkrebsgeschehens

zu, während die Nahrungsfaktoren, hoher Fett- und Eiweißkonsum sowie mangelnde Ballaststoffe wenigstens zu ca. 30% beteiligt sind.

Die Sieben-Tage Adventisten (eine religiöse Gruppe von ca. 600.000 Mitgliedern in den USA) haben es fertiggebracht, durch strikte vegetarische Ernährung und den Verzicht auf Genußmitteln die Häufigkeit and Krebserkrankungen gegenüber der übrigen amerikanischen Gesundheitsbevölkerung um die Hälfte zu reduzieren.

### Darmflora und Krebs

Im Stuhl Krebskranker wurden insbesondere Störungen der sauerstoffabhängigen Darmflora festgestellt. Dies gilt nicht nur für Patienten mit Magen- und Darmkrebs, sondern auch für solche, bei denen der Verdauungstrakt nicht Sitz des Tumors war. Bei diesen krebskranken Patienten im Darm vorgefundene, immunologisch bedeutsame Stämme von Escherichia Coli wiesen gegenüber Normalstämmen deutliche Abweichungen auf (veränderter Enzymapparat und Antigencharakter).

- Bei 64 von 69 Patientinnen mit gynäkologischen Karzinomen wurde eine pathologische Darmflora gefunden.
- Bei 35 Patienten mit Genitalkarzinomen wurden ebenfalls in jedem Fall hochgradige Störungen der Darmflora festgestellt.
- Neben fehlender oder stark veränderter Coli-Bakterienflora fand sich häufig ein starker Befall mit verschiedenen Proteus-Arten.
- Bei einer Reihe krebskranker Frauen wurde im Rahmen einer Darmsanierung als Zusatztherapie zu weiteren Maßnahmen Heilung erzielt. Bei den geheilten Fällen war stets eine Normalisierung der Darmflora zu erkennen.
- Störungen der Darmflora stellen einen komplizierenden Fakor bei Krebserkrankungen dar. In vielen Fällen läßt sich durch entsprechende Darmsanierung eine Verbesserung des subjektiven Zustandes, Lebensverlängerung oder sogar Rückbildung und Vernarbung des Tumors beobachten. Denn dadurch werden die Entgiftungs- und Abwehrmechanismen des Kranken entlastet.

Eine Vielzahl von wissenschaftlichen Arbeiten befaßt sich mit dem Einfluß des Immunorgans Darm und der Entwicklung von Krebserkrankungen.

**Verstopfung und Darmflora**

Bei Verstopfung findet folgende Veränderung der Darmflora statt:

- Verminderung der Kolibakterien und der Gesamtkeimzahl
- Verminderung der physiologisch wertvollen Bifidusbakterienflora im Darm
- Zunahme von schädlichen Bakterioides-Keimen
- Insgesamt ergeben sich ähnliche Änderungen wie bei Säuglingen, die unter Kuhmilchernährung stehen oder bei Menschen mit hohem Lebensalter, bzw. wie sie durch Bewegungsmangel unter Raumweltbedingungen beobachtet werden.

Der durch die veränderte Darmflora ebenfalls veränderte Stoffwechsel im Rahmen der Änderungen der Mikrobenzusammensetzung des Darmes bei Verstopften birgt ein höheres Risiko für Krebserkrankungen im Dickdarm.

Von einer Untersuchung der Darmflora bei Verstopften machten Bakteriodes- Keime mehr als 80% der Darmflora aus. Solche Keime kommen in der Darmflora eines gesunden Menschen kaum vor.

**Pilze im Darm**

Da Pilze sich alle zwanzig Minuten unter optimalem Nahrungsangebot verdoppeln können, können in einer Nacht aus 100 Zellen 10 Millionen werden. Die Nester dieser pathogenen Hefen befinden sich vorwiegend zwischen den vier Millionen Zotten im unteren Zwölffingerdarm und in dem anschließenden Dünndarm. Von hier aus erfolgt die Streuung durch die Epithelspalten über die Lymphe und Blutbahnen in die inneren Organe. Über den Lymphstrom gelangen die Pilze in die Lungen und es kommt zur Entzündung und Entwicklung von Bronchitis, Allergien und Asthma. In den Kopfgefäßen können sich die Hefen anheften und Kohlenhydrate aus dem Blutstrom herausfischen, wodurch es zu einer Glukoseverarmung im Gehirn kommt und als Folge z.B. Migräneanfälle auftreten können.

P. Smrz gibt in der Zeitung "Gesundes Leben" 2/93 an, daß bei 70 bis 80% aller Schuluntersuchungen eine Candida-Infektion vorliegt.

Weder die Galle noch der Magensaft können Pilze abtöten, da der Pilz Säure-Basen-Werte (pH-Werte) von eins (entsprechend unverdünnter Salzsäure) und acht (leicht basisch) übersteht.

Von hundert Psoriasis- Patienten wiesen im Rahmen einer Studie 92 Prozent erhöhte Konzentrationen von Hefepilzen im Stuhl auf. In keinem einzigen Fall wurde eine gesunde Darmflora gefunden (Universitäts-Hautklinik,

Frankfurt a.M.) Im Anschluß nach antibiotischen Behandlungen kommt es häufig zur schubhaften Verschlimmerung der Psoriasis. Neben Antibiotika stören insbesondere auch Chemo- und Strahlentherapie die Immunität der Darmflora.

**Ernährungstherapeutische Maßnahmen bei Pilzbefall:**

- Steigerung des Verzehrs von Ballaststoffen (Reinigungseffekt des Darms)
- Dazu besonders Salate, Gemüse und Sauerkraut
- Pilzhemmende Gewürze wie Knoblauch, Nelken, Brunnenkresse, Thymian
- Verzicht auf alle Zuckersorten (außer Milchzucker), besonders auch in Nahrungsmittelzusätzen und Getränken wie Cola, Ketchup, Senf, allerlei Salatsaucen und vieles andere mehr

Von 1968 bis 1976 soll sich die Zahl der Hefepilzerkrankungen laut einer Statistik der Hautklinik der Universität Düsseldorf verzwanzigfacht haben.

**Krankheiten und Darmtherapie**

Folgende Krankheiten ließen sich in Therapieversuchen durch Aufbau oder Regeneration der physiologischen Darmflora günstig beeinflussen:

- Gichterkrankungen: neben einer Wiederherstellung der physiologischen Dickdarmflora mit Verschwinden magen-darm bezogener Störungen kam es zu einer Besserung der Arthritis.
- Bei zehn von zwölf Patienten mit Arthritis deformans wurde der Zustand durch Darmtherapie gebesssert.
- Viele Hauterkrankungen, insbesondere Ekzeme und Allergien, konnten durch Stabilisierung der Darmflora gebessert werden.
- Rezidivierende Infektionen der Harnwege lassen sich z.T. über eine Stabilisierung der Darmflora erfolgreich therapieren.
- Im gynäkologischen Bereich wurden bei verschiedenen Fällen von Verlust der Periode, Periodenschmerzen und klimakterischen Beschwerden bemerkenswerte Resultate erzielt.
- Besserungen von Atemwegserkrankungen, Leberschäden, Herz- und Kreislaufstörungen, Anämie, sowie Magen- und Darmgeschwüren und sogar bei Ischiasbeschwerden sind in der Literatur beschrieben.

● Psychische und neurologische Störungen können ebenfalls ihre Ursachen in Störungen des Magen-Darm-Traktes haben (der Darm ist der Vater der Trübsal). Verschiedene Arbeiten berichten über die Besserung entsprechender Krankheitserscheinungen durch Stabilisierung der Darmflora.

● Geminderte Lymphozytenzahlen können ebenfalls nach Stabilisierung der Darmflora ansteigen.

**Biologische Behandlungsmaßnahmen bei Erkrankung des Magen-Darm-Traktes**

Wegen der besonderen Bedeutung von Magen-Darm-Erkrankungen auch im Rahmen von Erkrankungen des Gesamtorganismus werden weitere wichtige Maßnahmen eingehend in dem Kapitel Therapiekapitel besprochen. Nähere Hinweise bitte dort entnehmen.

# Darm und Ernährung:

## Die Mär von unserer Vollwertkost

### Vollwertkost subjektiv und objektiv

Viele von uns glauben, daß das wichtigste Kriterium einer vollwertigen Ernährung der Inhalt und Wert der zugeführten Kost sei. Ob und wie sich diese Kost im Körper überhaupt positiv auswirkt, ist in der Regel ein zweiter Faktor. Diesem Faktor ist meist erheblich mehr Bedeutung beizumessen als dem ersten. Hier zwei Beispiele:

- "Verkehrt" ernährte Patienten haben manchmal einen robusteren Gesundheitszustand als "Vollwertköstler"
- "Vollwertköstler" sind häufig erstaunt, wenn sie trotz "ausgewogener" Kost krank werden und fragen dann verzweifelnd oder anklagend: Ich habe mich doch so gesund ernährt! Wieso bin ich krank geworden?

Primarius (das österreichische Wort Primarius entspricht in etwa dem Sinn nach dem deutschen Wort Chefarzt) Dr. Dr. Marina Kojer aus Wien hat bei vollwerternährten Patienten folgende, sehr wesentliche Abweichung vom Gesunden regelmäßig festgestellt:

- Vermehrter Gasgehalt im Bereich des gesamten Bauchraumes
- meßbare Vergrößerung des Bauchraumes, bedingt durch Zwerchfellhochstand und Hohlkreuz.
- Stuhlunregelmäßigkeiten: zu Beginn oft durchfallartige Erkrankungen, z.T. mit Verkrampfungen und Schleimabgängen und Reizzuständen im Bereich des Dickdarms, sowie im weiteren Verlauf Verstopfung durch Verkrampfung der Darmschlingen, später durch Erschlaffung der Darmschlingen.
- Gehäuft auftretende Gärungsschäden: Verstärkte Gefäßzeichen der Haut, besonders im Gesicht; Leberbelastung mit all ihren Folgen.
- Schlaffe, dünne Haut, herabhängende Eingeweide (Senkungserscheinungen der inneren Organe betreffend Darm, Nieren, Blase, Gebärmutter) und sogenannte "lässige Haltung".

Unter Reiz einer gewissenhaft zerkleinerten Kost und unter Weglassen der Abendmahlzeit kam es hier bei allen genannten Veränderungen zu erheblichen Rückbildungstendenzen.

Daraus ergibt sich:

# Kapitel 21: Der Darm als Immunorgan

**Die Verdauungsleistung des Einzelnen entscheidet über Verträglichkeit und Nutzen der Vollwertkost.**

Die Analyse von Inhaltsstoffen und Nährstoffen der Nahrung ist leicht durchzuführen. Was im Körper jedoch damit geschieht, ist eine zweite Sache. Auch bei scheinbar optimaler Ernährung können sich folgende Schwierigkeiten ergeben:

- Geringere Verdauungsleistungen der Verdauungssäfte, verminderte Darmperistaltik und längere Verweildauer des Darminhaltes.
- Dadurch bedingt vermehrte, bakterielle Fehlbesiedlung des Darmes.
- Ein nicht unerheblicher Teil der zugeführten Kost wird durch Gär- und Fäulnisprozesse zersetzt und ganz oder teilweise zerstört. Es kommt zur vermehrten Bildung toxischer Substanzen wie Fuselalkohole und Fäulnisgifte wie: Putrescin, Indol, Cadaverin.
- Die Aufnahme von Nährstoffen im Darm wird erheblich gestört.

In der Folge kann dabei z.B. Bildung von Vitamin K durch die gesunde Darmflora leiden. Bei unzureichender Leberleistung werden verschiedene Vitamine nicht richtig verwertet. Vitamin B12 wird bei geschädigter Magenschleimhaut unzureichend aufgenommen, was zur Blutarmut (perniziöser Anämie) führt. Vitamin A wird bei mangelhafter Produktion von Gallensäuren nicht ausreichend resorbiert. Dies wiederum führt zu einer unzureichenden Stoffwechselfunktion der einzelnen Zellen, Behinderung der Zellatmung, Störung der Energiegewinnung und der Reparaturvorgänge in unserem Organismus.

Die besonder Bedeutung säurearmer und allergiearmer Kost gegenüber normaler Vollwertkost, die in meinen Augen keineswegs vollwertig ist, sondern gravierende Fehler beinhaltet, habe ich in einer großen Anzahl von Vorträgen, Seminaren und auch in meinen Büchern immer wieder hervorgehoben. Gerade die Kost mit reichlichem und schwer verdaubarem, säuernden Körnergehalt - hier besonders glutenhaltige Getreide - und die vermehrte Zufuhr von Milcheiweiß führen wesentlich häufiger zu chronischen Krankheiten als eine sogenannte Mischkost, wobei diese selbst wiederum auch sehr unbefriedigend ist.

Oft führen schon einfache Kostumstellungen wie die Trennkost, Entlastungskosten (milde Ableitungsdiät nach Dr. Rauch, Mayr-Arzt) und andere Formen von Ernährungsumstellungen zu deutlichen Besserungen.

Der Raum ist hier leider nicht ausreichend, um auf alle wichtigen Ernährungsgegebenheiten einzugehen. Für interessierte Leser sei deswegen auf die Kapitel über Ernährung, Säure-Basen-Haushalt und Fasten in dem Buch "Rheuma heilt man anders" hingewiesen sowie auf die Kapitel in den speziellen Ernährungsbüchern, die ab Herbst 1993 nacheinander erscheinen werden. *(siehe Fußnote)

Störungen der Darmmotilität, der Auswertung des Speisebreis, Zerstörung der körpereigenen Darmflora, Reizzustände des Magen-Darmtraktes, vermehrte Gärgasbildung durch Eiweißfäulnis oder Zersetzung von Kohlenhydraten und damit sich ergebende toxische Leberbelastungen (fast alle Leberschäden sind darmbedingt!) sind durch einige wenige Faktoren bedingt:

▼ Zuviel an Nahrungsmitteln (der wichtigste Punkt noch vor der Wertigkeit der Nahrungsmittel). Eine erhöhte Nahrungszufuhr allein ist in der Lage, die Lebenserwartung um die Hälfte zu reduzieren.

▼ Kombinationen von Nahrungsmitteln: Von allen wird eine möglichst umfangreiche, abwechlungsreiche Kost als sinnvoll angesehen. Das führt dann oft zu bizarren Auswüchsen: Der Verwendung von Sechs- bis Zehnkornmüslis, der Forderung, daß in einem Salat drei Gemüse oberhalb und unterhalb der Erde verwendet werden sollen usw. usw. All diese Erkenntnisse gehen erheblich an der Verdauungsphysiologie und dem naturgemäßen Verhalten vorbei. Kein Tier macht den Fehler, mehrere Nahrungsmittel zusammen zu verzehren. Dadurch gibt es an sich schon Verdauungsstörungen, weil der Verdauungssaft und die Verdauungsleistung bei jedem einzelnen Nahrungsmittel eine andere Qualität hat. Wenn sogar "Ernährungsmediziner" unberücksichtigt lassen, daß der Körper Kohlenhydrate anders verwerten und aufschließen muß als Eiweiß, und beides in einer Kost zusammen genossen diesen "Fachleuten" unbedenklich erscheint, so spricht der Körper eine ganz andere Sprache. **Vermehrtes Auftreten von Magen-Darm bezogenen Allergien, Störungen der Darmbakterienflora, Angehen von pathogenen Bakterien, Pilzbesiedlung im Rahmen von Gärprozessen und Alkoholbildung, Störungen der Peristaltik, Überblähung der Darmschlingen, Verlust der normalen Darmlage mit Senkung der Darmorgane, daraus wiederum resultierend Blasensenkung, Gebärmuttersenkung, Hämorrhoidalleiden, Krampfaderleiden, Übersäuerung des ganzen Körpers mit der Folge, daß alle Zivilisationskrankheiten vermehrt auftreten, das sind die Folgen unserer heute üblichen Ernährungslehre.**

---

* 1) Das Buch "Revolution in der Ernährung in Anlehnung an Fred W. Koch" beinhaltet die Prinzipien einer säurefreien und allergiearmen Kost, einer optimalen Ernährung und Besserung aller Krankheiten, soweit sie ernährungstherapeutisch beeinflußbar sind.

2) Dazu wird ein prakischer Teil mit Kochrezepten für die Umsetzung in die alltägliche Küchenpraxis erscheinen: "Revolution in der Küche, Rezeptbuch der säurefreien Kost".

3) "Das umfassende Buch der Vitalstoffe" Dieses Buch wird alles Wichtige über Nährstoffe, Vitamine, Spurenelemente, Mineralien enthalten und insbesondere die Therapie mit Vitalstoffen bei allen denkbaren Erkrankungen in den Vordergrund stellen.

▼ Ausreichende Bewegung wird ebenso oft vergessen. Zur Aktivierung der Darmperistaltik wäre eine mehrstündig körperliche Bewegung oder Tätigkeit notwendig. Tun wir das nicht, können wir uns nicht in der Form eines "normalen" Menschen ernähren, sondern müssen unsere Lebensgewohnheiten im Hinblick auf die Aufnahme der Kost und Auswahl der Lebensmittel berücksichtigen. So muß die Kost eines überwiegend sitzend tätigen Menschen viel leichter und resorbtionsfähiger sein als die eines körperlich schwer arbeitenden Menschen. "Was der Schmied braucht, zerreißt den Schneider".

▼ Die individuelle Verdauungsleistung ist in unserem Körpersystem ebenfalls ein wichtiger Punkt, der in die Kriterien der Ernährungsführung einzugehen hat. Ein junger Mensch, der sich sportlich betätigt, ist wesentlich anders einzustufen als ein Mensch, der Funktionsstörungen der Schilddrüse, der Bauchspeicheldrüse, des Darmes, der Leber- und Gallentätigkeit oder der Nierenfunktion hat. Auch durchgemachte Operationen, z.T. mit Funktionsstörungen der inneren Organe einhergehend, spielen hier eine wichtige Rolle.

▼ Bei Patienten mit Störungen der Verdauungsfunktionen, insbesondere bei Tumorpatienten, hat sich bei uns in schweren Fällen häufig besonders die Salzborn-Diät bewährt. Hier wird etwa alle zwanzig Minuten nur ein Löffel voll an Nahrung gegeben. Patienten mit schweren und schwersten Leberschäden, auch Leberzirrhose, Bauchspeicheldrüsenentzündungen und solchen mit massiven Störungen der Magen-Darmfunktionen, profitieren erheblich von dieser Kost. Immer wieder schilderten Patienten, daß eine normale Kost sie "zerreißt", während diese von dem Wiener Arzt Salzborn kreierte Ernährungsform zu einer harmonischen Funktion der inneren Organe führte.

▼ Auch die feste Vorstellung, daß drei große Malzeiten besser seien als viele kleine ist irrig. Die natürliche Ernährungsbeobachtung bei Tieren gibt vor, daß bei vegetarischer Ernährungsweise mehrstündige Nahrungsaufnahme mit langen Kauzeiten das optimale ist. Lediglich Fleischfresser verzehren größere Malzeiten, halten dafür aber oft eine **mehrtägige Ruhephase** nach der Nahrungsaufnahme ein. Insofern ist auch die These von zwei oder drei täglich notwendigen Malzeiten absurd, denn die Tiere folgen ihrem Instinkt und verzehren bei vollem Bauch oft tagelang keine Nahrung mehr.

Auch die vollwertigste Kost muß bei schlechter Verwertung mehr Schaden als Nutzen bringen. Für den Idealgesunden wäre die natürliche Kost (Rohkost) die richtige.

Zivilisationsgeschädigte, leistungsschwache, instinktverarmte und überstreßte Zeitgenossen indes kommen mit all dem nicht mehr zurecht.

## Kapitel 21: Der Darm als Immunorgan

### Verwendete Literatur:

1   Unbekannte Untermieter - Intestinale Biozönose", " "physis" 3/1993

2) Dr. med Hans Joachim Flaßhoff (Hrsg.), "Bakterielle Dünndarmbesiedelung", "Die Mikrobiologie in der Gastro - Enterologie", 1/83

3) Dr. med Hans Joachim Flaßhoff (Hrsg.), "Pathogenetisch relevante Darmbakterien", "Die Mikrobiologie in der Gastro - Enterologie", 2A/83

4) Dr. rer. nat Jürgen Schulze, "Obstipation und Darmflora", Zeitschrift für Ärztliche Fortbildung, Heft 86/1992

5) "Mutaflor - Die kausale Therapie bei Störungen der Darmflora", Informationsschrift der Fa. Ardeypharma, Herdecke, Mai 1991

6) Dr. rer. nat Jürgen Schulze, "Darmflora - Faktor und Produkt unserer Umwelt", "Erfahrungsheilkunde", Heft 2/1993

7) Dr. rer. nat U. Sonnenborn, "Auswirkungen von Umweltgiften und anderen exogenen Noxen auf Mikoroökologie und Immunologiedes Gastrointestinaltraktes", "Erfahrungsheilkunde", Heft 2/1993

8) Dr. med. Christa Neuhofer, "Umwelt und Ökosystem Darm - Leber", "Erfahrungsheilkunde", Heft 2/1993

9) Dr. Norman Walker, "Darmgesundheit ohne Verstopfung", Waldthausen Verlag Ritterhude, 1992

10) Dr. med. Hartmut Weiss, "Kranker Körper - kranker Darm", Karl F. Haug Verlag, Stuttgart, 1990

11) R. med. M Deitermann, "Darmflora in Symbiose und Pathogenität", Beilage "Der Internist", Heft 6, Juni 1992

12) Dr. rer. nat. U. Sonnenborn, Dr. rer nat. R. Greinwald, "Escherichia coli im menschlichen Darm: nützlich, schädlich oder unbedeutend?", Deutsche Medizinische Wochenschrift, Nr. 115, 1990

13) Dr. rer nat. R. Greinwald, "Moderne Grundlagen für die mikrobiologische Darmtherapie", Erfahrungsheilkunde 5/1991

14) Dr. med E. Schütz, "Mikrobiologische Therapie von chronisch entzündlichen Darmerkrankungen (CED)", Erfahrungsheilkunde 5/1991

15) Dr. med. Ingrid Menzel, "Hauterkrankungen und Störungen der Darmökologie", Journal für Ärzte, Nr. 8, 1991

# Kapitel 22

# Die vergessene Psyche
## Wie Geist und Psyche das Immunsystem beeinflussen

"Seele und Körper schlage ich vor,
 reagieren mitfühlend aufeinander;
eine Änderung im Befinden der Seele
produziert eine Veränderung im Zustand
des Körpers, und umgekehrt ein veränderter
Körperzustand ändert das Befinden der Seele."
(Der griechische Philosoph Aristotoles im vierten Jahrhundert v. Chr.)

### Therapeutisches Potential liegt brach

Seit Urzeiten ist die Bedeutung der Psyche bei Völkern verankert. Vielfältige Behandlungen und Rituale bis hin zu Beschwörungen wurden und werden zur Behandlung von körperlichen und geistigen Erkrankungen eingesetzt.

Die moderne Medizin hat zwar nicht generell die engen Wechselbeziehungen zwischen Seele und Körper ignoriert, sie aber kaum irgendwo segensreich in die Behandlung körperlicher Krankheiten integriert.

Der einzige Bereich, in dem die Bedeutung der Psyche in die Therapie von Krankheiten integriert wird, ist der Bereich der Psychotherapie, Psychoanalyse und anderer psychiatrischer Behandlungsmaßnahmen.

Hierbei geht es allerdings in der Regel um die Konfliktlösung psychischer Leidensstrukturen mittels Gesprächstherapie oder Erforschung auslösender Faktoren in der Lebensbiographie des Einzelnen.

Verbindliche Konzepte in der Behandlung organischer Krankheiten wie koronare Herzerkrankungen, Blutdruckerkrankungen, Rheumaerkrankungen, Hauterkrankungen, vielfältigen Störungen des Magen-Darm-Traktes usw. stehen noch aus.

In Teilbereichen erarbeitete Therapiemöglichkeiten wie der Beeinflussung der Abwehrlage mittels visueller Techniken durch amerikanische Krebstherapeuten usw. verfügen noch nicht über weite Verbreitung und allgemeine Anwendung.

So liegt hier ein therapeutisches Potential ungeahnten Ausmaßes brach.

## Die Macht des Geistes

Fast alles ist erreichbar durch geistige Energie. Nicht nur in Hinblick auf das Immunsystem, das wir in diesem Buch besonders herausstellen wollen, sondern auf alle Lebensbereiche läßt sich die Macht des Geistes anwenden und demonstrieren.

Obwohl diese Beispiele keineswegs beweisend sein können, möchte ich Ihnen aus meiner eigenen Lebensbiographie Hinweise auf die weitreichende Bedeutung geistiger (mentaler) Programmierung geben, die in ihrem Ausmaß unbegrenzbar und kaum beschreibbar sind.

Als Kind befand ich mich in folgender Situation: Ich war der mittlere von drei Brüdern. Mein älterer Bruder hatte wunderschönes, dunkelbraunes Haar, das zu seiner gesamten Erscheinung hervorragend paßte. Seine Haare hatten sogar eher einen Stich ins Schwärzliche, waren also mehr schwarz als braun. Darüberhinaus hatte ich einen jüngeren Bruder, der strohblondes Haar aufwies. Ich selber hatte eine Haarfarbe, die dazwischen lag und bräunlich war.

Mein älterer Bruder war für mich gewissermaßen eine Art Schönheitsideal, und nichts auf der Welt wünschte ich mir sehnlicher, als schwarzbraune Haare zu bekommen, die noch dunkler waren als die meines Bruders. Dieser Wunsch entwickelte sich zu einer Art geistiger Programmierung, obwohl ich damals über solche Techniken noch nichts wußte. Immer wieder drang dieser Wunsch in mein Unterbewußtsein, und im Laufe der Jahre erfüllte er sich von selbst: Ich erhielt schönes schwarzbraunes Haar, dunkler als das meines Bruders.

## Vom Pummelchen zu idealer Schlankheit

Im Schulkindalter war ich ein regelrechtes Pummelchen. Dieser Situation wurde ich mir jedoch nie so recht bewußt, weil ich kaum je darauf angesprochen wurde. Meine Eltern liebten mich, und so war mein schulischer "Babyspeck" für mich kein Problem.

Diese Situation änderte sich jedoch im Alter von dreizehn bis vierzehn Jahren, als im Sommer Verwandte zu Besuch waren und mich in der Badehose sahen. In verletzendem Spaß wie es Familienangehörige, Verwandte und Freunde häufig an sich haben, machten mich diese Verwandten auf meine pummelige Figur aufmerksam. Ich weiß die Worte nicht mehr, die sie damals gebrauchten, aber sie fleischten sich bei mir ein und führten dazu, daß ich mir meiner Pummeligkeit als ästhetischem Störfaktor bewußt wurde. Die Äußerungen meiner Verwandten gingen so tief in meine Seele, daß nichts größer wurde als der Wunsch, eine schlanke, muskulöse Figur zu erreichen. Dieser Wunsch beseelte mich und drang immer wieder in mein Unterbewußtsein ein. Da Geist eine Form von Energie ist, die alles erreichen kann, wenn diese geistige Energie immer wieder aktiviert wird und damit in ausreichender Menge zur Verfügung steht, erfüllte sich dieser Wunsch: Ich bekam eine wunderschöne Figur mit einem sehr schlanken Körperbau und guter Muskulatur, die allerdings auch nicht zu kräftig wirkte. Dazu hatte ich fast schwarze Haare und stahlblaue Augen, so daß ich glaube, daß wann immer ich im Schwimmbad erschien, kein Junge da war, der mehr Bewunderung mit seiner Figur und seinem Äußeren erregte als ich. Meine Russischlehrerin sprach mich immer wieder auf meine wunderschönen blauen Augen und meine dunklen Haare an. Andere Lehrerinnen, und später Hochschullehrerinnen, luden mich sogar zu sich ein, wobei es sicherlich nicht nur um schulische Interessen ging.

**Das bedeutsamste Vitamin in meinem Leben**

Vor einem meiner Seminare widerfuhr mir folgendes: Ich hatte intensive und lange Vorbereitungen, überanstrengte und belastete meine Augen dabei in erheblichem Umfang. Überhaupt las ich ständig sehr viel, oft in der Nacht bei Kunstlicht, und selten kam ich vor drei Uhr ins Bett. Mittlerweile weiß ich, daß durch solche Lebensumstände der Vitamin A-Bedarf bis um das 50-fache des üblichen ansteigen kann. Immer wieder hatte ich für eine gute Vitamin A-Versorgung meines Körpers gesorgt, indem ich Nahrungsmittel bevorzugte, die Vitamin A-reich waren (siehe Vitamin A-Kapitel). Des weiteren hatte ich sogar Vitamin A in natürlicher, aber wenig schmackhafter Form als konzentriertes Nahrungsergänzungsmittel, nämlich als Lebertran, zu mir genommen. Lebertran gilt als ein hervorragender Lieferant von natürlichem Vitamin A (ein Eßlöffel enthält den durchschnittlichen Tagesbedarf von 15.000 IE. Lebertran). Trotzdem verschwanden meine Probleme nicht.

Bestimmungen des Vitamin A-Spiegels ergaben sogar wiederholt durchschnittliche Normwerte. Erst als ich weit später bei der Vorbereitung eines Seminars erhebliche Augenprobleme bekam, beschloß ich, weil ich vielerlei Literatur über Vitamin A recherchiert hatte und dabei die besondere Bedeutung von Vitamin A nicht nur für die Augen immer wieder zur Sprache kam, eine hochdosierteBehandlung mit Vitamin A bei mir selbst einzuleiten. Ich nahm die siebenfache Menge des durchschnittlichen Tagesbedarfs, nämlich etwa 100.000 IE. In auffallender Weise verschwanden die Augensymptome innerhalb von zwei bis drei Tagen. Gleichzeitig mußte ich teils erfreut, teils erschreckt feststellen, daß meine Schuppenbildung in erheblichem Umfang zurückging. Aber es besserten sich viele weitere Symptome. Meine Darmschleimhäute waren besser geworden und meine Darmfunktionen bekamen deutlichen Auftrieb. Die Hautfaltentiefe nahm ab, d.h. die kleinen Hautfältelungen wurden flacher.

Mein Vater litt an einer schweren Schuppenflechte und ich selbst erlitt eine schwere Rheumaerkrankung. Man weiß, daß Rheumaerkrankungen und Schuppenflechte einen gewissen Bezug zueinander aufweisen. Ich hatte zwar, nachdem ich von schulmedizinischen Professoren bezüglich meines Rheumas mit Cortison behandelt worden war, durch eigene Behandlung mein Rheuma vollkommen beseitigen können, mußte aber nun erkennen, daß ich einzelne Schuppenflechtenherde an meinen Beinen bekam. Dies beunruhigte mich zwar nicht sonderlich, weil man weiß, daß bei der Ausheilung von Krankheiten in biologischem Sinne Erscheinungen von innen nach außen sich verkehren, das heißt, verschwindet das Rheuma, kann später durchaus eine Reaktion der Haut in Form von Schuppenflechte auftreten, weil die Haut eine ausleitende Funktion hat. Seltsamerweise gingen die Schuppenflechtenherde aber durch die hochdosierte Therapie mit Vitamin A zurück. Ein weiteres Problem, daß mich geplagt hatte, war eine entzündliche Hautreaktion über viele Jahre, die durch sehr konsequente Ernährung zwar besser wurde, aber nie voll abklang. Auch hier stellte sich durch Vitamin A eine weitreichende Besserung ein.

### Geistige Programmierung schafft Lösungen für körperliche Krankheiten

Warum schreibe ich dies? Ich glaube zutiefst, daß der ständige Wunsch, das heißt, eigentlich die innerliche Programmierung auf die Lösung dieser Probleme, insbesondere des Problems der vermehrten Schuppenbildung, mich über den dem Körper damit gestellten Suchauftrag für die Lösung dieser Probleme mit den richtigen wissenschaftlichen Arbeiten konfrontierte, um dieses Problem zu lösen.

Man kann zwar sagen: Alles war Zufall. Aber in meinen Augen bleibt nichts im Leben dem Zufall überlassen. In unserem Leben vollzieht sich alles das, was wir geistig geprägt haben. Wir bekommen nur die Krankheiten, die wir bewußt oder unbewußt zulassen. Wir werden in Krankheiten verharren, wenn wir nicht bereit sind anzuerkennen, daß hier psychische Verhaltensänderungen notwendig sind.

Meine intensiven Wünsche und Bitten nach dunklen Haaren, nach einer guten Figur und nach der Beseitigung meiner Haar- und Hautprobleme haben sich letztendlich alle erfüllt.

Nachdem ich durch übertriebenes Sonnenbaden bereits im Studentenalter eine Haut hatte, die mich vorgealtert erscheinen ließ, habe ich heute eine Haut, die eher den Eindruck erweckt, als wäre ich etliche Jahre jünger als meinem biologischen Alter entsprechend. Es erfordert allerdings ein enormes Pontential, sich wochen-, monate- und jahrelang auf die Lösung seiner gesundheitlichen Probleme zu konzentrieren. Nicht jeder bringt diese Beharrlichkeit auf. Viele resignieren, lange bevor sie eine Lösung gefunden haben. Manche wissen nicht über diese Programmierungsmöglichkeit und ein Teil der Menschen, die davon wissen, hält dies für absurd.

So vergeben wir uns viele Möglichkeiten.

Trotz der Erfolge auf den genannten Gebieten habe ich in anderen Bereichen Programmierungen nicht oder nicht konsequent vorgenommen und auf diesen Gebieten auch noch nicht einen entsprechenden Erfolg erreicht.

Natürlich ist es auch so: Je mehr Störfaktoren wir für unsere Gesundheit und unser Wohlbefinden zulassen, desto mehr müssen wir dagegen programmieren, daß sich solche Störfaktoren normalisieren. Ohne Veränderung unseres Lebensverhaltens werden sich deswegen viele Störfaktoren nicht ausreichend beheben lassen. Dies müssen wir erkennen und danach handeln!

### Geist, Psyche und Immunsystem

Warum mache ich diese Ausführungen? Weil hier ohne wissenschaftliche Erklärung schon das hervorgeht, was die Beziehung des Geistes zum Immunsystem prägt: Die Abwehr unseres Körpers wird durch geistige Dimensionen in erheblichem Umfang beeinflußt. So gestaltet sich dann Krankheit nicht einfach zu einem schicksalhaften Verlauf, sondern zu dem, was wir bereit waren zuzulassen. Ob bewußt oder unbewußt, spielt in diesem Zusammenhang keine Rolle. Natürlich ist es so, daß ein Mensch mit vielen Störungen seinen Krankheiten wesentlich mehr geistigen Widerstand entgegensetzen muß, wenn er diese bewältigen will, als ein Mensch, der weniger gesundheitliche Schwierigkeiten hat. Da spielt auch die Fülle der ererbten Fähigkeiten eine wichtige Rolle. Und sicherlich sind manche Menschen nicht in der Lage, aber noch mehr Menschen nicht willens, Krankheiten oder Fehlfunktionen des Körpers geistigen Widerstand entgegenzusetzen. Diese Krankheiten oder Funktionsstörungen nicht hinzunehmen bedeutet, den Geist auf Behebung zu programmieren. Er wird dann, wenn auch manchmal erst nach längerer Suche und vielerlei Irrwegen, die richtigen Wege, die richtige Literatur, die richtigen Bekanntschaften und die richtigen Therapeuten zuweisen.

### Erfolg am Ende eines langen Weges

Ich erinnere mich an die Mutter eines jungen neurodermitis- und asthmakranken Mannes, die mit diesem bei vielen Ärzten und Professoren war. Alle Bemühungen hatten nichts geholfen, es kam immer wieder zu neuen gesundheitlichen Problemen.

Nachdem wir uns einige Male unterhalten und einen Therapieplan geschmiedet hatten, sagte die Mutter des seit vielen Jahren kranken jungen Mannes zu mir: "Ich habe das Gefühl, als wären wir am Ende einer weiten Reise!" Sie meinte damit, daß sie nach einer Vielzahl von behandelnden Ärzten glaubte, den richtigen gefunden zu haben und damit eine Lösung für die gesundheitlichen Probleme ihres Sohnes. Allein diese positive Einstellung mag dazu beigetragen haben, daß die Probleme leichter lösbar waren. Aber ich gehe davon aus, daß diese Mutter allen Ärzten besonderes Vertrauen entgegenbrachte.

275

Aber auch diese Einstellung bedeutet noch nicht, daß die Lösung eines Problemes deswegen kein konsequentes und subtiles Vorgehen erfordert. Denn gerade bei der Behandlung langjähriger, chronischer Erkrankungen unterschätzt der Patient immer wieder die Dauer des Weges, die zur Heilung notwendig ist. Und er unterschätzt auch die Konsequenz seiner eigenen Bemühungen, die dafür notwendig sind. Ist seine eigene Konsequenz mangelhaft, so überhäuft er immer wieder den Therapeuten mit Frustrationen, weil er entäuscht ist, daß die Krankheit nicht problemlos in einem geraden Aufwärtstrend zu beheben ist; und er will sich nicht eingestehen, daß schlechte Voraussetzungen und Inkonsequenz seiner eigenen Person dazu beitragen, den Heilungsverlauf zu erschweren.

Als ich vor vielen Jahren nach etwa zehnjährigem Krankheitsverlauf und einer ansehnlichen "Rheumakarriere" begann, meine eigene Krankheitsproblematik lösen zu wollen, war ich zuerst entäuscht. Trotz intensivster Bemühungen besserte sich in den ersten Wochen in meinem Krankheitsbild garnichts. Nachdem ich eine Reihe von Wochen alle auch nur erdenklichen ernährungs-therapeutischen und immunbiologischen Maßnahmen eingesetzt hatte, kam es dann zu einer Besserung, die innerhalb weniger Wochen zum Verschwinden aller Rheumasymptome führte. Ich war hochglücklich, denn ich hatte zuvor massive Probleme, die ich in meinem Rheumabuch kurz geschildert habe.

## Das Leben - eine permanente geistige Herausforderung

Allerdings mußte ich dann erkennen, daß Störfaktoren und eigenes Fehlverhalten noch einige Stolpersteine bis zur endgültigen Ausheilung in den Weg warfen. Auch heute weiß ich, daß zwar nicht jeder Fehler mich zurückwirft, aber daß eine gewisse Konsequenz der Lebens- und Ernährungsweise und damit auch der Denkweise in Form einer geistigen Prägung notwendig sind, meine Abwehrlage so zu beeinflussen, daß diese Krankheit nicht neu auftritt.

Aber Programmierung in einem Bereich mag dazu beitragen, daß man wichtige Programmierungen in anderen Bereichen vergißt oder ihnen nicht ausreichende Bedeutung beimißt. Und so muß ich trotz aller Bewußtheit für diese Zusammenhänge immer wieder mich selbst hinterfragen, und Probleme, mit denen ich nicht nur im medizinischen Bereich konfrontiert bin, neu überlegen und geistige Strategien entwickeln, damit umzugehen. Das ganze Leben ist eine immense Herausforderung. Dies mag den einen zur Resignation bringen, den anderen durch immer neue Erkenntnisse aber stimulieren. Der Mensch mag so oder so reagieren, viele erreichen leider nie die geistige Bewußtseinsebene, Zusammenhänge und Verantwortlichkeiten für ihr Leben zu erkennen. Deswegen bleiben sie ein Leben lang an Therapeuten gekettet.

**Der gewählte Therapeut spiegelt die Einstellung zur Krankheit wider**
Viele suchen sich natürlich auch den bequemen Therapeuten, weil sie es scheuen, unbequeme Wege zu gehen. So vollzieht sich auch hier immer wieder die eigene Prägung. Körperliche Regulation folgt der geistigen. Das ist der Grund, warum viele Krankheiten nicht bewältigt werden können und warum viele Kranke nur eine symptomatische Therapie bekommen: Sie suchen sich Therapeuten, die Krankheiten mit Symptomen behandeln und nicht zur Lösung des Problems kommen, weil die Betroffenen selber die Lösung des Problems nicht wollen oder scheuen. Auf der anderen Seite erlebe ich es, daß Menschen in hervorragender Weise (mir damit selbst oft ein Beispiel gebend) konsequent ihren Weg bestreiten. Und es gibt viele, die trotz aller Widerwärtigkeiten wissen, daß sie auf dem richtigen Weg sind und diesen auch angesichts aller Stolpersteine nur konsequent gehen müssen.

**Nicht nur Ärzte entscheiden über Gesundheit**
Ich behandelte einen Kranken mit Asthma bronchiale und weiteren Allergien. Die Behandlung führte zwar zu einer Besserung, ein durchschlagender Erfolg blieb aber aus. Einige Wochen vor der Weihnachtszeit, in der unsere Praxis geschlossen war, bat ich diesen Patienten zu erwägen, ob er die Weihnachts- oder Neujahrszeit nicht in einem Klimabereich in höherer Gebirgslage verbringen wolle, weil dies häufig zu einer Besserung der Immunfunktionen des Körpers führe. Der Patient nahm diesen Vorschlag an und hatte während des Urlaubs eine merkwürdige Begebenheit. Er saß während dieser Zeit in einem Restaurant mit einer Dame zusammen und kam mit dieser ins Gespräch. Die Dame kam darauf zu sprechen, daß er krank sei, und wußte auch, an welchen gesundheitlichen Problemen er litt. Sie sagte weiter zu ihm, daß nicht mehr körperliche, sondern psychische Probleme bei seiner Krankheit im Vordergrund stünden. Sie fragte dann nach Namen und Vornamen des behandelnden Arztes. Ohne daß sie diesen kannte, sagte sie: "Bleiben Sie da. Sie können bis nach New York fliegen, Sie werden keinen besseren finden."

Trotz all dieser Aussagen konnte die Krankheitsproblematik des Patienten nicht kurzfristig gelöst werden. Der Patient sucht weiter und hinterfragt weiter, und ich bin mir sicher, daß er seine Krankheit voll bewältigen wird. Aber nicht immer ist dies in kürzester Zeit möglich. Und nicht immer sind es nur die behandelnden Ärzte, die über das Schicksal ihrer anvertrauten Patienten allein zu entscheiden haben!

**Schlechte Venen gut punktieren**
Als junger Stationsarzt hatte ich manche Schwierigkeiten mit den Venen meiner Patienten. Eines Tages wurde eine meiner Patientinnen von meiner

internistischen Station auf eine chirurgische Station verlegt. Die dort tätige chirurgische Stationsärztin berichtete mir dann in der Mittagspause folgendes von dieser Patientin: Diese hatte in einem Gespräch mit ihr geäußert: "Dr. Hoffmann weiß alles, er kann auch alles, aber eines kann er nicht: Venen punktieren!"

Diese Aussage hätte mich natürlich betrüben können, aber ich arbeitete daran, ein guter Venenpunkteur zu werden und resignierte nicht vor diesem Problem. Später beherrschte ich so gut das Punktieren von Venen, daß mich Kollegen von anderen Stationen riefen, wenn sie Probleme hatten, einen Venengang zu finden. Natürlich gibt es immer mal Probleme. Da wo keine Venen mehr vorhanden sind oder Venen extrem dünn sind, kann auch der beste Arzt nichts mehr erreichen. Trotzdem bilde ich mir ein, dieses Problem nur deswegen gut bewältigt zu haben, weil ich mich wiederholt auf die Lösung dieses Problems programmierte und diese geistige Programmierung sich letztendlich in der entsprechenden Technik realisierte.

### Psychoneuroimmunologie - eine Wissenschaft in den Geburtswehen

In meiner Studentenzeit hatte ich Vorlesungen über Hautkrankheiten. In der Behandlung von Warzen schilderte der Professor, wie er angesichts der Erfolglosigkeit aller ärztlichen Bemühungen bei seinem Sohn, der unter Warzen litt, dann Erfolg mit der Besprechung der Warzen bei Vollmond um Mitternacht hatte. Ich bewunderte diesen Professor, daß er den Mut hatte, vor allen Studenten dies zu bekennen. Was zeigt dieses Beispiel auf der anderen Seite anderes als die Beeinflussung von Krankheiten über die Psyche!

Im folgenden wollen wir diese Zusammenhänge zwischen Psyche und Immunsystem, auch Psychoneuroimmunologie genannt, näher beleuchten. Es gibt eine überraschende Fülle an Erkenntnissen über Wechselbeziehung zwischen Psyche und Immunsystem, bzw. zwischen Psyche und Krankheit, oder positiv ausgedrückt: Psyche und Gesundheit. Diese Forschungen mögen heute noch in den Kinderschuhen stecken. Zukünftige Generationen werden immenses Wissen über diese Zusammenhänge anhäufen. Ob sie es besser nutzen als wir, ist damit noch nicht gesagt. Aber auch für Kranke und Therapeuten in der heutigen Zeit öffnen sich damit eine Vielzahl von Möglichkeiten. Die folgenden Seiten werden einige Auszüge aus diesen Bereichen wiederspiegeln.

### Die vergessene Psyche

Was Aristotoles schon im vierten Jahrhundert v.Chr. wußte, scheint die Medizin der hochtechnisierten Welt des zwanzigsten Jahrhunderts im Übergang zum nächsten Jahrtausend oft zu vergessen.

An die Stelle früheren Wunderglaubens ist der Glaube an die Allmacht der Maschine getreten. Im Vordergrund der Therapie stehen heute meistens High-Tech-Apparate. Die Psyche dagegen entzieht sich weitgehend den Methoden der modernen Forscher.

Und doch ist schon seit langem der sogenannte "Placebo-Effekt" bekannt: Die Tatsache, daß Medikamente ohne Wirkstoffe eine spezifische Wirkung im Körper erzeugen, deren Mechanismus nur über psychische Effekte zu erklären ist.

Dieser Placebo-Effekt droht manchmal die Fortschritte aus den Pharma-Labors in Frage zu stellen, wenn einfache Zuckerpillen ähnliche Heilerfolge garantieren wie hochwirksame Medikamente.

Neuere Befunde deuten darauf hin, daß das Immunsystem mit seinen hochdifferenzierten verschiedenen Zellarten und Botenstoffen kein autonomes System ist. Vielmehr treten die Zellen des Immunsystems als Partner unseres Nerven- und unseres Hormonsystems in Aktion.

Seit vor über zehn Jahren im Rahmen feinerer Methoden der Molekularbiologie die Psycho-Neuroimmunologie als neue Wissenschaft entstanden ist, wurden im Rahmen dieser Wissenschaft Veränderungen im Körper aufgespürt, die einen Wandel im Gemütszustand nach sich ziehen, genauso wie umgekehrt der Einfluß der Psyche auf des Immunsystem erforscht wird.

Nervenfasern aus dem Rückenmark führen direkt in die Immunorgane Thymus, Milz, Lymphdrüsen, Knochenmark und das Lymphgewebe des Darms. Häufig enden die weit verzweigten Nervenfasern direkt bei einzelnen Lymphozyten.

Mittlerweile sind schon längst auf den Immunzellen Empfängerstellen (Rezeptoren) für Botenstoffe der Nervenzellen (Neurotransmitter) entdeckt worden. Dieser Befund deutet darauf hin, daß die Zellen des Immunsystems die Sprache des Nervensystems verstehen. **Da viele Steuerungsvorgänge des Nervensystems im Unterbewußtsein verlaufen, wird das Immunsystem ständig über Botenstoffe des Nervensystems beeinflußt.**

### Wechselbeziehungen zwischen Psyche, Hormonen und Immunsystem

Auch mit dem hormonellen System pflegt das Immunsystem offensichtlich einen regen Informationsaustausch. Immunzellen besitzen Empfangsantennen (Rezeptoren) für diverse Hormone, die die Hirnanhangsdrüse ausschüttet. Morphin-ähnliche Substanzen (Opiate), die zwecks Schmerzdämpfung produziert werden und Hormone der Nebennierenrinde, die in Streßsituationen ausgeschüttet werden, beeinflussen auf jeden Fall auch die Regulation des Immunsystems. Schon seit längerer Zeit ist auch der Einfluß des Cortisons auf die Anzahl der Lymphozyten bekannt.

Obwohl sich dieses durch einfache Untersuchungen in jedem Blutbild nachweisen läßt, ist wenigen Ärzten bekannt (oder wenn es bekannt ist, dann scheint es nicht von Interesse zu sein), daß durch Gabe von Cortison die Zahl der Lymphozyten drastisch reduziert wird. **So ist Cortison das abwehrschwächende Medikament unserer Zeit!**

Manchmal mit höchst aufwendigen Mechanismen, manchmal mit Einfachstuntersuchungen ist so der Einfluß des hormonellen Systems auf das Immunsystem nachzuweisen. **Unter Gabe von Cortison reduziert sich nicht selten der Lymphozytenanteil im peripheren Blut von 40 Prozent auf 4 Prozent, was einer unglaublichen Schwächung unserer körpereigenen zellulären Abwehr entspricht.**

## Streß - ein Bestandteil unseres Lebens

Streß gehört zum Leben wie die Luft zum Atmen. Streß vermag sogar die Leistungsfähigkeit zu erhöhen. Gleichwohl wird Streß häufig die Krankheit der Gegenwart genannt. Fast jeder kennt aus eigener Erfahrung Situationen, in denen er sich in irgendeiner Form, sei es beruflich oder privat, überfordert oder gereizt fühlt. Man wird depressiv, wütend oder antriebsarm. Das Unfallrisiko steigt unter unbewältigtem Streß, die Leistungsfähigkeit nimmt ab. Man fühlt sich erschöpft, weil unser leistungsbezogener Alltag bereits nahezu unsere gesamte Energie gefordert hat.

## Streßforschung

Der kanadische Arzt Dr. Hans Selye hat bereits 1936 geschrieben, daß so unterschiedliche Situationen wie Kälte, Hitze, Arzneimittel, Freude und viele andere zunächst eine vollkommen identische Reaktion im Körper hervorrufen. Unterschiede, die sich dann bei verschiedenen Menschen einstellen, beruhen auf der unterschiedlichen Menge und Dauer der Ausschüttung von Streßhormonen. Innerhalb kürzester Zeit ist der Mensch kampf- oder fluchtbereit. Es stellt sich eine Alarmreaktion des Körpers ein. Das Entscheidende jedoch offenbart sich in der Kontrolle über die jeweilige Situation. Kann man mit Streß und Belastungsfaktoren umgehen oder scheitert man daran, fühlt sich hilflos, ausgeliefert, unverstanden, verzweifelt?

## Die Streßreaktionen spielen sich auf 4 Ebenen ab:

- Die Bewußtseinsebene; sie umfaßt alle gedanklich-intellektuellen Vorgänge wie Denk-, Wahrnehmungs- und Kombinationsprozesse.
- Die emotionale Ebene; dies ist die Ebene der Gefühle und Empfindlichkeiten.

- Die vegetativ-hormonelle Ebene; diese Ebene betrifft die hormonelle Reaktion des Körpers, die sich daraus ergebenden Reaktionen des vegetativen Nervensystems und der beteiligten Organe. Solche Reaktionen sind nicht uneingeschränkt willkürlich kontrollierbar.
- Die muskuläre Ebene; hierunter fallen die Reaktionen der Skelettmuskulatur wie erhöhte Anspannung bis hin zur Verkrampfung.

**Streß und Zivilisationskrankheiten**

Die Häufigkeit aller Zivilisationskrankheiten wie Herz-Kreislauf-Erkrankungen mit einer hohen Zahl an Todesfällen und Krebserkrankungen mit derselben Problematik, sind vorwiegend chronische Erkrankungen, die nicht allein durch biologische, sondern auch zu wesentlichen Teilen durch soziale und persönlichkeitsspezifische Faktoren und durch ungünstige Formen der Lebensführung entstehen und aufrechterhalten werden. Streß kommt bei der Arbeit und in der Partnerschaft vor. Die Anfälligkeit dafür wird erhöht durch Bewegungsmangel und ungesunde Ernährung.

Menschen unter ständigen Belastungen, eben Streß, verhalten sich sehr häufig gesundheitsschädigend; es kommt zur übermäßigen Nahrungszufuhr, zu ungebremstem Nikotinkonsum, zu einer unmässigen Einnahme von Beruhigungs-, Schmerz- und Schlafmitteln.

Streß wird meistens als äußerer Faktor angesehen, dem man mehr oder weniger hilflos ausgeliefert ist. Diese Betrachtungsweise ist mit Sicherheit einseitig, denn wie vieles im Leben ist auch der Umgang mit Streß lernbar. Übersäuerung, Mangel an Vitalstoffen, übermäßige Zunahme von Genußgiften erhöhen insgesamt die Streßanfälligkeit. Die heute häufigen Partnerschaftskonflikte tun ein übriges dazu.

So entstehen im Vorfeld schwerer Erkrankungen Nervosität, Überreiztheit, Psychosen, neurotische Verhaltensformen, schneller Puls und Herzrhythmusstörungen, vielfältige Formen von Kopfschmerzen, Schlafstörungen, Reizzustände im Magen-Darmtrakt und andere chronische Schmerzzustände usw. Streßbewältigung sollte bereits dann eingeübt werden, wenn sich noch keine Störung eingestellt hat, sondern gewissermaßen vorbeugend praktiziert werden.

**Veränderungen des Immunsystems unter Streßsituationen**

Bei Studenten nahm man vier Wochen vor einer Prüfungsarbeit und während der Prüfungsarbeiten Blut ab.

Dabei ergab sich ganz eindeutig, daß Streß die Immunreaktion des Körpers schwächt.

Nahezu alle Werte der körpereigenen Abwehr ändern sich im Prüfungsstreß deutlich, fast immer zum Nachteil:

● Natürliche Killerzellen, die eingedrungene Krankheitserreger vernichten sollen, verlieren an Aktivität.

● Alle Immunzellen antworten schwächer auf künstliche Signale, auf die sie Wochen vorher heftiger reagierten.

● Im Prüfungszeitraum finden sich weniger Botenstoffe des Immunsystems, wie z.B. Gamma-Interferon, im Blut als in der streßfreien Zeit.

● Die Anzahl der Empfangsantennen (Rezeptoren) für Botenstoffe ist vermindert.

● Im Blut der Prüflinge kommen Viren zum Nachweis, die vorher dort nicht beobachtet wurden, z.B. Eppstein-Barr-Viren, ein immunschwächender Erreger aus der Gruppe der Herpes-Viren.

● Während psychischer Belastung steigt das Risiko, einen Tumor zu entwickeln.

### Auswirkungen von chronischem Streß

Vorübergehende Streßsituationen stellen zeitlich begrenzte Schwächungen des Immunsystems dar. Solche Störungen wird der Körper in angemessener Zeit wieder beheben können. Anders sieht es in vielen Fällen von chronischem Streß aus. Lang andauernder Streß führt nicht zur Einstimmung des Immunsystems auf diese Situation.

Dies hat man insbesondere bei der Pflege von Alzheimer Patienten (die Alzheimersche Erkrankung führt zu einem geistigen Verfall) durch Ehepartner untersucht. Die Pflegesituation ist ein langandauernder, psychischer Streß und verschlechtert den Zustand des Immunsystems deutlich. Bei Ehegatten stärker als bei Kindern, weil sie möglicherweise emotional stärker betroffen sind und eine engere Bindung haben.

Die Schwächung des Immunsystems manifestiert sich beim Pflegenden auch im Krankheitsgeschehen, so treten Atemwegsinfekte z.B. häufiger auf.

### Wie das Immunsystem beeinflußt wird

Im Tierversuch ließ man Ratten um ihr Leben schwimmen. Man injizierte diesen Tieren vorher die Zellen eines Brusttumors. Bei den in dieser Form gestreßten Ratten zeigten sich hinterher doppelt soviel Metastasen in der Lunge wie bei Tieren, die vor der Injektion unbehelligt blieben.

Injizierte man den Ratten Opiate (chemische Betäubungs- und Suchtmittel) so reagierten die Tiere mit einer ähnlichen Schwächung des Immunsystems wie nach einer durchlebten Todesangst. Die natürlichen Killerzellen verlieren an Aktivität, Lungenmetastasen bilden sich nach einer Injektion von Brusttumor-Zellen häufiger. Insbesondere auch nach Verabreichung von Alkohol steigt die Zahl der Tochtergeschwülste dramatisch an.

Bei AIDS-Kranken hat man bei Infizierten, die ihre Lebenssituation schlecht bewältigten und unter chronischen Depressionen litten, eine deutlich schnellere Abnahme der T-Helfer-Zellen im Blut nachgewiesen als bei denjenigen Kranken, die ihr Schicksal besser verkrafteten.

Bei Krebskranken ist nachgewiesen, daß depressive Patienten einen therapierbaren Tumor deutlich seltener überleben als solche mit optimistischer Einstellung.

Ein besonderer Schlag für das Immunsystem ist der Verlust des Lebenspartners. Es ergeben sich deutlich schwächere Immunfunktionen zwei Wochen, zwei Monate oder auch noch ein halbes Jahr nach dem erschütternden Ereignis. In den nächsten drei Monaten nach dem Tod der Ehefrau versterben Witwer etwa vierzehn mal häufiger als statistisch zu erwarten wäre. Es kommt gehäuft zum anhaltenden Auftreten einer Erkrankung des Kreislaufsystems und der Atemwege. Auch psychische Leiden nehmen zu.

Bei Rattenbabys, die der Mutter entrissen wurden, ergab sich eine stark erhöhte Sterblichkeit in Folge von Atemwegsinfekten.

Allenthalben zeigt sich also, daß die psychische Situation zu einer starken Vernetzung und Beeinflussung der Schlagkraft des Immunsystems führt.

**Streß und seine hormonellen Auswirkungen**

Unter Streßsituationen spielen sich folgende hormonelle Veränderungen im Körper ab:

- Es kommt zur erhöhten Aktivität des sympathischen Nervensystems. Dies führt zu einer vermehrten Abgabe der Nebennierenrinde-Streß-Hormone Adrenalin und Noradrenalin ins Blut.
- Zusätzlich kommt es zur vermehrten Ausschüttung des ACTH-Hormons aus der Hypophyse, das die Nebenniere stimuliert.
- Unter Wirkung von ACTH setzt die Nebenniere vermehrt Kortison-Hormone (Kortisol und Kortikosteron) frei.
- Die vermehrte Freisetzung von Adrenalin und Noradrenalin bewirkt ein Ansteigen des Herzschlages, einen Anstieg des Blutdrucks, eine vertiefte und beschleunigte Atmung innerhalb kürzester Zeit.
- Gleichzeitig wird die Durchblutung der Skelettmuskulatur verstärkt, die von Magen, Darm und Nieren dagegen vermindert.

- Durch die hormonelle Stimulation erfolgt vermehrte Zuckerfreisetzung aus der Leber zur Energiegewinnung für Herz und Muskulatur. Auf der anderen Seite wird Körpereiweiß in Zucker umgewandelt und in der Leber angereichert.
- Die Gerinnungsfähigkeit des Blutes steigt an, Immun- und Entzündungsreaktionen werden gehemmt.
- Die gute Streßreaktion führt zu einer Aktivierung des gesamten Organismus, während der Aufbau von Körpersubstanzen und die Funktionen der Geschlechtsorgane gehemmt werden.

**Tod durch Streß**

In Australien ist eine Tiergattung bekannt, die zu den Raubbeutlern der Gattung Antechinus gehört. Die Weibchen bringen im Frühjahr sechs bis zwölf Junge zur Welt, die für vier Monate von der Mutter versorgt werden und dann noch weitere vier Monate mit ihren Geschwistern und der Mutter zusammenleben. Elf Monate nach der Geburt setzt die Fortpflanzungsphase ein. Auf der Suche nach Weibchen durchstreifen die Männchen ihr Terrain. Es kommt immer wieder zu heftigen Kämpfen mit anderen Männchen. Zwei bis drei Wochen vor Erreichen des ersten Lebensjahres sterben alle Männchen, während die Weibchen überleben und nach einer Tragzeit von etwa dreißig Tagen ihre Jungen zur Welt bringen.

Eindeutig nachgewiesen werden konnte, daß der Tod der Männchen durch einen übermäßigen Anstieg der Kortisonspiegel im Blut bedingt ist. Der Anstieg der Kortisonspiegel führt zu folgenden Veränderungen:

- Zusammenbruch des Immunsystems
- Magen- und Darmblutungen, Blutarmut
- Schwerster Parasitenbefall
- Leberzerfall durch bakterielle Infektionen

Die Weibchen finden nunmehr ohne die männliche Konkurrenz optimale Nahrungsbedingungen für die Jungenaufzucht vor. Die zum Tod führenden physiologischen Veränderungen sind weitgehend auf die vermehrte Aggression bei den Männchen zurückzuführen. Werden nämlich die Kämpfe zur Paarungszeit unterbunden, indem man die Tiere einzeln hält, können sie genauso alt werden wie ihre weiblichen Artgenossen.

Tod als Folge anhaltender Streitigkeiten um Reviere, Rangpositionen und anderer Dauerstreßsituationen wirken sich hier in extremer Form aus.

Wie gestalten wir unser Leben?

**Zusammenbruch des Immunsystems durch Partnerstreß, Stabilisierung durch Liebesbeziehung**

Bei einer anderen Tierart, nämlich Tupayas (rattengroße Säugetiere aus Südostasien) hat man folgende Untersuchungen vorgenommen:

Man setzte ein Männchen in den Käfig und damit in das Revier eines fremden Artgenossen. Der Fremdling wird sofort attackiert und in der Regel innerhalb von wenigen Sekunden unterworfen. Auch wenn anschließend der Verlierer vom Sieger durch eine Gitterwand getrennt wird, sodaß er nicht mehr angegriffen werden kann, verharrt der Verlierer weiterhin bewegungslos und beobachtet unter Streß alle Bewegungen des Siegers. Parallel dazu steigen seine Blutserum-Werte von Kortison innerhalb weniger Tage auf das Zehnfache des Ausgangswertes. Das unterlegene Tier verliert drastisch an Körpergewicht, fällt ins Koma und stirbt. Es kommt hierbei zu einer vollkommenen Hemmung der körpereigenen Lymphozytenproduktion und damit zu einem Zusammenbruch des Immunsystems.

Tupayas leben in der Natur paarweise in Territorien, und auch in Gefangenschaft lassen sich die Tiere langfristig als Pärchen in einem Gehege zusammen halten. Seltsamerweise führt aber das Zusammensetzen eines Männchens mit einem Weibchen nicht zwangsläufig zur Bildung eines Paares. In einem Fünftel der Fälle kommt es zwischen Männchen und Weibchen zu heftigen Kämpfen wie bei der Herstellung einer Dominanz-Beziehung, wobei auch das Weibchen stärker sein kann. Das unterlegene Individuum stirbt, wenn man es nicht rechtzeitig von dem Artgenossen trennt. In weiteren sechzig Prozent der Fälle verläuft der Paarkontakt trotz verschiedener Streitigkeiten friedlich und eine Dominanz-Beziehung bildet sich nicht aus. Selbst wenn diese Tiere ohne Aggressionen miteinander leben, haben sie eine vermehrt hormonelle Aktivität und ihr Immunsystem weist eine verminderte Bildung von T-Lymphozyten und Eiweißabwehrstoffen (Immunglobulinen) auf. Diese Tiere, die in dieser Form zusammenleben, d.h. mit gelegentlichen Streitigkeiten ohne Dominanzerscheinungen, haben eine dauerhaft erhöhte Herzrate.

Bei einem Fünftel aller Paare allerdings gibt es eine Verbindung, die wir als "Liebe auf den ersten Blick" bezeichnen könnten und wo eine langfristig harmonische Zweierbeziehung bestehen bleibt. Vom Beginn an zeigen hier beide Tiere freundliches Verhalten, gegenseitiges Putzen und Lecken, und sie ruhen gemeinsam, was bei den anderen Paaren niemals beobachtet wird. Selbst ein Individuum, das von einem Artgenossen heftig attackiert wurde, kann von einem anderen Tier als geliebter Partner akzeptiert werden. Bei diesen Tieren sinkt der Kortisonspiegel, der Immunstatus bessert sich und die Herzfrequenz sinkt um bis zu 20 Prozent unter die Ausgangswerte und bleibt auf stabilem Niveau, solange die Tiere zusammen sind.

Was macht also den Unterschied zwischen einer liebevollen Beziehung und einer Toleranzehe aus?

**Der Pascha lebt geruhsam**

Auch bei Tieren lassen sich durch Streßreaktionen die beim Menschen hinlänglich bekannten Zivilisationskrankheiten wie Arteriosklerose, Bluthochdruck, Herz- und Nierenschäden durch Kontakt mit Artgenossen hervorrufen. Bei einem Mantelpavian ist z.b. der "Pascha" das dominante Männchen in einer Gruppe von wenigen Weibchen und deren Jungen. Ihm allein steht die beste Nahrung zu und kein anderes Gruppenmitglied frißt, solange er nicht gesättigt ist. Konkurrenten vertreibt der Pascha oder tötet sie. Die Herzfrequenz der unterlegenen Männchen ist stets höher als die des dominanten Paschas, was auf eine ständig emotionale Anspannung der unterlegenen Gruppenmitglieder hinweist.

Wird ein Pascha von seiner Gruppe getrennt und setzt man seiner bisherigen Gruppe ein fremdes Männchen zu, zu dem der bisherige Pascha in Sichtkontakt steht, so wird er in höchstem Maße erregt und versucht ständig Angriffsrituale. Da er aber durch die Absperrung nicht zu der Gruppe gelangen kann, entwickelt er Verhaltensstörungen wie Herz- und Kreislaufschäden, Bluthochdruck und stirbt letztendlich an Folgen des ständigen hormonellen und sich daraus ergebenden immunologischen Stresses.

**Immunologische Untersuchungen am Menschen**

Folgende immunologische Untersuchungen beim Menschen wurden durchgeführt:

- Bei Fallschirmspringern wurde nach dem Sprung ein deutliches Ansteigen der Killerzellen festgestellt.
- Während eines Erdbebens wurden in Los Angeles Studenten Blutproben abgenommen. Sie ergaben ein dreißigprozentigen Anstieg der Killerzellen. Sechs Wochen später waren die Werte wieder im Normbereich.
- Schauspieler, die freudige Gefühlszustände spielen mußten, hatten eine erhöhte Abwehrzellen-Aktivität. Nach traurigen Szenen verringerte sich die Abwehrzellen-Aktivität.
- Nach Niederschreiben belastender Ereignisse ließ sich bei Studenten eine deutlich verbesserte Abwehrleistung als Folge der seelischen Entlastung nachweisen.

- In dem Buch "Der Arzt in uns selbst" aus dem rororo-Verlag schreibt der Autor, wie nach dem Ansehen von lustigen Filmen oder Ereignissen, bei denen er kräftig lachen mußte, jeweils eine Blutsenkung besser war.
- Regelmäßige Entspannungsübungen animierten in einem Experiment die Killerzellen von Altenheimbewohnern.
- Durch meditative Techniken konnte bei HIV-Infizierten die Zahl der Helferzellen um 10 bis 14% angehoben werden.
- Ähnliche Ergebnisse brachte die Therapie bei 35 Patienten mit Melanom-Erkrankungen (bösartiger schwarzer Hautkrebs): Die Killerzellen vermehrten sich rasch und wurden aggressiver.
- Examensstreß hemmt nicht nur die Funktionen der Killer- und Gedächtniszellen, sondern führt auch zu einem abrupten Abfall der Interferon- und Interleukinproduktion.
- Latente Herpes-Viren werden unter Prüfungssituationen aktiviert und können schmerzhafte Bläschen hervorrufen.
- Der Psychiater David Spiegel von der kalifornischen Stanford-Universität wollte beweisen, daß bei fortgeschrittenen Tumorerkrankungen **kein** Zusammenhang zwischen der Psyche und dem Patientenschicksal besteht. Die Studien ergaben das Gegenteil. Professor Spiegel begann seine Untersuchungen bei 86 Frauen, die alle unter Brustkrebs litten. Eine Gruppe erhielt normale medizinische Betreuung, die andere zusätzlich einmal pro Woche gruppentherapeutische Sitzungen.. Die psychotherapeutisch behandelten Frauen lebten im Durchschnitt zweimal so lange wie die in der Vergleichsgruppe, nämlich 37 Monate gegenüber 19 Monaten, gerechnet von dem Beginn der Studie.

Aber nicht nur Gefühle, sondern auch Geist und Bewußtsein drücken sich über die Botenstoffe im Körper aus. Sie werden in den molekularen Informationsfluß zwischen Nerven-, Hormon- und Immunsystem eingespeist und können auf diesem Weg alle Abwehrzellen im Organismus erreichen. Viele Forscher sehen in den Botenstoffen die "biochemische Welt der Gefühle". Sie sind nach ihrer Ansicht die Stoffe, aus denen die Empfindungen sind und die Denken und Verhalten wesentlich beeinflussen. Die meisten Rezeptoren für diese biochemischen Botenstoffe liegen im sogenannten limbischen System des Zwischenhirns.

## Kapitel 22: Die vergessene Psyche

**Verkehrslärm - Hormone - Immunsystem**

Die Akutwirkung von Lärmbelastung auf das vegetative Nervensystem und die Freisetzung von Streßhormonen, und damit negative Auswirkung auf das Immunsystem, sind bei schlafenden Personen erheblich stärker als bei wachen Personen. Die Ausschüttung dieser Hormone kann unter anderem den Blutdruck erhöhen. Die technische Universität Berlin hat erforscht, daß die Tiefschlafzeit, die besonders wichtig für den Erholungswert unseres Schlafes ist, unter Lärmbelastung abnimmt. Es kommt zur typischen Erhöhung der Hormone Adrenalin und Noadrenalin und auch die Zahl der Blutplättchen in Blutproben war nach lärmbelasteten Nächten deutlich geringer als nach ruhigen Nächten. Lärmbelästigungen traten bereits bei Maximalpegeln von 55 Dezibel im Schlafraum auf. Dies entspricht den Geräuschen im Schlafraum, wenn ein herkömmlicher Lkw in etwa 40 Metern Entfernung bei geschlossenen Fenstern vorbeifährt. Pkw-Geräusche verursachen bei dieser Entfernung einen Maximalpegel von 45 Dezibel. Nennenswerte Reaktionen treten nicht mehr auf, wenn im Schlafbereich Maximalpegel von 50 Dezibel unterschritten werden und der Lärm nicht zu häufig auftritt. Aus diesen Meßwerten und den Einflüssen auf das Schlafverhalten, Hormonspiegel und Auswirkungen auf das Immunsystem ergibt sich die Notwendigkeit eines Nachtfahrverbot für laute Lkws und Motorräder.

**Wenn Streß zur Krankheit führt**

Streßfaktoren können das emotionale und psychische Befinden eines Menschen stark beeinflussen. Vielfach sind sie an der Entstehung körperlicher und psychischer Krankheiten beteiligt. Der Körper reagiert auf Streß mit Erkrankungen des Herz-Kreislaufsystems, der Atemwege, des Magen-Darm-Traktes, neurologisch-psychiatrischen Krankheiten, Störungen im Bereich der inneren Drüsen und des Immunsystems.

Schmerz, Trauer und viele andere Faktoren bewirken drastische Veränderungen des hormonellen Systems. Daraus ergeben sich vielfach veränderte Regulationen im physiologischen Bereich.

Medizinisch werden Streßfaktoren gewichtet, z.B. stellt der Tod des Ehepartners 100 Streßpunkte dar, ein Ortswechsel 20 Streßpunkte. In einer Untersuchung, in der man 41 verschiedene Streßreaktionen, nach ihrem Schweregrad gewichtet in einer entsprechenden Punktmenge, zusammengestellt hat, traten folgende vom Streß ausgelöste Krankheiten vermehrt innerhalb eines Zeitraumes von drei Monaten auf, wobei beim Streßfaktor von 300 die Wahrscheinlichkeit einer Krankheit bei 80 Prozent lag:

● Verkrampfungen der Herzkranzgefäße (Angina pectoris), erhöhte Neigung zu Blutgerinnseln und Embolien, hoher Blutdruck, Schlaganfall.

Besondere Risikofaktoren: Konkurrenzdruck, Aggressionen, niedriger Sozialstatus, soziale Isolation.

- Risiko für Atemwegserkrankungen und langanhaltende Infekte durch bakterielle und virale Erreger.
  Besondere Risikofaktoren: Familienprobleme, Todesfälle.
- Funktionelle Magen-Darmstörungen (Übelkeit, Erbrechen, Magersucht, Leibschmerzen, Verdauungsstörungen mit vermehrter Gasbildung, entzündliche Magen- und Darmerkrankungen).
  Besondere Risikofaktoren: emotionelle Störungen.
- Neurologische Störungen wie Spannungskopfschmerz, Migräne, Augenlidverkrampfungen, Schübe von multipler Sklerose.
- Beeinflussung der zellulären Abwehr
- Störungen im hormonellen System, z.B. Schilddrüsenfunktionsstörungen, Störungen der Blutzuckerregulation, Verlust der Periode.

Letztendlich führen alle diese Reaktionen, wenn sie gehäuft oder auf Dauer auftreten oder auch vom Körper nicht mehr richtig verarbeitet werden können, zu immunologischen Einflüssen und Störungen, die maßgeblich an einer geschwächten Abwehrlage beteiligt sein können. Damit sollen die anderen Faktoren nicht unterbewertet werden, aber Dauerstreß kann zu einem bedrohlichen Zustand des Immunsystems werden.

**Kapitel 23**

**Therapie heute:**

**Behandlung ohne Heilung?**

# Therapeutische Hinweise

Behandlung kann zur Heilung führen, kann aber auch Selbstzweck bleiben. Die moderne Medizin besteht aus einem Konklomerat behandelbarer und behandelter Krankheiten, wobei die Behandlung jedoch in vielen Fällen nicht zur Heilung führt. Ja man hat sogar den Eindruck, daß die Behandlung selbst eine Art Selbstzweck zur Beschäftigung und zum Broterwerb der Therapeuten jeglicher Couleur, der Kliniken und der Sanatorien wird.

In vielen Fällen muß sich der Patient damit abfinden, daß man ihm die Unheilbarkeit seiner Krankheit oder Beschwerden bescheinigt.

Wenn Therapeuten oder Kliniken nicht weiter wissen, so gehören folgende Standardäußerungen zum Repertoire:

- Damit müssen Sie leben.
- Das ist angeboren / erworben.
- Das bilden Sie sich ein.

Schon bei ganz augenfälligen Krankheiten habe wir oft genug erlebt, daß Patienten, die später schwer krank wurden, zu einer Zeit als Simulanten eingestuft wurden, als die Krankheit ohne weiteres heilbar war. Dies betrifft z.B. nicht wenige Rheuma-Patienten, die manchmal eine nicht nur monate-, sondern jahrelange Odyssee durchlaufen, bevor ihre Krankheit abgeklärt ist, um dann endlich mit Methoden behandelt zu werden, die die Krankheit nicht ausheilen, sondern den Kranken auf Dauer oft genug zu einem Invaliden oder Krüppel werden lassen.

Warum kommt es zur Unheilbarkeit von Krankheiten? Meine Interpretation von Unheilbarkeit umfaßt vier Punkte:

▼ Erster Punkt der Unheilbarkeit ist:
**Der Patient will nicht gesund werden.**
Dies erscheint wohl jedem höchst befremdlich, weil wir ja alle davon ausgehen, daß es das höchste Ziel eines Kranken sein müßte, seine Gesundheit wieder zu erlangen. Aber man könnte sich ja nicht mehr an blumenreichen Schilderungen seiner Krankheit berauschen und dadurch die Aufmerksamkeit anderer auf sich ziehen, wenn man gesund wäre.

Man könnte auch kein Mitleid erregen, nach dem Motto: Sieh her, wie schlecht es mir doch geht! Man hätte auch keine Möglichkeit mehr, andere gegebenenfalls mit seiner Krankheit zu erpressen. Dies alles erscheint nur auf den ersten Blick möglicherweise oberflächlich, die Analyse der Strukturen bei Krankheiten zeigt, daß die Fakten häufig so sind, wie geschildert. Der Zuckerkranke weiß, wie schädlich die Torte ist. Der Gichtkranke weiß, wie schädlich jedes Stück Schweinefleisch und Alkohol sich auswirken müssen. Der Hochdruckkranke weiß, daß er Sport treiben müßte. Aber bei dem Wissen bleibt es zumeist. Der amerikanische Chirurg Dr. Bernie Siegel schreibt in seinem Buch "Prognose Hoffnung" sinngemäß folgendes: **Von hundert Patienten, denen ich anbot, ohne Operation gesund zu werden, ließen sich 80% operieren!!!**

▼ Zweiter Punkt der Unheilbarkeit ist:
**Der Arzt will nicht, daß der Patient gesund wird.**
Haben wir schon Schwierigkeiten, den ersten Punkt nachzuvollziehen, erscheint der zweite um so hahnebüchender. Aber allein folgendes Beispiel sollte nachdenklich stimmen: Wir haben in der Bundesrepublik etwa vier Millionen Menschen mit hohem Blutdruck, deren Diagnose bekannt ist. Weitere vier Millionen Menschen leben mit hohem Blutdruck, die mangels ärztlicher Kontrolle krank sind, ohne davon zu wissen. Die Kenntniss der Krankheit Bluthochdruck führt zu allerlei medizinischen Untersuchungen: Durchführung von Elektrokardiogrammen, Laboruntersuchungen, Nierenfunktionsuntersuchungen, Schilddrüsenuntersuchungen usw. In aller Regel wird keine organische Ursache gefunden. Unter der Diagnose "Essentielle Hypertonie" (das bedeutet: es ist keine organische Ursache für den hohen Blutdruck gefunden worden) werden diese Patienten ein Leben lang therapiert. Jeder Arzt könnte oder müßte eigentlich wissen, daß durch Fasten, Ernährungsumstellung und Bewegung ein hoher Blutdruck geheilt werden kann. Wie oft aber kommt es dazu?

▼ Dritter Punkt der Unheilbarkeit ist:
**Der Patient will gesund werden, weiß aber nicht wie.**
Diesem Übel läßt sich Abhilfe beschaffen, indem der Patient sich informiert, welche Therapeuten Erfahrung mit der Heilung seiner Krankheit haben. Oder er sucht sich Betroffene oder Selbsthilfegruppen, die vor ähnlichen Problemen stehen wie er, versucht mehr Erfahrungen und Kenntnisse zu sammeln , die ihn in die Lage versetzen, seine Krankheit zu meistern. Wo ein Wille ist, ist auch ein Weg. Es wird allerhöchstens eine Frage der Zeit sein, bis der Kranke ausreichend Kenntnisse oder erfahrene Therapeuten gefunden hat, sein Schicksal zu meistern.

▼ Vierter Punkt der Unheilbarkeit:
**Der Arzt will ebenfalls, daß der Patient gesund wird,
weiß aber auch nicht wie.**
In solchen Fällen lassen sich durch Erfahrungsaustausch, Besuch von
Ärztekongressen, Lesen von Fachbüchern, Studieren von Fallberichten
über Heilungen die Kenntnisse erweitern, wenn man es nicht von vornherein ablehnt, sich mit bestimmten Bereichen in der Medizin zu befassen,
die an der Hochschule nicht gelehrt werden. Denn die Therapieverfahren,
die der künftige Arzt als Medizinstudent im Rahmen seiner Ausbildung
erlernt, hierzu gehören insbesondere Behandlungen mit chemischen
Medikamenten und Operationen, sind in den seltensten Fällen wirklich
Heiltherapien. Indessen sind die Bücher der Naturheilkunde voller Hinweise auf Heilung bei nahezu allen Krankheitsformen.

Weder die Behandlung einer beginnenden Krebserkrankung noch eine
multiple Sklerose, noch eine entzündliche Gelenkerkrankung (Polyarthritis),
noch Bluthochdruck und Gefäßkrankheiten, noch neurologische Krankheitsbilder wie Depressionen,noch Stoffwechselkrankheiten sind ein wirkliches
Problem, wenn sie bei ihrem Beginn ursachengemäß und natürlich behandelt
werden.

**Keine Chemikalie dieser Welt löst irgendein Problem.** Das heißt nicht,
daß ich bei akuten Krankheitszuständen die Verwendung dieser Mittel
anprangern möchte. Trotzdem würde ich es so sagen: **Wenn wir Ärzte
unser Handwerk nicht verstehen, wird der Kranke mit mehr und mehr
Chemikalien vergiftet und mehr und mehr ein Opfer der Organent-
fernungs- und Prothesenchirurgie. Patienten ohne Blinddärme, Mandeln,
mit entfernten Gallenblasen, ohne Gebärmutter und Eierstöcke, mit
herausoperierten Venensträngen usw. bevölkern unser Land zigmil-
lionenfach. Andere Patienten werden be- und zerstrahlt durch Diagnose-
apparate. Eine einzige Computertomographie stellt nach Darstellung der
medizinischen Fachzeitschrift "Medical Tribune" eine Strahlenbelastung in der Höhe von siebenhundert Röntgen-Lungenaufnahmen dar.
Nach Professor Hackethal ist eine Szintigraphie (eine Untersuchung, bei
der zur Darstellung von Organen wie Schilddrüse, Herz, Gelenke, Gehirn, Konochen, Leber, Milz usw. radioaktive Partikel eingespritzt werden) ein Atomsprühfeuerwerk, gewissermaßen Tschernobyl für ein halbes Jahr. Weiter schreibt Professor Hackethal sinngemäß: Wollte man
bei Frauen im mittleren Alter jeden beginnenden Brustkrebs und bei
Männern jeden beginnenden Prostatakrebs behandeln, wäre die Überlebenschance deutlich geringer als ohne Behandlung. Dr. Jones, Professor für Physiologie der medizinischen Fakultät der Universität Berkeley/**

Kalifornien, hat in einer überwältigenden, aber hierzulande nicht beachteten Arbeit nachgewiesen, daß Frauen mit Brustkrebs ohne Behandlung deutlich länger leben. Sein Kollege Professor Duesberg von derselben Universität, der namhafteste Virusforscher auf dem Gebiet der Retroviren, zu denen auch der HI-Virus gehört, hat berichtet, daß das AIDS-Wundermittel Azidothymidin (AZT) hundertfach mehr an Helferzellen zerstört wie das Virus selbst. Er beklagt, daß nicht das relativ harmlose Virus, sondern die höchst gefährliche Therapie die Patienten umbringt, die monatlich viele tausend Dollar kostet. Professor Duesberg gibt an, daß ein Patient mit AZT-Therapie eine durchschnittliche Lebenserwartung von einem Jahr, ohne diese Therapie aber von zehn Jahren hat. Mittlerweile haben nationale Studien in England und Frankreich die Unwirksamkeit des AIDS-Wundermittels AZT ergeben. Ein Ende der Behandlung mit AZT ist nicht abzusehen.

Dozent Dr. Abel vom Krebsforschungsinstitut Heidelberg hat nach Auswertung aller Chemotherapie-Protokolle die Unwirksamkeit der Chemotherapie für nahezu alle Karzinomerkrankungen festgestellt. Ein Ende der Behandlung mit der hochgiftigen Therapie ist nicht abzusehen. Die Entwürdigung des Patienten setzt sich fort. Mehr über diese brisanten Fakten zum Thema AIDS und Krebs im Immunbuch II.

Rheumakranke, obwohl bei Beginn der Erkrankung leicht heilbar, leiden bis zum Lebensende.

Aber offensichtlich ist dies die Quintessenz der modernen Medizin, die dem Patienten alles bietet und ihn doch nicht heilt. So wird denn Krankheit zum Alltag und Heilung zur Rarität.

Die psychiatrischen Krankenhäuser sind voller Leidender, die durch Sucht, Schizophrenie, Psychosen und Depressionen einem zweifelhaften Schicksal entgegensehen, wobei diese Krankheiten doch, früh genug anders therapiert, nicht zu einem Leben ohne Hoffnung führen müßten. Über Behandlungsansätze dazu habe ich in dem Buch "Nahrung für Deine Seele" geschrieben.

# Gesundheit pur -
## die Bedeutung von wichtigen Nahrungsergänzungen

Es gibt nur wenig wichtige Nahrungsergänzungsprodukte, die für die Gesundheit des Menschen eine übergeordnete Bedeutung haben. Zwar haben einzelnen Vitalstoffe wie Magnesium, Kalzium, Kalium, Zink, Vitamin C, B-Vitamine, Lecithin, usw. für sich genommen eine nicht zu ersetzende Bedeutung für die Gesundheit, aber es wäre eine Syssiphus-Arbeit im Rahmen der Vorbeugung bei Streß, Krankheiten oder Fehlernährung oder in der Erholungsphase bzw. in der Therapiephase nach und bei schweren Krankheiten alle Vitalstoffe einzeln ersetzen zu wollen.

So halten wir sinnvollerweise Umschau nach solchen Nahrungsergänzungsmitteln, die von einer besonderen Bedeutung für die Gesundheit sind. Dazu gehört, daß wir in diesen Nahrungsergänzungsmitteln einen komplexen, weitgestreuten Gehalt an Vitalstoffen vorfinden (Vitamine, Mineralstoffe, Spurenelemente und hochwertige Aminosäueren), deren Mangel heute häufig zu Krankheiten oder Befindlichkeitsstörungen beiträgt.

### Lebertran - ein natürliches Multivitaminprodukt

Lebertran können wir zu den wichtigsten Nahrungsergänzungsprokukten rechnen. Lebertran zeichnet sich aus durch einen hohen Gehalt an:

- Vitamin A: Schutz vor Infektionskrankheiten, Schutz der Haut und Schleimhäute, Hauptschutzvitamin vor Krebserkrankungen, Schutzvitamin der Augen usw.
- Vitamin D: verstärkt den Kalziumeinbau in die Knochen und schützt vor Osteoporose und Rachitis im Kindesalter.

Aufgrund seines hohen Vitamingehaltes war Lebertran das Therapeutikum unserer Eltern und Großeltern, wenn Kinder kränklich waren, insbesondere um sie vor wiederholten Infekten und anderen Krankheiten (Rachitis) zu schützen.

Aufgrund seines unangenehmen Geschmackes hat der Lebertran eine negative Berühmtheit erreicht. Wann immer ich dieses wertvolle Produkt auch heute noch in meiner Praxis empfehle, schaudern Kinder und Erwachsene vor der Einnahme wegen des vermeintlich unangenehmen Geschmackes. Nun, was gut schmeckt oder nicht, ist mehr oder weniger eine Einstellungssache. Lehne ich ein Mittel überhaupt ab, werde ich mich mit dem

Geschmack in keiner Weise identifizieren können. Womit nicht gemeint ist, daß Lebertran wohlschmeckend sei. Daß Lebertran aber nun schlecht schmecke, kann auch nicht gesagt werden. Er schmeckt allenfalls eigen. Gleichwohl gibt es genug Patienten, die Lebertran nehmen möchten, aber Aufstoßen bekommen bzw. den ganzen Tag den Geschmack des Öls im Mund haben. In diesen Fällen ist Lebertran als Dauertherapeutikum, und ein solches sollte es in vielen Fällen sein, weniger geeignet.

## Aus Schmarotzern gewonnen: Bierhefe

Bierhefe wird etwas besser angenommen, obwohl ihr Geschmack auch nicht wohl mundet. Bierhefe zeichnet sich dadurch aus, daß sie im Gegensatz zu Lebertran, der diese Vitamine nicht aufweisen kann, alle essentiellen B-Vitamine enthält. Darüberhinaus enthält Bierhefe außerdem einen hohen Anteil an Lecithin, hochwertigen Aminosäuren und desweiteren in Maßen die Spurenelemente Zink und Selen. Aufgrund der weiten Palette an B-Vitaminen kann die Bierhefe besonders in Form der Flüssigbierhefe (Metz-Panaktiv oder, von mir wegen des Alkoholgehaltes weniger bevorzugt: Zell Oxygen) in der unterstützenden Behandlung von Schmerzzuständen, Erschöpfungszuständen, zur Entgiftung des Körpers und Normalisierung des Stoffwechsels aufgrund des Gehaltes an B-Vitaminen eingesetzt werden. Darüberhinaus mag Bierhefe sicherlich regulierend in die Bildung der roten Blutzellen eingreifen. Es bewirkt aufgrund des nicht hohen, aber unterstützend wirksamen Gehaltes an Selen und Zink eine milde Immunstimulation.

## Meeresalgen und Jod

Meeresalgen können ebenfalls ein wertvolles Nahrungsergänzungsprodukt mit einer erheblichen Anzahl an Vitalstoffen sein. Die üblichen Meeresalgenprodukte, wie z.B. Parkelp u.a. werden von mir zwar empfohlen, können aber nur in geringer Dosierung Anwendung finden, weil es sonst durch den hohen Jodgehalt zur Schilddrüsenüberfunktion kommen würde. Es enthält bereits eine Algentablette den durchschnittlichen Tagesbedarf an Jod, sodaß der wertvolle Gehalt an anderen Nährstoffen in höherer Dosierung dem Körper nicht zugeführt werden kann. Bei Schilddrüsenunterfunktion oder Strumabildung gebe ich dieses wertvolle Präparat gern in anfänglicher Dosierung von sechs Tabletten täglich, die ich allmählich auf eine Tablette zurückführe. Früh genug eingenommen, kann dieses Präparat effektiv einer Schilddrüsenvergrößerung entgegenwirken und zum allmählichen Ersatz einer Hormontherapie mit Schilddrüsenhormonen dienen, sofern die Schilddrüse nicht komplett entfernt worden ist. Ein allmähliches Reduzieren von Schilddrüsenhormonen unter gleichzeitiger Einnahme eines Algenpräparates, welches in natürlicher Form die Schilddrüsenhormonproduktion stärkt, sollte aber nur unter Hormonkontrolle durch den behandelnden Arzt und mit dessen Kenntnis durchgeführt werden.

**Die umfassendste Vitalstofftherapie:**
**Nahrungsergänzung mit der Spirulina-Alge**

Spirulina ist sicherlich von allen komplexen Nährstoffergänzungsmitteln das schlechthin hervorragendste. Hierzulande wenig gebräuchlich, hat dieses Produkt berechtigterweise in Amerika den Gesundheitsmarkt beflügelt. Spirulina ist eine relativ große blaugrüne Hochseealge (Süßwasseralge) von 0,3 Millimetern Länge mit einer spiralenförmigen Struktur, der sie auch ihren Namen verdankt. Es handelt sich hierbei nicht um eine Meeresalge, sodaß der zu Schilddrüsenüberfunktion führende hohe Jodgehalt anderer Algenprodukte entfällt. Diese Alge kommt natürlicherweise nur in den Salzseen der mexikanischen Hochebene und im afrikanischen Tasadsee vor. Sie stellt ein wahrhaftiges Reservoir an wertvollen Nährstoffen dar. Diese Algenprodukte sind durch Umweltgifte kaum belastet und weisen bei einigen Vitaminen ungewöhnlich hohe Werte auf. Folgende Besonderheiten sind bei Spirulina-Algenpulver gegeben:

- Höchster Anteil aller Nahrungsergänzungsmitteln an Vitamin A. Zusammengefaßte Bedeutung von Vitamin A siehe unten. Ein gehäufter Eßlöffel Spirulina ( etwa 10 Gramm) deckt nahezu den kompletten Tagesbedarf an Vitamin A ab, der in heutigen Büchern über den Bedarf an Nahrungsergänzungsstoffen angenommen wird.

- Vitamin $B_{12}$ das wichtigste Vitamin zur Blutbildung, ist in Spirulina überreichlich enthalten. Ernährungsphysiologen behaupten, es läßt sich nur durch Zufuhr von tierischem Eiweiß ausreichend decken. Dies ist nicht ganz richtig, jedoch treten Vitamin $B_{12}$ - Mangelzustände durch verminderte Resorption bei fehlender Magensäure (die Belegzellen des Magens werden durch zuviel Magensäure und Übersäuerung schlechthin zerstört) häufig auf. Vitamin $B_{12}$-Mangel mit der Folge einer Blutarmut (Anämie) und allgemeiner Erschöpfung findet sich gehäuft bei älteren Menschen oder auch bei jüngeren Menschen mit chronischen Schleimhautentzündungen des Magen-Darm-Traktes.

- Hoher Anteil an Chlorophyll und Eisen, weiteren "Hauptblutbildungsstoffen". Bereits drei Gramm Algenpulver decken den Tagesbedarf an Eisen (12mg).

- Alle weiteren Vitamine der B-Gruppe sind im Spirulina-Algenpulver enthalten. Hier reicht jedoch ein Eßlöffel nicht immer voll zur Deckung des Tagesbedarfs.

- Der Tagesbedarf an Vitamin E wird durch einen Eßlöffel Spirulina-Algenpulver zu etwa 20% abgedeckt.

- Spirulina enthält einen ausgewogenen Anteil an Kalzium und Phosphor.

- Der wichtige Mineralstoff Magnesium (Herz-, Gefäß- und Venen-schutz, neben Kalzium wichtigster Mineralstoffanteil des Knochens) ist in Spirulina in ausreichender Menge vorhanden. Das Magnesium ist als Träger der Atemfunktion der Pflanzen im Chlorophyll von Spirulina enthalten.

- Ein besonders hoher Anteil an Kalium zeichnet Spirulina besonders aus. Kalium schützt neben Magnesium vor Herzrhythmusstörungen, ansonsten vor Verstopfung und Darmträgheit, Muskelschwäche und schneller Ermüdbarkeit. Durch Entwässerungsmedikamente und Abführmittel geht Kalium verloren und führt zu Darmträgheit. Ohne ausreichende Zufuhr von Kalium kann eine Verstopfung nicht beho-ben werden.

- Der hohe Gesamtanteil an Mineralstoffen, insbesondere Kalium und vielen anderen macht Spirulina zu einem wichtigen Entsäuerungs-mittel für unseren Körper. Da ca. 90 bis 95% aller Menschen über-säuert und damit krank oder krankheitsgefährdet sind, kommt dem reichlichen Basenüberschuß in Spirulina eine besondere Bedeutung zu.

- Spirulina weist neben Natrium und Chlorid als weitere Mineralstoffe bzw. Spurenelemente Mangan, Zink und Selen auf.

- An Vitaminen enthält Spirulina neben Vitamin A, den B-Vitaminen und Vitamin E die Vitamine D (fördert den Kalzium-Einbau in die Knochen), Vitamin F (schützt die Gefäße und bietet Schutz vor Herzinfarkt) und Vitamin K (beeinflußt die Blutgerinnung).

- Spirulina enthält etwa 8% ungesättigte Fettsäuren, die herz- und gefäßwirksam sind und cholesterinsenkend wirken. Ungesättigte Fettsäuren haben Vitamincharakter (Vitamin F).

- Spirulina weist einen hohen Anteil an allen lebensnotwendigen (essentiellen) Aminosäuren auf. Essentielle Aminosäuren sind solche, die vom Körper nicht selber hergestellt werden können. Die Zufuhr an hochwertigen Proteinen wirkt nicht schädigend auf den Organis-mus, da diese leicht resobierbaren, leicht verstoffwechselbaren und damit vom Körper voll verwertbaren Aminosäuren für die Zellerneu-erungsvorgänge des Organismus benötigt werden. Im Gegensatz zu erhitztem tierischen Eiweiß, welches denaturiert ist und zu einem Schlackenstoff wird, wirkt ein naturbelassenes Protein in jeder Form aufbauend für den Körper (Zell-, Haar- und Nagelbildung; Reparatur von geschädigten Zellen). Ein Löwe, der nur mit rohem Eiweiß ernährt wird, bleibt damit vollkommen gesund, während bei Ernäh-rung mit erhitztem Eiweiß alle Zivilisationskrankheiten wie Rheuma, Haarschäden, Krebsanfälligkeit, Gefäßkrankheiten usw. auftreten.

● Das Algenpulver bildet eine "Sofort-Energiequelle" für Erschöpfung und Immunschwäche sowie bei körperlich und geistig aktiven oder geschwächten Menschen.

Neben den vitalisierenden Aminosäuren ist der wertvollste Gehalt in Spirulina das Vitamin A, das als Provitamin A in Form von Beta-Carotin vorkommt. Beta-Carotin hat gegenüber dem reinen Vitamin A wie im Lebertran den Vorteil, daß es praktisch kaum überdosiert werden kann (Überdosierungen führen zu Kopfschmerzen, Haarausfall und sollen in der Schwangerschaft vermieden werden). Obwohl wegen der überragenden Bedeutung von Vitamin A an anderer Stelle in diesem Buch eingehend berichtet wird, hier wegen der besonderen Bedeutung dieses Vitamines, noch einmal zusammengefaßt dessen Haupteigenschaften:

● **Hohe Vitamin A-Spiegel reduzieren die Krebsanfälligkeit um ca. 40 % (Finnland-Studie).**
● **Vitamin A ist noch vor Vitamin C das Hauptschutzvitamin gegen Infektanfälligkeit.**
● **Hohe Dosen an Vitamin A sind auch ein wirksames Schutzmittel gegen Pilzerkrankungen. Nach und nach erhöht es die Widerstandsfähigkeit gegen Pilze, so daß selbst chronische Pilzerkrankungen allmählich ausheilen können.**
● **Vitamin A trägt zur Regeneration der Haut und Schleimhäute bei. Zellveränderungen und Überpigmentierungen der Haut werden allmählich zurückgebildet, beginnende Tumorerkrankungen der Haut und Schleimhäute bei beginnenden Tumorveränderungen (Präkanzerose) normalisieren sich häufig.**
● **Starke Schuppenbildung und Verhornung der Haut gehen auffallend zurück. Dadurch wird ein durch vermehrte Schuppenbildung ausgelöster Haarausfall normalisiert.**
● **Nebenhöhlenerkrankungen, Blasenentzündungen, häufig wiederkehrende Nierenbeckenentzündungen, chronische Bronchitis und viele weitere chronische Entzündungen, sowie Neigung zu Herpesinfektionen können mit Vitamin A günstig angegangen werden. Desweiteren wirkt es unterstützend bei allen manifest gewordenen Krebserkrankungen und den zum Symptombild von AIDS gehörenden Infektionskrankheiten.**
● **Akne, Hautentzündungen in jeder Form und Hautunreinheiten sind eine Domäne von Vitamin A. Auch bei Neurodermitis und Schuppenflechte kommt es zu günstigen Wirkungen.**

- **Die besondere Bedeutung von Vitamin A für die Augen braucht nicht hervorgehoben zu werden, denn sie ist allgemein bekannt. Bei starker Beanspruchung der Augen (Lesen bei Lampenlicht, Sehen bei intensiver Sonneneinwirkung, Aufenthalt im Schnee) werden bis zu fünfzigmal des üblichen Tagesbedarfs benötigt. So ergeben sich schon von daher bei vielen Menschen wesentlich höhere Bedarfsquoten an Vitamin A als üblicherweise beschrieben.**
- **Vitamin A ist im Bereich der Augen besonders hilfreich bei eingeschränkter Sehfähigkeit nachts, Bindehautentzündungen, Horn hautentzündungen und Entzündungen des inneren Augapfels.**
- **Bei mangelnder Resorption in Folge von Magen-Darm Erkrankungen und Verschlackungssymptomen des Darmes ist die Aufnahme von Vitamin A deutlich reduziert.**
- **Desweiteren ist Vitamin A bei allen Entzündungen von inneren Drüsen ausgehend wirksam: so zum Beispiel bei Entzündungen der Brustdrüse, der Bauchspeicheldrüse, des Magen-Darm-Traktes usw.**
- **Bei der großen Gruppe der Rheumaerkrankungen, in der Gelenke betroffen sind oder wo Entzündungsherde im Körper vorliegen, ist Vitamin A bedeutsam.**
- **Vitamin A ist das "kosmetische" Vitamin der Haut. Es reduziert die Hautfaltentiefe erheblich!**

Einer der Autoren dieses Buches ließ mehrfach seinen Vitamin A-Spiegel bestimmen. Dabei ergab sich jeweils ein Wert im mittleren Normbereich. Trotzdem stellte sich heraus, daß selbst bei diesem scheinbaren Normwert eine Reihe von Störungen vorlagen, die sich als gravierende Mangelzustände erwiesen und erst durch eine anhaltend hochdosierte Therapie mit Vitamin A (200.000 bis 300.000 IE täglich, also dem bis zu Zwanzigfachen des durchschnittlich geschätzten Tagesbedarfs) allmählich behoben werden konnten.

Unter dieser Megatherapie mit Vitamin A zeigten sich folgende Resultate:

- Rückgang einer seit der Jugend bestehenden Schuppenbildung
- Schnelle Behebung einer akuten Bindehautentzündung und chronischer Anfälligkeit für Augenreizung; in der Vorgeschichte Hornhaut- und Regenbogenhautentzündung bei rheumatischer Grundkrankheit
- Besserung und Behebung von leichten Psoriasisherden
- Besserung der Schleimhautfunktionen des Magen-Darm-Traktes

- Rückgang einer chronischen Entzündungsreaktion im Bereich der Nase
- Allmähliche Eliminierung einer Pilzinfektion als langfristige Folge einer früheren Cortison- und Antibiotikabehandlung bei rheumatischer Grundkrankheit

**Bei einem Drittel aller Unfallopfer in mittleren Jahren waren die Vitamin A-Speicher der inneren Organe (hauptsächlich Leber) restlos entspeichert!** Dadurch ergibt sich die besondere Bedeutung von Vitamin A in der Gesunderhaltung. In meinen Augen stellt Vitamin A-Mangel den häufigsten Vitamin Mangel überhaupt dar. Selbst bei laborchemischen Normalwerten ergeben sich in vielen Fällen ganz klare Indizien für Vitamin A-Mangelerscheinungen, sodaß den heutigen Normwerten nur dann zu trauen ist, wenn sie im obersten Normbereich liegen.

Diese Resultate haben uns auch gelehrt, die Zufuhr an Vitamin A bei Tumorkranken und HIV-Kranken wesentlich zu intensivieren, weil ohne optimalen Vitamin A-Schutz die Bewältigung dieser Krankheiten von vornherein schwieriger ist. was intensivere und umfassendere Bemühungen in anderen immunologischen Bereichen erfordert.

**Zu beachten ist, daß wir nach Chemotherapie oft einen ganz massiven Mangel an Vitamin A, Vitamin C und Selen vorfinden!**

So ergeben sich gerade bei Tumorpatienten im Rahmen der durchgeführten Behandlungen (im übrigen auch nach Strahlentherapie!) erhebliche Immundefizite schon allein aufgrund der Zerstörung wichtigster Vitamine. Diese Vitaminschäden werden im Rahmen einer konventionellen Krebstherapie bis heute nicht beachtet, was für den Patienten oft tragische und dramatische Auswirkungen hat.

### Vitamin C zur Entgiftung und in der Immuntherapie

Bei vielen schwer- oder chronisch kranken Patienten haben wir extreme Vitamin C-Mangelerscheinungen festgestellt. Auch hier streben wir analog der Vitamin A-Versorgung - speziell bei Kranken - Werte an, die im obersten Normbereich liegen, weil sich schon mittlere Normwerte oft als nicht therapeutisch ausreichend wirksam erweisen. Obwohl vielen Laien geläufig ist, daß Vitamin C einen Schutz bei Erkältungskrankheiten verleiht, ist wenig bekannt (und viele sind deswegen entäuscht), daß die prophylaktische und therapeutische Einnahme von Vitamin C Erkältungskrankheiten trotzdem in relativ vielen Fällen nicht zu vermeiden vermag. Dazu ist zu sagen, daß der Bedarf an Vitamin C oft unterschätzt wird. Bekannt ist die Hundert-Gramm-Vitamin C-Grippe. Hierbei werden die Infektsymptome erst nach Einnahme von 100 (einhundert!) Gramm Vitamin C gelöscht. Das heißt, durch extreme Vitamin C-Verarmung läßt sich eine Grippe nur mit massiven Vitamin C-Dosen auskurieren. Das Gleiche ist in der Behandlung von Krebs- und Rheumaerkrankungen bekannt, wo wesentlich höhere Dosierungen als die üblichen gegeben werden müssen.

Schon seit langer Zeit setzen wir Vitamin C in der Behandlung von fast allen chronischen Krankheiten ein. Bei Rheumaerkrankungen insbesondere auch deswegen, weil Vitamin C der oft vergessene und sehr wichtige Baubestandteil des Kollagens, also der Bindegewebsstrukturen von Bändern und Sehnen ist, darüberhinaus auch neben Kalzium und Magnesium wichtigster Baubestandteil des Knorpels und der Knochenstruktur, was in der Behandlung oder der Vorbeugung von Osteoporose zwingend berücksichtigt werden muß.

Die besondere Bedeutung des Vitamin C entnehmen Sie dem eigens deswegen aufgenommenen Kapitel, das ihnen - fast wie in einem Kriminalroman - die Wirkungen des Vitamin C darstellt. Vitamin C ist als Entgiftungsvitamin des Körpers, deswegen auch bei Chemotherapie, bei Belastung mit Umweltgiftstoffen, gespritzten Nahrungsmitteln usw. unverzichtbar. Eine Dreißigjahresstudie ergab die überragende Bedeutung einer zusätzlichen Vitamin C-Zufuhr zur Ernährung in der Form, daß die Lebenserwartung bei regelmäßiger Einnahme zwischen sechs Jahren (bei Frauen) und zehn Jahren (bei Männern) gesteigert werden konnte. **Daraus ergibt sich, daß die Vitamin C-Versorgung im allgemeinen unzureichend ist!**

Leider waren die therapeutischen Erfolge in der Verordnung von Vitamin C als Ascorbinsäure oder als gepulverte Salze der Ascorbinsäure (Natrium- und Kalziumascorbat) völlig entäuschend. Obwohl von verschiedenen Autoren darauf hingewiesen wurde, daß synthetische Vitamine einen wesentlich geringeren Effekt haben als natürliche (dasselbe trifft auch auf Mineralstoffe zu), habe ich diesen Aussagen anfangs keinen Glauben geschenkt. Erst die subtile Kontrolle der Vitamin C- Spiegel ergab selbst bei ausreichender Zufuhr von synthetischem Vitamin C (ein bis zwei Teelöffel Ascorbinsäure täglich), daß die Blutwerte oft nur im unteren Normbereich oder sogar darunter waren, was im therapeutischen Sinne noch einem krassen Mangelzustand entspricht. Erst durch Gabe von ein bis zwei Teelöffeln natürlichem Vitamin C (Acerola pur) waren die Werte im oberen Normbereich anzusiedeln. Auch hier möchte ich betonen, daß bei schwerwiegenden oder sehr chronifizierten Erkrankungen am Anfang erheblich höhere Vitamin C-Mengen notwendig sein können, das heißt, bis zur Resorptionsgrenze des Darmes (dann treten weiche Stühle auf). In der Nahrungsergänzung ist ein halber bis ein Teelöffel Acerola Pulver täglich empfehlenswert, wobei sich die Dosierung an der Lebensweise orientiert. Patienten, die übersäuert sind (Übersäuerung setzt die Wirkung der Vitamine und Hormone im Körper wesentlich herab), solche die Genußgifte wie Kaffee und Zigaretten, Cola und Alkohol, gespritzte Nahrungsmittel sowie gebratenes Fleisch zu sich nehmen oder durch Umweltgiftstoffe belastet werden, benötigen wesentlich mehr Vitamin C als Menschen, die keine Übersäuerung des Stoffwechsels aufweisen oder eine optimale Ernährung haben. Eine Ziege bildet unter Streß vermehrt Vitamin C, nämlich **35 bis 70 Gramm pro Tag**. Der Mensch ist dazu nicht befähigt. Das hohe Lebensalter von Linus Pauling (amerikanischer Vitamin C-Forscher) mit über 90 Jahren spricht für sich.

### Säure-Basen-Haushalt

Der Säure-Basen-Haushalt hat für die Stabilität der Gesundheit eine so übergeordnete Bedeutung, daß ihm nach fünfzehnjähriger, intensiv praktischer Erfahrung ein eigenes Buch mit den modernsten ernährungstherapeutischen Erkenntnissen gewidmet sein wird. (Titel: Revolution in der Ernährung; dieses Buch erscheint in einigen Monaten). Wir halten unsere Patienten an, im Erkrankungsfall täglich, sonst durch gelegentliche Kontrollen mittels pH-Teststreifen (pH-Bereich 5,2 bis 7,4) im Urin den Säurezustand des Körpers zu überprüfen. Jede Übersäuerung führt zu chronischen Schäden. Auf den meisten Teststreifen und in vielen Ernährungsbüchern (wenn diese überhaupt den Säure-Basen-Haushalt ansprechen) wird darauf hingewiesen, daß der Morgenurin normalerweise sauer sei. Dies ist ein tragischer Irrtum, denn Säuren bewirken im Körper immer aggressives Verhalten und damit Schädigung des Organismus!

**Säuglinge und Kinder, die gesund sind, sowie optimal gesunde Erwachsene, weisen stetig einen basischen Urin-Wert auf!**

Wichtig ist zu wissen, daß ein pH-Wert Unterschied den Faktor 10 bedeutet, 2 pH-Werte Unterschied den Faktor 100 und drei pH-Werte den Faktor 1000. So hat z.B. ein Mensch, der stark übersäuert ist und einen Urin-pH-Wert von etwa 5 aufweist, einen tausendfach saureren Wert als ein gesundes Kind mit einem pH-Wert von 8. Die Übersäuerung eines solchen Organismus ist massiv! **Bei saurem pH-Wert ist die Wirkung aller Hormone und Vitamine, die pH-abhängig wirken, um ein mehrfaches geschwächt. Dasselbe gilt für die Wirkung von Enzymen. So muß nicht immer ein wirklicher Mangel an Vitalstoffen bestehen, sondern es reicht eine chronische Übersäuerung aus, um die Wirkeffizienz der Vitalstoffe stark herabzusetzen und so zu einem physiologischen Mangel der Vitamine zu führen. Bei 90 - 95% der Menschen, die chronisch übersäuert sind, hat hier die Zufuhr höherer Vitamindosen und die ergänzende Zufuhr von Mineralien und Spurenelementen auf jeden Fall ihre Berechtigung, ja oft sogar Notwendigkeit!**

**Es ist zu beachten, daß bei chronischer Übersäuerung häufig eine mehrjährige basische Kost erforderlich ist, um alle Säureschäden auszugleichen!**

Auffallenderweise besteht bei den meisten Menschen im Tagesablauf der sauerste pH-Wert morgens. Dies ist dadurch bedingt, daß die Nieren in der Funktion der Körperruhe und der eingeschränkten Funktion der Verdauungsorgane, die als nächtliche Fastenphase zu verstehen ist, bereits mit der Ausscheidung der überschüssigen Säuren (Säureflut) beginnen. So ist jeglicher pH-Wert, der morgens unter dem Neutralwert (ph-Wert 7,0) liegt, ein Hinweis auf eine latente Gewebsübersäuerung. Wenn tagsüber die aktuellen pH-Werte im Rahmen der Ernährungsmaßnahmen ansteigen, heißt das nur, daß die Kost zum jeweiligen Zeitpunkt einen ausreichenden Anteil an basischen Elementen (Mineralstoffen) enthält. So lange die pH-Werte morgens aber noch abfallen, sind Entsäuerungsmaßnahmen durch Ernährung, Zusatzmaßnahmen, psychische Stabilisierung und Bewegung weiter anzustreben und notwendig. Auch im Fasten fallen die pH-Werte stark ab. Das ist Hinweis darauf, daß die überschüssigen Säuren im Körper mobilisiert und ausgeschwemmt werden. Das Fasten hat dann zu einer ausreichenden Entsäuerung des Körpers geführt, wenn die im Fasten bis dahin sauer gewesenen pH-Werte in den basischen Bereich ansteigen. Dies kann aber Wochen und Monate dauern!

Warum etwa 10 Prozent aller Menschen einen umgekehrten Tagesrhythmus haben, d.h. abends die sauersten Werte aufweisen, ist uns selbst noch unklar. Hier sind weitere Beobachtungen und Nachforschungen notwendig.

**Folgen der Säureschädigungen sind:**

- Gelenk- und Wirbelsäulenschäden durch Schädigung und Zerstörung von Knorpel und Knochenstrukturen, letztendlich auch Knochenschwund (Osteoporose)
- Depressive Verstimmungszustände; Der Begriff "ich bin sauer", der sich auf die Psyche bezieht, ist wortwörtlich auf den Stoffwechsel zu übertragen.
- Gefäßschäden, Angina pectoris, Herzinfarkte, Schlaganfälle, Thrombosen und Embolien. All diese Gefäßkrankheiten und Gefäßkomplikationen, die noch heute den Tod jedes zweiten Menschen bedingen, wären nahezu vollständig vermeidbar, wenn nicht die Mehrzahl aller Menschen übersäuert wäre. Auffallenderweise tritt die große Mehrzahl aller Herzinfarkte und Schlaganfälle (ca. 80%) in den frühen Morgenstunden auf, wenn der Organismus am meisten übersäuert ist.
- Bindegewebsschwäche und Venenschäden; Chronische Übersäuerung führt zur Ausleierung der Bindegewebsstrukturen und damit zu den genannten Schäden.

● Krebserkrankungen sind die langfristige Folge von chronischer Übersäuerung und funktionellem Vitaminmangel. Es kommt zur Bildung von Tumorzellen, die wir als Nothelferzellen (funktionelle Umwandlung) ansehen. Ohne Entsäuerung ist keine effektive Tumortherapie denkbar. Auch Psychotherapie und mentales Training trägt zur Entsäuerung bei (Psychohygiene)!

● **Verschlackung und Vergreisung sind typische Folgen einer Übersäuerung, denen weitere funktionelle Störungen folgen. Verschiedene Forscher haben behauptet, daß der Mensch im Alter von 50 Jahren bereits zu 50% aus Schlackenstoffen besteht.**

Bei akuten Übersäuerungszuständen (schweren Phasen von Depressionen, Gichtanfällen, Gefahr von Herzinfarkten oder Schlaganfällen, Venenentzündungen, beginnender Thrombosenbildung, bakteriellen und viralen Entzündungen, aktivierten Arthrosebeschwerden) hilft die kurzfristige massive Entsäuerung, im einfachsten Falle durch Natronpulver, noch besser mit den Handelspräparaten Rebasit oder Basenmischung der Firma Flügge. Hierbei kann die Dosis von einem Teelöffel z.B. bei Angina pectoris-Anfällen, die möglicherweise zum Herzinfarkt führen könnten und vielen weiteren Beschwerden, in 10-minütigen Abständen gegeben werden, bis mittels Urin-pH-Messung festzustellen ist, daß der Körper aktuell entsäuert ist. Dann kann auf eine Erhaltungsdosis übergegangen werden, die so zu wählen ist, daß alle pH-Werte im Laufe des Tages im basischen Bereich bleiben. Dies kann z.B. häufig durch die Menge von dreimal einem Teelöffel der genannten Basen-mischungen oder auch deutlich weniger erreicht werden.

**Die Therapie mit Basenmischungen ist eine Behelfsmaßnahme!**

Sie kann nicht die zwingend notwendige Ernährungsumstellung und weitere Entsäuerungsmaßnahmen ersetzen. Viele Menschen sind dazu zu bequem. Sie erreichen mit der Entsäuerung mit Mineralsalzen zwar einen guten therapeutischen Effekt. Aber wichtig ist zu bedenken, daß nur mit optimierter Ernährung auch ausreichend Vitamine, Enzyme und Spurenelemente zugeführt werden können. Darüberhinaus ist die Zusammensetzung (Komposition) aller Basenmischungen in den sythetischen Salzen nicht naturgemäß. Auch ich würde bei einem Ernährungsfehler zu einem Entsäuerungssalz greifen. Die Chronizität von Ernährungsfehlern läßt sich zwar vom Säure-Basen-Haushalt her, aber nicht von der Verteilung der Mineralstoffe her in allen Bereichen mit Basenmischungen beheben.

Wesentlich bessere Basenmischungen stellen Gemüsebrühen dar. Unsere Empfehlung ist, aus erntefrisch verfügbaren Gemüsen (Kartoffeln, Wirsing, Kohlrabi, Zucchini, Brokkoli, grünen Bohnen usw.) eine Gemüsebrühe selbst frisch herzustellen. Dazu schneidet man etwa ein Kilogramm Gemüse klein und kocht dies unter Zugabe von ein wenig Meersalz und frischen Kräutern gar. Der gesamte Inhalt wird durch ein Sieb geschüttet und nur die Brühe verwertet, da das Gemüse durch das Auskochen sauer geworden ist. So wird der basische Anteil (nämlich die Gemüsebrühe, die sehr mineralstoffreich ist), getrennt von dem ausgelaugten und sauren Gemüseanteilen. Natürlich kann üblicherweise Gemüse auch verzehrt werden, aber wenn man spezifisch den Effekt der Entsäuerung herbeiführen will, ist die Gemüsebrühe empfehlenswert. Viele unserer Patienten beginnen so ihren Tagesablauf und sagen, daß diese Brühe ihnen gut schmeckt und hilft.

Auch Spirulina-Algenpulver ist als hochbasisches Naturprodukt zur Entsäuerung zu empfehlen!

**Bei ausgeglichener Stoffwechsellage darf ein Fünftel der Kost sauer oder säurebildend sein!** Denn der Körper verfügt über erhebliche Entsäuerungsmechanismen und setzt diese auch ständig ein. Dazu gehören die Atmung, das Ausschwitzen von Säuren über die Haut sowie die Hautatmung, die Funktion der Nieren und des Darms als Entsäuerungsorgane. Das Ausmaß dieser Entsäuerungsmechanismen ist abhängig von der Flüssigkeitzufuhr (bei reichlich Flüssigkeit können mehr Säureschlacken über die Nieren eliminiert werden), der Darmtätigkeit (optimale Darmfunktion entsäuert kräftiger) und ausreichender Bewegung (Atmung entsäuert). Im Falle einer bestehenden Übersäuerung ist grundsätzlich jede Zufuhr von säurehaltigen oder säurebildenden Speisen und Getränken zu vermeiden.

### Atmung
Die Atmung trägt zur ausreichenden Versorgung des Körpers mit Sauerstoff bei. Die Atemtechnik ist heute bei fast allen Menschen verkehrt. Durch langanhaltende Ausatmungsphasen wird erst eine maximale Einatmung (Inspiration) mit optimaler Sauerstoffaufnahme bewirkt. In auffallender Weise lassen sich viele Funktionen des Körpers durch richtige Atmung verbessern (Rückgang von Muskel- und Gelenkschmerzen, Normalisierung des Blutdruckes, Verkleinerung des Herzens, Entwässerung des Körpers durch Optimierung der Nierenfunktionen, bessere Leistungsfähigkeit usw. ). **Der Mensch kann mehrere Monate ohne feste Nahrung, wenige Tage ohne Flüssigkeitzufuhr, aber nur wenige Minuten ohne Sauerstoff auskommen!**

### Psychische Verfassung und Säure-Basen-Haushalt
Wie oben erwähnt, läßt sich der Begriff "ich bin sauer" wortwörtlich auf den Stoffwechsel übertragen. Menschen, die negativ denken und sich verhalten, unter Depressionen leiden, mit ihrer eigenen Emotionalität Probleme haben,

Angst, Schuldgefühle und Verluste nicht überwinden können, sind fast immer chronisch krank im Sinne der Übersäuerung. Einerseits können diese Zustände durch Entsäuerung im Ernährungstherapiebereich gebessert werden, zum anderen trägt eine Stabilisierung der psychischen Grundfunktionen selbst im organischen Bereich dazu bei, den Körper zu entsäuern. Immer wieder haben Patienten in unserer Behandlung bestätigt, daß sie sich psychisch wesentlich stabiler fühlten, wenn sie basisch waren. Aber auch mentales Training, z.B. das Silva mind Programm, in Deutschland auch Multi mind Programm, autogenes Training, positives Denken usw. bewirken eine Stabilisierung nicht nur der psychischen Verhältnisse, sondern ebenfalls der somatischen Funktionen, speziell im Sinne einer Besserung des Säure-Basen-Haushaltes.

Da 90% aller Menschen aber negativ denken, werden sie krank. Auch positiv denkende Menschen müssen ihre Batterien täglich neu gegen diese 90% aller negativ denkenden Mitmenschen laden. Eine Patientin aus unserer Praxis berichtete folgendes: Wann immer sie im Wartezimmer saß, hat sie ihre Gedanken auf einen schwer erkrankten Patienten gerichtet. Sie wünschte ihm baldige Genesung und bat, daß alle therapeutischen Maßnahmen ihm schnell helfen möchten. Die Patientin berichtete, daß bei ihr die pH-Wert-Messungen nach diesen Genesungswünschen für einen kranken Menschen deutlich besser waren!

**Das was wir denken, prägt uns selbst und unsere Gesundheit!**

### Bewegung und Sport

Bewegung in jeder Form ist gesundheitfördernd, wenn dabei einzelne Muskelgruppen nicht überbeansprucht werden und der Organismus bei einem unzureichenden Trainingszustand nicht überfordert wird. Verschiedene Patienten berichteten, daß ihre pH-Werte nach längeren Spaziergängen basisch seien. Auch lange Wanderungen sind außerordentlich gesundheitsdienlich.

Bei Hochleistungsport kommt es aber oft zu einer Übersäuerung des Körpers durch überreiche Bildung von Säuren und Anhäufung von Milchsäureschlacken in den Geweben. Insofern kann Sport schädlich werden und erfordert bei Hochleistungssportarten eine Begleitmedikation mit Vitalstoffen zum Ausgleich des vermehrten Verbrauchs bzw. des Verlustes dieser Vitalstoffe. Auch ist zu berücksichtigen, daß viele Hochleistungssportarten (Fußball, Marathon, Geräteturnen) Sehnen- und Bänderstrukturen überfordern, zu Muskelrissen und vielen weiteren Schäden führen können.

### Hitze und Schwitzen, Sauna und Überwärmungsbäder

Schwitzen in jeder Form führt zu einer Entsäuerung und damit Entgiftung des Körpers. Fieber und Schweiß sind außerordentlich hilfreich für den Körper, weil dadurch alle Giftstoffe schnell eleminiert werden. Der Schweiß selbst ist hochsauer, und wenige Tropfen, einem Versuchstier eingespritzt, wären für dieses tödlich. Der chronisch kranke Mensch mit seinem mehr und mehr geschwächten Immunsystem ist weder in der Lage, Fieber zu entwikkeln und damit Giftstoffe zu verbrennen und auszuschwitzen, noch überhaupt in ausreichender Menge zu schwitzen. Mangelnde Flüssigkeitzufuhr unterstützt diesen Prozeß wesentlich. Sauna führt über die Ausschwitzungsvorgänge zu einer deutlichen Säureentschlackung und Entgiftung des Körpers. Dieser Effekt wirkt in der Regel allerdings nur einen Tag, weil dann schon wieder neue Stoffwechselschäden auftreten. Langanhaltende Überwärmungsbäder, wobei der Körper massiv ins Schwitzen kommt, führen oft zu einer Besserung des pH-Wertes um einen halben bis einen ganzen Wert. Diese Überwärmungsbäder bewirken eine Lockerung der Muskulatur, führen zur besseren Durchblutung, zur Stimulierung des Immunsystems, zur Entsäuerung und Entschlackung und stellen eine günstige Schmerztherapie unter dem Aspekt einer Reduzierung oder des Verzichtes auf Schmerzmittel auch bei Tumorkrankheiten dar. Die Haut selbst wird straffer und erscheint jugendlicher. **Alterungsprozesse sind in weitem Bereich Übersäuerungsprozesse!**

## Tees als Therapeutika

Tees haben eine unterstützende Wirkung bei vielerlei Krankheiten. Sie stellen milde pflanzliche Drogen dar. Deswegen wird immer wieder empfohlen, Tees nicht langfristig einzusetzen, obwohl es bei verschiedenen Teesorten durchaus möglich ist.

- Brennesseltee hat eine allgemein entgiftende und entschlackende Wirkung.
- Dasselbe trifft für Zinnkrauttee zu, der durch einen besonders hohen Anteil an Kieselsäure zur Straffung der Bindegewebe beiträgt und die Nierenfunktionen unterstützt.
- Stiefmütterchentee ist ein gut wirksamer Tee bei Hautkrankheiten.
- Weidenröschentee wirkt spezifisch bei Prostata-Erkrankungen.
- Wermuttee ist **der** Tee bei Erkrankungen der Verdauungsorgane. Schluckweise trinken!
- Frauenmanteltee ist der Tee für gynäkologische Leiden, insbesondere bei Blutungen und Periodenschmerzen.
- Johanniskrauttee hat einen mild psychisch stabilisierenden und antriebsfördernden Effekt. Langfristig genossen, fördert er die Schlafbereitschaft.
- Ringelblumentee ist der bevorzugte bei Tumorerkrankungen.

- Bärlaptee ist angezeigt bei Lebererkrankungen und zur Unterstützung der Leberfunktionen im allgemeinen.
- Die Mischung Fenchel, Kümmel und Anis, häufig bei Kindern verabreicht, wirkt wohltuend bei Blähungen.
- Teufelskrallentee hat eine milde und unterstützende Wirkung bei rheumatischen Erkrankungen

Die langfristige Anwendung von Tees sollte mit einem erfahrenen Therapeuten (Naturheilkunde-Arzt, Heilpraktiker, Apotheker) besprochen oder in speziellen Fachbüchern nachgelesen werden.

Bei chronischen Schmerzzuständen haben wir durch die langfristige Zufuhr (1 Jahr und länger) von 3 Litern Kräutertee täglich nicht selten deutliche Besserungen gesehen.

### Entgiftende Wirkung der Yucca-Pflanze

Der Wurzelextrakt der Yucca-Pflanze (Yucca Root) stellte sich uns als wirksamste Form der Entgiftung im biologischen Therapiebereich auf pflanzlicher Basis dar. Die Wirkung des Yucca-Extraktes als Entgiftungsmittel war das, wonach wir immer wieder gesucht hatten. Der nahezu 50%ige Saponinanteil dieses Extraktes wirkt im Darm so schäumend wie eine Seife, dadurch werden - ähnlich wie das Zufügen von Spülmitteln beim Waschen von fettigem Geschirr, das durch normales Wasser kaum je ausreichend sauber wird - viele Giftstoffe aus dem Darm eliminiert. Zusätzlich enthält der Yucca-Root-Extrakt eine Vielzahl von Vitalstoffen, die für eine volle Substitution aber nicht generell ausreichend sind. Doch bei fast allen wichtigen Krankheiten, die mit dem Magen und Darm assoziiert sind, hat die Darmtherapie mit Yucca Root einen erheblichen Effekt. Vermehrte Entschlackung, Reduzierung der Gasbildung, und Stabilisierung der Darmflora sind einige dieser Effekte. Ein Teil der Extrakte wird resorbiert und wirkt reduzierend auf Gefäßwandablagerungen und Gelenkablagerungen. Bei etwa 50 bis 60 Prozent aller Rheuma-Patienten läßt sich dadurch allmählich eine Besserung erreichen. Bei Migräne stellt man oft in den ersten Wochen eine Reduzierung der Begleitsymptome fest. Für die ausreichende Besserung einer schweren Migräne muß häufig eine Therapiedauer von einem Jahr eingehalten werden. Dasselbe gilt bei Neurodermitis, Asthma bronchiale usw. Begleitende Ernährungs- und Verhaltensmaßnahmen sollten nicht vergessen werden. Yucca Root wirkt darüberhinaus abschwellend. Wir haben günstige Erfolge auch bei Lymphödemen gesehen. Bei gestauten Beinen ist die Wirkung in aller Regel **allmählich** erkennbar. Obwohl mit dem Prädikat "saure Zitrone" versehen, ist dieses Präparat eines der wenigen biologischen Mittel, denen wir bei chronischen Krankheiten eine erhöhte Wirksamkeit zusprechen können, auch wenn der Therapieeffekt nur allmählich eintritt und die Medikation längere Zeit erfordert.

### Heilung mit Heilerde

In dem von Friebel/Hoffmann veröffentlichten Taschenbuch "Heilen ist einfach" wird die hervorragende Wirkung der Heilerde zur Säurebindung im Magen-Darm-Trakt erwähnt. Auch chronische Schleimhautentzündungen werden oft nachhaltig gebessert. Heilerde reduziert Gärprozesse im Magen-Darm-Trakt und wirkt ebenfalls in milder Form entgiftend. Es empfiehlt sich die morgendliche nüchterne Einnahme und die Einnahme abends vor dem Schlafengehen. Bei chronischen oder schweren Beschwerden auch dreimal täglich einen Teelöffel bis zu einem Eßlöffel.

Heilerde kann als Schönheitsmaske verwendet werden. Bei Gelenkentzündungen wirkt eine etwa sechswöchige Anwendung von Heilerde-Wickeln oft günstig. Bei Arthrosen muß zu einer langfristigen Besserung im Rahmen dieser Therapie häufig mit einer Anwendungsdauer von einem Jahr gerechnet werden. Unterstützung mit Kohlwickeln ist sinnvoll.

### Einläufe

Einläufe können eine Wohltat sein, insbesondere bei Magen-Darm-Belastungen. Sowohl bei Verstopfung als auch bei vermehrten Gärprozessen im Darm bringt ein Einlauf, besonders vor dem Schlaf, gute Resultate. Viele Menschen haben Angst, daß bei häufiger angewandten Einläufen der Darm erschlafft. Das Gegenteil ist der Fall, es kommt zu einer Tonisierung und besseren Durchblutung. Ebenfalls gehen bei Einläufen viele Gärgase ab, was eine Wohltat bei Ernährungsfehlern und Bewegungsmangel bei Bettlägerigkeit bedeutet. Der Einlauf wird mittels Irrigator mit ca. einem Liter handwarmem Wasser durchgeführt. Das Wasser braucht nicht eingehalten zu werden, es kann unmittelbar danach entleert werden. Zusätze sind nicht notwendig.

### Schlafen und Schlafstörungen

Schlafstörungen, die als Folge häufig eine chronische Selbstvergiftung mit chemischen Betäubungsmitteln nach sich ziehen und nicht selten zur Gewöhnung oder Abhängigkeit führen, legen ein erhebliches Verantwortungspotential in die Hand des wohlmeinenden Arztes. Schlaf- und Betäubungsmittel zur Schlafförderung sind in meinen Augen in 99% aller Fälle vermeidbar. **Magnesium ist das biologische Beruhigungs- und Schlafmittel!** Der häufige Mangel an Magnesium spiegelt sich in vielfältigen Störungen des Schlafes wieder. **Magnesium wirkt in den allermeisten Fällen genauso sicher**

**und wirksam wie Schlafmittel und ist dabei vollkommen ungiftig!** Patienten sollten sich weder selbst vergiften noch vergiften lassen, auch wenn Ärzte häufig dafür kein Verständnis haben. Der Hausärztin einer Patientin empfahlen wir die Bestimmung des Magnesium-Spiegels im Blut, worauf diese Kollegin belustigt erklärte, das hätte sie in ihrem ganzen Leben noch nicht getan und sie hielte so etwas für überflüssig! Sagt dies nicht alles über die Einstellung, Sorgfalt und Pflichterfüllung mancher Ärzte?

Magnesium wirkt auch bei nervöser Überreiztheit und ist ein mildes Tagessedativum.

Weitere gute Ergebnisse bei Schlafstörungen sehen wir mit Johanniskrautextrakten. Ähnlich wie bei Magnesium kommt hier die Wirkung nicht sofort, sondern kann zwei bis drei Wochen auf sich warten lassen. Die Wirkung dieser Präparate ist derart sicher, daß nicht verständlich ist, daß heute in großem Umfang Schlaf- und Beruhigungsmittel verordnet werden. Neben der Schlafförderung wirken Johanniskrautextrakte (z.B. Hyperforat oder Psychiatrin) psychisch entspannend, antidepressiv und antriebssteigernd.

## Behandeln mit Ozon

Obwohl Ozon in höherer Konzentration für die Lunge toxisch sein kann (der angenehme Geruch im Wald nach einem Gewitter ist zum Teil auf die Ozonwirkung zurückzuführen), hat Ozon als Therapeutikum für den Körper eine hohe Wirkung. Keine andere Therapie setzen wir in unserer Praxis häufiger ein. Die Wirkungen von Ozon sind folgendermaßen:

- Starke Entsäuerung: nach Ozontherapie steigen die pH-Werte deutlich an. (Eine Patientin, bei der wir eine Venenerkrankung mit Ozoneinspritzungen direkt in und um die befallenen Venen herum durchführten, äußerte, sie fühle sich nach der Ozonbehandlung leicht wie eine Feder.) Die Entsäuerung des Körpers stellt die Grundtherapie bei Depressionen, Rheumaerkrankungen, Hautkrankheiten, psychischen Erkrankungen, Stoffwechselstörungen und Krebserkrankungen dar.
- Ozon wirkt stark durchblutungsfördernd (Vermeidung vieler Amputationen möglich, Besserung aller Gefäßkrankheiten).
- Ozon wirkt abschwellend und entzündungshemmend.
- Ozon wirkt antibakteriell, antiviral und antimykotisch.
- Ozon bessert den Allgemeinzustand und fördert die Schlafbereitschaft des Körpers.
- Bemerkenswert ist, daß unter Ozontherapie die Kalzium- und Magnesiumwerte im Blut signifikant ansteigen, was auf einen Schutz dieser Mineralstoffe durch die starke entsäuernde Wirkung des Ozons hinweist, wodurch diese Mineralstoffe weniger verbraucht werden.

## Behandlung mit Thymusextrakten

Wie keine andere Therapie wirkt sich die Thymustherapie immunstärkend aus, näheres siehe Kapitel über die Thymusdrüse. Gute Erfolge lassen sich bei chronischen Infekten und Pilzerkrankungen, bei unterstützender Therapie von Krebserkrankungen, bei Rheuma-Erkrankungen, Hautkrankheiten, Prostata-Erkrankungen und insbesondere auch bei Gefäßkrankheiten erreichen. Auffallenderweise haben wir durch die kombinierte Therapie mit Ozon und Thymus hervorragende und durch keine andere Therapieform erreichbare Besserungen bei Diabetes gesehen. Ein beginnender Diabetes kann oft vollkommen normalisiert werden.

Bei einem Patienten mit Arteriosklerose konnte unter Therapie mit Thymus und Sauerstoffinfusionen innerhalb weniger Wochen ein Absinken des Blutzuckers von ca. 390 auf 120 mg/% erreicht werden. Bei einem Bäckermeister mit 95% iger Einengung eines seiner Herzkranzgefäße ergab sich eine Besserung der Blutzuckerwerte von über 500 auf 150 mg/%. Parallel dazu mußte der Augenarzt die Stärke der Sehbrille um mehrere Dioptrin schwächer machen. Dieser Bäckermeister sollte eine Bypass-Operation erhalten. Er hatte aber erhebliche Furcht vor der Operation, sodaß wir ihn "alternativ" behandelten. Nach zwei Behandlungszyklen im Abstand von einem Jahr ließ der Patient eine neue Darstellung seiner Herzkranzgefäße (Koronarangiographie) vornehmen. Es ergab sich eine so gute Besserung der Durchblutung des Herzens durch Bildung neuer Gefäße (Kollateralen), wie sie die Ärzte an diesem Herzzentrum noch nie beobachtet hatten. Sie befragten den Patienten, ob er etwas Besonderes unternommen hätte. Der Patient hatte allerdings keinen Mut, zu seiner naturheilkundlichen Behandlung zu stehen.

Bei einer Patientin mit arteriellen Durchblutungsstörungen eines Beines (Raucherin, Diabetikerin, erheblich übersäuert) war das betroffene Bein in Folge der Durchblutungsstörungen kalt und drei Zehen waren bereits abgestorben und schwarz (nekrotisch). Unter der durchgeführten Ozon- und Thymustherapie war innerhalb von 10 Behandlungen das Bein wieder normal warm. Die bereits vorgesehene Amputation des Beines ließen wir nicht durchführen, die bereits abgestorbenen Zehen mumifizierten sich und fielen nacheinander im Verband ab. Bei Abstoßung der Großzehe ergab sich lediglich eine erbsgroße Wunde. Die Klinik drängte mehrmals, zur Amputation zu kommen. Ich bat die Patientin, sich nochmals in der Klinik vorzustellen. Dort fragten die Ärzte erstaunt, wer denn die Amputation vorgenommen habe!

Unter kombinierter Thymus- und Ozontherapie haben wir in vielen Fällen, selbst wenn eine alleinige Misteltherapie zur Rezidivprophylaxe versagte, eine Behebung von beginnenden Tumorrezidiven, bei denen Leber- und oder Knochenenzyme sowie Tumormarker erhöht waren, gesehen. Bei den

Vertrauensärzten wird unserer Behandlung im Rahmen einer Kostener-
stattung immer wieder fehlende Wirksamkeit und Gefährlichkeit unterstellt!
Eher dürfen Patienten durch Chemo- und Strahlentherapie geschädigt, wenn
nicht gar zerstört werden, auch wenn dabei immense Kosten anfallen!

## Misteltherapie

Die Misteltherapie wird insbesondere in der Krebstherapie zur Reduzierung
von Tumorrückfällen eingesetzt. Etwa ein Achtel bis ein Viertel aller
Tumorrezidive lassen sich so vermeiden! Bei erheblicher Tumorgefährdung
sollte die Misteltherapie mit anderen Therapieverfahren, z. B. Thymus und
Ozon, zumindest anfangs kombiniert werden. Die Misteltherapie führt zu
einer Erwärmungsreaktion des Körpers, die kontrolliert werden sollte. Nur
unter dieser Voraussetzung ist die Therapie ausreichend effektiv. Vielerlei
Studien (s. Immunbuch II über Krebs und AIDS) bezeugen, daß die Lebenserwartung misteltherapierter Patienten deutlich länger als die chemothe-
rapierter Patienten ist, unter gleichzeitig erheblicher Verbesserung der
Lebensqualität. Die Misteltherapie muß in der Regel langfristig, d.h. oft
mehrjährig, erfolgen.

## Colon-Hydro-Therapie - die Intensivtherapie für den Darm

Wie keine andere Therapieform stellt sich die Colon-Hydro-Therapie
(Colon=Dickdarm, hydro=Wasser) als effektivste und wirksamste Therapieform für den Darm und alle darmbezogenen Begleiterkrankungen dar. Bei
dieser Therapieform wird in einer Reihe von Sitzungen mittels einer Art
Darmkatheter der Dickdarm pro Sitzung mit ca. 80 Litern Flüssigkeit ge-
spült. Zuerst erfolgt die Durchspülung im offenen System (Zufluß und Abfluß erfolgen gleichzeitig), dann wird zwischenzeitlich eine Stauung vorgenommen, um eine intensivere Wirkung zu haben und höhere Darmabschnitte
zu erreichen. Durch eine Art Schauröhre läßt sich verfolgen, was sich hierbei
aus dem Darm entleert. Wie intensiv die Darmverschlackung ist, sieht man
an Beispielen, wo selbst bei permanentem Durchfall sich im Darm noch
etwa 6 kg Kotreste ausspülen ließen.

Einer der Initiatoren dieser Darmtherapie ist der amerikanische Arzt und
Therapeut Dr. Walker. Er ließ diese Behandlung bei sich selbst zweimal im
Jahr durchführen. Obwohl er erst im Alter von über 60 Jahren wegen schwerer Magen-Darm-Probleme seine Lebensweise und seine Ernährung umstell-
te, erreichte er ein Alter von 116 Jahren und war damals der älteste lebende
US-Bürger. Wir denken, am besten kann man von solchen Therapeuten
lernen (wie auch von dem Vitamin C-Forscher Linus Pauling!), die selber
die Wirkung und Wirksamkeit ihrer Lebensweise und Behandlung vor-
exerziert haben.

**Folgende Erfahrungen haben wir mit der Colon-Hydro-Therapie gemacht:**

- Intensive Darmentschlackung
- Besserung bei anhaltenden Durchfallerkrankungen, Verstopfung, Überblähung des Darmes, vermehrter Gärgasbildung, Zuständen nach Darmverschluß
- Stabilisierung und Normalisierung der Darmflora, unterstützende Behandlung bei Pilzerkrankungen. Zwar wird anfangs ein weitgehender Anteil der Darmflora ausgespült, aber durch bessere Tonisierung, Wiederherstellung der Darmperistaltik und Besserung der Stoffwechselverhältnisse läßt sich die körpereigene Darmflora wesentlich besser aufbauen.
- Bei Patienten, die dialysepflichtig waren, ergaben sich Besserungen der Kreatininwerte und insbesondere auch des Allgemeinzustandes. Die Colon-Hydro-Therapie ist deutlich weniger belastend, weniger kompliziert und weniger reich an Nebenwirkungen als jede Dialyse! Es könnte allerdings den Verlust von vielen Dialyseplätzen bedeuten, wenn diese sehr segensreiche Behandlung häufiger eingesetzt würde! Auffallenderweise erlebten wir in anderen Fällen von Nierenvergiftungen bei der früher häufig durchgeführten Peritonealdialyse (hier werden Nierengifte über Bauchhöhlenspülungen entfernt) eine deutliche Besserung der Nierenfunktionen. Möglicherweise läßt sich in relativ vielen Fällen eine ständige, aufwendige und problematische Dialysebehandlung vermeiden, wenn die Colon-Hydro-Therapie früh genug eingesetzt wird.
- Besserung von Hauterkrankungen, rheumatischen Erkrankungen, Blutdruckerkrankungen
- Unterstützende Behandlung bei Tumorerkrankungen. Hier hat teilweise die Colon-Hydro-Therapie noch Auftrieb gegeben, wenn andere Therapieverfahren nicht ausreichten.
- Ähnlich wie im Fasten kommt es durch die Colon-Hydrotherapie zu einer weitreichenden Entschlackung und Entgiftung. Die am Anfang stark belegte Zunge wird im Rahmen der Colonspülungen vollkommen klar.

So stellt sich die Colon-Hydro-Therapie als eine der bestmöglichen Formen einer Körperentgiftung bei chronischen Krankheiten auf therapeutischer Ebene dar. Hervorzuheben ist, daß hier nur mit einem natürlichen Mittel (Wasser) behandelt wird.

# Der Dinosaurier der Therapien

Als Praxis, die strikt ganzheitsmedizinisch orientiert ist, überlegen wir natürlich bei jedweden Behandlungsformen, wo wir den größten Effekt mit den geringsten oder gar keinen Nebenwirkungen haben.

In diesem Zusammenhang bin ich schon vor über fünfzehn Jahren auf eine Therapieform gestoßen, die wie eine vorsintflutliche Behandlungsmethode in unserer heutigen Zeit anmutet. Trotzdem haben wir kaum Behandlungsmöglichkeiten kennengelernt, die umfassender, effektiver und ungefährlicher in der Hand von Therapeuten und Laien gleichermaßen sind.

Der einzige Grund, warum wir diese Therapie nicht häufiger eingesetzt haben, ist der damit verbundene Zeitaufwand, wenn die Behandlung vom Therapeuten durchgeführt wird.

Gemeint ist mit dieser Behandlung die **Hochfrequenztherapie.**

Bereits in den dreißiger Jahren gab es viele Hunderttausende solcher Geräte, wenn nicht sogar Millionen davon. Hochfrequenzgeräte besaßen viele Familien und haben damit eine Vielzahl von gesundheitlichen Störungen behandelt. Aber genauso wie die Ära der Dinosaurier abrupt zu Ende ging, ging die Ära der Hochfrequenztherapie zu Ende. Einen ersichtlichen Grund dafür gibt es in meinen Augen nicht, es sei denn, man geht davon aus, daß jede Zeit ihre eigenen Strömungen und Modetrends aufweist.

### Hohe Spannungen, geringe Ströme

Der Name Hochfrequenzstrom steht als Begriff für Wechselstrom von hoher Frequenz, aber damit wird nicht die Stromstärke, sondern die Höhe der angelegten Spannung charakterisiert. Die Stromspannung ist vergleichbar mit der Gefällstrecke eines Flußlaufes. Hohe Spannungen sind für den menschlichen Organismus vollkommen ungefährlich, wenn sie nur eine geringe Stromstärke aufweisen. Es kommt bei dem Einsatz der Hochfrequenztherapie zu hochgespannten Wechselströmen bis zu einer Frequenz von mehreren Millionen Schwingungen pro Sekunde, wie gesagt, bei sehr geringer Stromstärke. Die Behandlung mittels verschiedener Elektroden bewirkt eine Art "Funkenregen" ähnlich wie der Kontakt verschieden geladener Flächen, z.B. beim Berühren einer Türklinke mit der Hand.

**Ozonwirkung am Körper**

Die Hochfrequenztherapie führt zu folgenden Effekten:

- Elektrisierungsvorgänge im Bereich der behandelten Körperpartie
- Dadurch bedingt, Tonisierung der Gefäße, bessere Durchblutung, Abschwellung und auch Schmerzlinderung

- Die Ozonbildung im Rahmen der hochfrequenten Entladung an den Behandlungselektroden führt zu einer Anreicherung in den nunmehr vermehrt durchbluteten Arealen mit Ozon und damit hochaktivem Sauerstoff.
- Eine Veränderung immunologischer Vorgänge (Besserung der Durchblutung mit damit einhergehender Entsäuerung und Anlockung von Lymphozyten und Makrophagen in die behandelten Areale) ist für den Therapieeffekt maßgeblich.
- Dadurch, daß die Haut über Reflexzonen mit allen inneren Organen vernetzt ist, lassen sich über Hautreflexzonen (Headsche Zonen) praktisch alle inneren Organe behandeln.

Gerade gestern habe ich bei einem meiner Angestellten mit Nagelbettabzeß und davon ausgehender sogenannter Blutvergiftung (bakterielle Entzündungsausbreitung entlang der Lymphbahnen und damit Streuung der Entzündung in den Gesamtorganismus) mit einer einzigen Hochfrequenzbehandlung eine so erhebliche Besserung erzielen können, daß bereits die einmalige Behandlung das Krankheitsbild im wesentlichen behoben hat. Ansonsten erfolgt hier oft eine Behandlung mit Zugsalben, Antibiotika oder sogar eine chirugische Intervention.

Weitere gute Behandlungserfolge haben wir bei folgenden Krankheitsbildern beobachtet:

- Schuppenflechte; hier kommt es zu einer Verblassung der Herde, und wenn begleitende Ernährungsmaßnahmen konsequent eingehalten werden, ist eine vollkommene Behebung der Erkrankungen möglich.
- Entsprechende Besserungen ergeben sich ebenfalls bei der Neurodermitis.
- Von einem langjährigen Anwender wurde berichtet, daß der Haarausfall erheblich geringer wird, wenn die Kopfhaut häufiger mit der Haarelektrode behandelt wird.

- Hervorragende Wirkung zeigt die Anwendung mit der Hochfrequenz-therapie bei fast allen Schmerzzuständen. Migräneschmerzen lassen sich oft erheblich bessern und somit in deutlichem Umfang Medikamente einsparen. Ischialgien, Kreuzschmerzen lassen sich günstig beeinflussen und erfordern in der Regel dann, auch wenn sie bereits jahrelang bestanden haben, keine orthopädische Behandlung mehr.

- Bei Tumorschmerzen wäre ebenfalls eine günstige Behandlungsform gegeben. Ich gehe davon aus, daß bei frühem Einsetzen dieser Therapie nicht nur Schmerzzustände behoben werden können, sondern über die physikalische Anregung des Immunsystems die Krankheit insgesamt günstig beeinflußbar ist.

- Die guten Erfahrungen bei grauem und grünem Star sind in dem Kapitel "Heilung ohne Operationen?" beschrieben.

- Bei Gelenkerkrankungen bis hin zu Weichteilrheuma und Poly-arthritis läßt sich mit dieser Therapie zumindest eine allmähliche deutliche Besserung erreichen.

- Mit Spezialelektroden können der Genitalbereich, die Prostata, der Ohrenbereich (bei chronischer Mittelohrentzündung), die Brustdrüse, die Augen, die Gefäße bei Durchblutungsstörungen usw. behandelt werden. Angina pectoris-Beschwerden und eine eingeschränkte Gehstrecke bei Gefäßverschluß lassen sich bessern.

- Wie oben schon erwähnt, kommt es im Rahmen der Behandlung auch zur Aktivierung immunologischer Vorgänge, auch wenn hier noch keine weitreichenden Studien vorliegen.

- Behandlung allergischer Erkrankungen

- Behandlung von Warzen, Pigmentstörungen der Haut und Muttermalen

- Behandlung von allen Entzündungen wie Nasennebenhöhlenentzün-dungen, Bronchitis, Harnröhren-, Blasen-, und Nierenentzündungen

- Schlafstörungen

- Kosmetische Behandlung der Haut zur Hautstraffung und besseren Durchblutung

- Allgemeine energetische Aktivierung

- Bei Krampfaderleiden und Leisten- und Bauchdeckenbrüchen werden allmählich gute Besserungen und Rückbildungen der genannten Erkrankungen beobachtet.

Leider wird diese Therapie nur von wenigen Naturheilärzten und Heilprakti-kern eingesetzt. Das Gerät mit Zubehör kostete vor sechzig Jahren einen durchschnittlichen Monatslohn und die Preislage ist heute nicht anders.

## Kapitel 23: Therapeutische Hinweise

Für den, der oft von chronischen Krankheiten geplagt wird, mag dieses Gerät zur eigenen Anwendung, eventuell unter Anleitung eines erfahrenen Therapeuten, durchaus äußerst hilfreich sein.

Letztendlich gibt es über das Gesagte hinaus noch so viele weitere Anwendungsmöglichkeiten, daß hier der Raum fehlt, auf weitere Möglichkeiten der Behandlung mit diesem Dinosaurier - Gerät einzugehen.

Es gibt nur ein einziges Buch über die Behandlung mit diesem Hochfrequenzstrahlenapparat. Dieses Buch, von mehreren Ärzten verfaßt, ist ein Buch von fast schon historischer Bedeutung. Es stammt aus den zwanziger Jahren.

In ca. zwei bis drei Jahren werden wir ein vollkommen überarbeitetes Buch zur Hochfrequenztherapie vorlegen.

Das Hauptziel jeder Behandlung, nämlich nicht zu schaden, ist hier im Gegensatz zu vielen anderen modernen Therapieformen gegeben.


# Das Ano - ein wundersames Darmröhrchen mit erheblicher Bedeutung

Kaum ein "Wundermittel" ist bisher so der Aufmerksamkeit entgangen, wie das Darmröhrchen - ANO genannt. Es ist dies ein körperanschmiegsam hergestelltes Röhrchen, dessen Noppe außerhalb des Schließmuskels verbleibt. An dieser Noppe wird es nach Bedarf herausgezogen. Durch einen Hohlraumschliff im Innern des Ano wird erreicht, daß die im Darm sich ständig bildenden Gärgase stetig abgeleitet werden. Da der Darm bis zu 50 Liter dieser Gärstoffe pro Tag bilden kann, kann es eine richtige Wohltat bedeuten, von dieser quälenden Last befreit zu werden. Wie erklärt sich die "Wunderwirkung " des ANO? Krankheitszustände werden oft durch Blähungen außerordentlich erschwert. Blähungen behindern die ganze Darmtätigkeit so sehr, daß eine optimale Verdauung nicht möglich ist. Wir erkranken an unseren Blähungen. Gestauter Daminhalt wird zu einer ausgiebigen Brutstätte für Bakterien. Auch das Seelenleben leidet darunter.

### Schnelle Wirkung auf den Körper

- Der Bauchumfang nimmt häufig bereits am ersten Tag um sechs, sieben, acht oder noch mehr Zentimeter ab.
- Meistens schon am nächsten Tag nach Ingebrauchnahme des ANO beginnt eine außerordentlich reichliche Darmentleerung, bis der alte Kot, der sich in den Nischen des Dickdarms angesammelt hat, ausgeschieden ist.
- Der Nährboden für die Darmflora bessert sich, ebenso das Blutbild.

318

- Meistens schon in der ersten Nacht der Ano-Benützung wird der Schlaf besser.
- Patientenberichte besagen, daß vorher bleich und elend erscheinende Menschen bald wieder frisch und rosig aussehen.
- Kalte Hände und Füße können verschwinden, da die Darmgiftstoffe, die zu einer verstärkten Gefäßverengung führen, deutlich abnehmen.
- Selbst Hämorrhoiden bilden sich zurück.desgleichen ist eine Funktionsbesserung bei Krampfadern möglich.
- Neben einer besseren Hautfarbe und -durchblutung wurde bei jüngeren Männern mit schwachem Haarwachstum, das Haar fast ausnahmslos allmählich kräftiger. Dies läßt sich erklären durch eine bessere Resorption von Vitalstoffen, das heißt günstigere Auswertung der Nahrung. In Zusammenhang mit guter Vitamin A-Versorgung (Vitamin A ist **das** Vitamin der Haut und Schleimhäute!) undHeilerdeeinnahme (Hoher Gehalt an Kieselsäure, dem Hauptbestandteil der Haare) und der äußerlichen Anwendung (Rhassoul!) lassen sich Haarprobleme insgesamt gut in den Griff bekommen.
- Überblähte Darmschlingen gewinnen ihre normale Form zurück.
- Erstaunlich ist weiterhin, daß sowohl Durchfallerkrankungen wie auch hartnäckige Verstopfungen Normalisierungstendenz zeigen.
- Durch Darmgiftstoffe bedingte Formen von Blutarmut (Anämie) und erhöhte Leberwerte zeigen Normalisierungstendenzen.
- Weitere toxinbezogene Auswirkungen auf das Herz-Kreislauf-System wie Herzklopfen, Herzrhythmusstörungen und Bluthochdruckerkrankungen zeigen auffallend oft Besserungstendenzen.
- Letztendlich profitiert das ganze Immunsystem von der Besserung der Darmsituation, da ca. 70 bis 90% aller Lymphozyten dem Darm angegliedert sind.
- Selbst Senkungsbeschwerden bei überblähtem Darm, der auf die Gebärmutter und Blase drückt, können damit reduziert werden.
- Migräneanfälle treten oftmals nicht mehr auf.
- Es ist auch schon beobachtet worden, daß die Tumormarker abgefallen sind, z.T. haben Krebspatienten weniger Schmerzen.
- Leistenbrüche können gebessert oder allmählich geheilt werden.
- Bei Allergien ist im Bereich der Haut eine Juckreizlinderung zu vermerken. Dies alles kommt von der besseren Auswertung des Speisebreis und der besseren Verwertung der Vitalstoffe und Mineralien in der Nahrung.
- Lustlose Menschen können antriebsstärker werden.

Der ANO wurde schon um die Jahrhundertwende hergestellt und ist dann wieder in Vergessenheit geraten. Therapeuten und Patienten ist dieses Hilfsmittel für den Darm kaum bekannt. Die Erfolge in unserer Praxis sprechen für sich. (Bezugsquelle: s. Buchende)

## Fasten als Therapie

### Das Fasten ist das Messer des Internisten
(Dr. Otto Buchinger, Senior der Fastentherapie)

Wie kaum eine andere Therapie führt das therapeutische Fasten zu einer Restauration des Immunsystems. Obwohl darüber in der Literatur bisher keine Angaben enthalten sind, haben wir festgestellt, daß Fasten einen erheblichen Einfluß auf das Immunsystem hat. Es kommt zu einer erheblichen Zunahme der Helferzellen (Mangel an Helferzellen führt zu Abwehrschwäche) und ebenfalls zu einer erheblichen Zunahme der Suppressorzellen (Mangel an Suppressorzellen führt zu Autoimmerkrankungen wie Rheuma, multiple Sklerose, Neurodermitis, Asthma bronchiale, Colitis usw.).

Es gibt kaum eine Therapie, die in ähnlicher Schnelle in so vielen Fällen zu einer Besserung des Immunsystems führt. Insofern ist Fasten die Therapie der Eingeweihten und nicht der Außenseiter.

Fasten wird immer wieder als gefährliches Wagnis hingestellt. Folgendes wird behauptet:

- Im Fasten wird Hirngewebe abgebaut, es kommt zur Hirnschrumpfung.
- Lebensgefährliche Herzrhythmusstörungen treten im Fasten auf mit der Folge von Todesfällen.
- Die These, daß es im Fasten zur Entschlackung kommen solle, sei nicht haltbar. Wissenschaftler eines Max-Planck-Institutes hätten im Körper keinerlei Schlacken nachweisen können.
- Fasten soll zur Magersucht führen, dadurch bedingt, daß - unter dem Einfluß von psychischen Störungen - Fasten zur Lebensbedrohung wird.

All diese Punkte stimmen entweder nicht oder nur sehr bedingt oder sind an den Haaren herbeigezogen.

Allerdings: Niemals sollte man nach langanhaltender Fehlernährung in das Fasten gehen, da unter Mangelzuständen (Vitamin- und Mineralstoffmangel) ein optimaler Fastenerfolg fraglich ist. So sollte in der Regel, falls noch nicht erfolgt, dem Fasten eine längere gründliche Ernährungsumstellung vorausgehen.

In meinen ersten Jahren als Fastenarzt habe ich eine Vielzahl von Fastengruppen betreut, in denen die Teilnehmer aus ganz verschiedenen Motivationen fasteten. In den meisten Fällen war es der Wunsch nach Gewichtsabnahme. Menschen mit krasser Fehl- oder Mangelernährung haben im Fasten erheblich mehr Reaktionen als ihre Mitmenschen mit ausgewogener Ernährung. Wobei selbst der Begriff "ausgewogene Ernährung" wie im Darmkapitel beschrieben, schon eingehende Beleuchtung erfordert.

**Abbau von Eiweißschlacken**

Natürlicherweise wird im Fasten Eiweiß abgebaut und ohne Reduzierung von überschüssigem Eiweiß im Körper wäre der Erfolg des Fastens garnicht erklärbar. Der Körper baut eben nicht wahllos irgendwo Eiweiß ab, sondern dort, wo es im Überfluß und krankhaft gespeichert ist. Als Ausdruck des gesteuerten Eiweißabbaus im Körper kommt es im Blut zum Anstieg der Harnsäure, einem typischen Eiweißabbauprodukt. Die Harnsäureanstiege im Fasten sind beachtlich.

Nach Professor Lothar Wendt, Frankfurt a. M., der in seinen hervorragenden Büchern über Eiweißspeicherkrankheiten dieses Thema ausführlich behandelt, ist der Beginn jeder Arteriosklerose (Gefäßverengung, Gefäßverkalkung) die Ablagerung von Eiweiß in den Wänden der Gefäßinnenhaut. Diese Gefäßwandstrukturen (Basalmembranen) können sich auf das Zehnfache verdicken. Arteriosklerose ohne Ablagerung von Eiweißstrukturen an den Gefäßwänden ist nicht denkbar. So ist die Fastentherapie schon von vornherein eine Therapie gegen die Arteriosklerose.

Allerdings weiß der Körper im Fasten sehr wohl zu regulieren, wie der Körper aus jeder Ausgangssituation heraus immer die richtige Regelung finden wird. Der Körper begeht nie einen Fehler, sondern nur der Mensch. Nie werden wir erleben, daß der Körper notwendige Organeiweiße abbaut, wenn Eiweißschlacken im Überfluß im Körper deponiert sind. In der Regel wären, außer bei unterernährten Personen, mehrmonatige Fastenkuren notwendig, bevor die Eiweißreserven des Körpers erschöpft ist. Der Eiweißabbau im Fasten ist mithin in keiner Weise schädlich, sondern bewirkt im Gegenteil über eine Reduzierung der Ablagerungen in den Gefäßwänden und Kapillaren (diese bestehen bereits bei 80% aller 24-jährigen und häufig sogar bei Kindern) eine erhebliche Besserung des Gefäßzustandes. Angina pectoris-Beschwerden z.B. werden in der Regel innerhalb weniger Tage erheblich besser, so daß der Schutz vor Herzinfarkt und anderen Gefäßkomplikationen deutlich erhöht wird.

### Wichtig: Mineralstoffmangel vermeiden

Bei einem bestehenden Mineralstoffmangel, insbesondere wenn es dem Körper an Magnesium und Kalium fehlt, können im Fasten unter dem Einfluß von Darmtoxinen und mobilisierten Säureschlacken durchaus Herzrhythmusstörungen auftreten. Deswegen ist bei Kranken eine fachkundige Begleitung erforderlich, die negative Auswirkungen vermeidet. Insbesondere sollten solche Kranken vorerst ihre Ernährung umstellen und den Organismus entsäuern (das ist gleichbedeutend mit einer besseren Mineralstoffversorgung und Schutz vor Verlust von Mineralstoffen durch Säuren).

Einmal in meinem Leben habe ich eine Fastengruppe betreut, in der nur mit Wasser gefastet wurde. Obwohl dies die natürlichste Fastenform ist, kippten die Leute um wie die Fliegen. Ein Zeichen dafür, daß durch die heutige massive Form der Übersäuerung ohne begleitende Zufuhr von basischen Getränken ein solcher Mangel an Mineralstoffen auftritt (Mineralstoffe werden bei der Neutralisation von Säuren verbraucht), daß massive Symptome darunter auftreten können.

Insofern ist bei dem Fastenden immer auf die strikte Zufuhr von basischen Getränken (insbesondere Gemüsebrühe sowie Kräutertees und gut mineralisiertes Wasser) zu achten.

Wenn täglich aus einem Kilo Gemüse (Kartoffeln, Wirsing, Kohlrabi, grünen Bohnen, Zucchini, Paprika u.a.) eine Brühe hergestellt wird, so ist das ein guter Mineralstofflieferant. Unter dieser Voraussetzung haben wir festgestellt, daß sogar im Fasten die Blutwerte für Kalzium, Magnesium und andere Mineralstoffe ansteigen. In dieser Form ist das Fasten auch für Gefäßkranke, die besonders unter einem Magnesiummangel leiden würden, durchaus sinnvoll.

Wenn berichtet wird, daß Forscher eines Max-Planck-Institutes erklärt haben, sie hätten im Körper keinerlei Schlacken feststellen können, so sind folgende Fragen zu klären:

- Wie kommt es zu einem deutlichen Anstieg der Harnsäure im Fasten, wenn nicht durch Eiweißabbau im Körper?
- Warum steigen bei vielen Fastenden die Leberwerte erheblich an, wenn die Leber nicht durch Giftstoffe, die im Rahmen der Fastentherapie vermehrt ausgeschieden werden, Schwerstarbeit zu verrichten hat?
- Wie ist der erhebliche Abfall der Cholesterinwerte im Fasten zu erklären?
- Wie ist es zu erklären, daß beim Fasten bereits innerhalb einer Woche sich fast jeder hohe Blutdruck normalisiert?

- Wieso kommt es dazu, daß bei fast allen Menschen im Fasten die vorher schon sauren pH-Werte noch saurer werden, wenn nicht durch Mobilisierung von Säureschlacken im Körper?
- Wodurch kommt es, wie durch laborchemische Untersuchungen nachgewiesen wurde, zur Ausscheidung von im Körper im Fettgewebe gespeicherten unter normalen Verhältnissen nicht ausscheidbaren Insektiziden und Pestiziden im Urin?
- Wieso kommt es zu einer Abschwellung von entzündeten Gelenken, wenn nicht durch Ausschwemmen von Rheumagiften?
- Wieso kommt es im Fasten zur Ausschwemmung von Schwermetallgiften im Urin, wenn diese giftigen Gewebeschlacken voher nicht mobilisiert wurden?

Jedes Kind kann sich einen Reim auf diese Situation machen und Zusammenhänge erkennen, nur Forscher sehen sie nicht.

Wenn das die Quintessence wissenschaftlicher Forschung ist, dann möge Gott uns vor den Forschern schützen!

Bei folgenden Krankheiten und Beschwerden haben wir gute Besserungen im Fasten gesehen:

- Bluthochdruck: in den meisten deutliche Besserung innerhalb einer Woche.
- Durchblutungsstörungen wie Angina pectoris und solche Durchblutungsstörungen, die als Schaufensterkrankheit bezeichnet werden: innerhalb einer Woche in der Regel deutliche Besserung.
- Rheumatische Erkrankungen: Bei aktivierten Arthrosen und rheumatoider Arthritis in 80 - 90% deutlich erkennbare Besserung innerhalb von einer Woche.
- Allergische Krankheiten wie Pollenallergien, Asthma bronchiale, Neurodermitis usw: auch hier innerhalb einer Woche in den meisten Fällen deutliche Besserung (ärztliche Betreuung erforderlich).
- Depressionen erfahren in aller Regel eine deutliche Stimmungsaufhellung
- Schuppenflechte und andere Hauterkrankungen werden meist besser.
- Geschwulstkrankheiten: Insbesondere bei beginnenden Geschwulstkrankheiten gute Erfolge.

## Kapitel 23: Therapeutische Hinweise

Die Palette der Krankheiten, die im Fasten gebessert oder auskuriert werden können, ließe sich ellenlang fortsetzen. Nur wenige Therapien können für sich in Anspruch nehmen, so oft und so schnell zu helfen, wie eben diese Maßnahme. Wie oft haben Sie von ihren Ärzten eine Fastentherapie als häufig sinnvollste Maßnahme einer Krankheitsbehandlung empfohlen bekommen?

**Weitere Hinweise zum Fasten entnehmen Sie bitte folgenden Büchern:**

- Dr. Helmut Lützner: Wie neugeboren durch Fasten;
  Gräfer und Unzer, München
- Dr. Klaus Hoffmann: Rheuma heilt man anders,
  Verlag Vier Flamingos, Rheine

**Diese Buch kann leider kein allgemeines Therapiebuch sein. Deswegen haben Sie bitte Verständnis, wenn wir hier nur einige Themen anreißen konnten. Ein Therapiebuch wird vielleicht einer späteren Zeit vorbehalten sein. Wir weisen aber daraufhin, daß alle Behandlungsmaßnahmen, sofern sie nicht sowieso in die Hand eines Therapeuten gehören, mit den behandelnden Ärzten oder Heilpraktikern abgesprochen werden sollten. Auch wenn die einzelnen Maßnahmen weitgehend ungefährlich sind und auch in der Hand eines Laien durchführbar, gilt es doch seltene Kontraindikationen auszuschließen und die Individualität des Einzelfalls zu berücksichtigen!**

## Kapitel 24

# Das Inferno der Körperzellen
## Schicksal einer roten Blutzelle

Hämos 7 kreist ständig im Blut. Und das schon 16 Tage, denn so alt ist sie. Sie kennen Hämos 7 nicht? Das ist auch nicht unbedingt notwendig. Bei Hämos 7 handelt es sich um eine von Billionen roter Blutzellen, die Tag für Tag treu und 24 Stunden lang ohne Pause ihre Arbeit versehen.

### Lebenserwartung von wenigen Wochen

Vor 16 Tagen wurde Hämos 7 geboren und ihre Lebenserwartung ist kurz. Sie beträgt im Durchschnitt nur rund 32, bestenfalls 42 Tage. Was für ein Glück haben wir, wenn wir achtzig Jahre alt werden und wenn wir - wie Sie in einem anderen Kapitel lesen - diese Lebensspanne auf 160 Jahre (!) verdoppeln können.

Aber diese kurze Lebenszeit ist für Hämos 7 kein Problem, denn ihre Billionen von Schwesterzellen, die ebenfalls im Organismus ihrer Arbeit nachgehen, werden ja auch nicht älter als sie. Längst schon hat sich Hämos 7 damit abgefunden, daß sie sich nun in den "besten Tagen" ihres Lebens befindet. Trotzdem fühlt sie sich heute nicht so ganz wohl, und es macht ihr doch Probleme, ihren Aufgaben vollkommen nachzukommen.

Hämos 7 kreist immer wieder zwischen Lunge, Herz und den Körpergeweben hin und her, um die Sauerstoffversorgung des Riesenzell - Staates, des menschlichen Körpers, aufrecht zu erhalten. Nennen wir den Besitzer dieses Körpers - dieses Makrolebewesens, in dem Hämos 7 ihre Pflicht tut - ganz einfach "Peter Bär".

### Ein Rucksack voller Sauerstoff

Hämos 7 hat eine ganze Reihe von Freunden, mit denen zusammen sie gerne ihren Aufgaben nachgeht. Die Mehrzahl der Schwesterzellen kennt Hämos 7 kaum, aber alle ähneln sich sehr. Hämos 7 geht es heute, wie gesagt, nicht besonders gut. Gerade war sie in der Lunge gewesen und hatte in einer Wahnsinnsgeschwindigkeit die feinen Haargefäße der Lungenbläschen durcheilt und dabei im Eilverfahren einen riesigen Rucksack voller Sauerstoffperlen aufgenommen. Diese soll sie bestimmungsgemäß zu den

Magenschleimhäuten transportieren. Eine ganze Reihe von anderen Haemo - Zellen begleitet sie dabei.

Warum fühlt sich Hämos 7 heute nicht so wohl? Es fällt auf, daß sie eine runzlige Körperoberfläche bekommen hat. Sie wirkt, als sei sie total überaltert, nicht 16, sondern 32 Tage alt. Hämos 7 ärgert ihre Erscheinung, denn natürlich möchte sie adrett aussehen, um den anderen Haemo - Zellen zu imponieren. Da trifft Hämos 7 auf Hämos 9. Schon seit ihrer Geburt waren beide Zellen zusammen tätig und sind sich regelmäßig begegnet.

### Hämos 7 ist nicht gut drauf

"Heute nicht gut drauf", sagt Hämos 9 zu Hämos 7, "aber ich fühle mich selber nicht so besonders. Auch ich habe eine schrumpelige Haut und an vielen Stellen meines Körpers schauen lange Stacheln heraus. Überall da, wo mir Flüssigkeit fehlt, zieht sich meine Haut ein und meine Skelettstützen treten nach außen hervor. Und damit bleibe ich überall hängen", klagt Hämos 9.

"Ich habe schon eine Menge Probleme gehabt, weil ich mich mit meinen Riesenstacheln (Blutforscher sagen dazu: Stechapfelform) in einer ganzen Menge von Schwestern verfangen habe. Man kann sich überhaupt nicht mehr richtig fortbewegen. Überall eckt man an. Und das geht nicht nur uns so, sondern allen anderen Haemozellen auch". "Du sagst es", stöhnt Hämos 7. "An manchen Tagen können wir einfach so schön und ungehindert dahinfließen, aber heute - es ist ein Wahnsinn. Überall bleiben wir hängen, überall verklumpen wir, und dauernd müssen wir uns aus diesem Chaos wieder freistrampeln".

### Unser Boß hat sich wieder Kaffee reingeschüttet

"Und außerdem", klagt Hämos 9, "fühle ich mich so sauer". Hämos 7 nickt. "Sicher hat unser Boß sich wieder diesen Kaffee reingeschüttet. Ich kenne diesen verbrannten, ekelhaften Geschmack. Kein Wunder, daß alles sauer wird. Alle Gewebssäfte sind sauer und überall im Körper ist es klebrig." Und dabei versucht Hämos 7, sich von einer ganzen Reihe von Fibrinfäden zu befreien, die sich um ihre stechapfelförmigen Ausläufer, praktisch das Körperskelett, gewickelt haben. Aber vergeblich: Kaum hat sie eine Reihe von Fibrinfäden entfernen können, lagern sich schon wieder neue Fäden an und verkleben mit dem Körper. Immer wieder sorgen diese Fäden dafür, daß Hämos 7 und Hämos 9 regelrecht zusammenkleben.

"Kapiert unser Boß denn nicht", klagt Hämos 9, "daß er uns damit das Leben schwermacht?"

**Die Skelettarme werden länger**

Einige Stunden später. Hämos 7 und Hämos 9 hören rhythmische Musikge-
räusche. An und für sich lieben sie diese Geräusche, aber heute können sie
die Musik nicht recht genießen. Noch immer sind sie leicht angeschlagen.
Beide ächzen und stöhnen. Von dem Kaffeegenuß haben sie sich noch nicht
so richtig erholt.

Sie hören laute Stimmen, offensichtlich redet alles durcheinander. Dazwischen Geräusche, als würden Gläser aneinander gestoßen. Und irgendjemand
sagt: "Prost, Peter!" Es dauert nur einige Minuten. Auf einmal sagt Hämos 9
zu Hämos 7: " Was ist denn jetzt schon wieder los? Mir wird so komisch,
ganz flau, und ich habe das Gefühl, daß alles viel viel saurer wird! Es riecht
und schmeckt nach dem, was die Menschen Alkohol nennen. Und meine
Körpergewebe ziehen sich immer mehr zur Körpermitte zurück. Meine
Skelettarme werden länger und länger. Es tut mir leid, wenn ich dir damit
weh tue. Aber jetzt sehe ich tatsächlich aus wie ein Stechapfel".

"Mach dir nichts draus, Hämos 9 " antwortet Hämos 7, "wenn wir nur nicht
immer wieder miteinander und den anderen Haemozellen verkleben würden.
Bald werden wir uns überhaupt nicht mehr richtig bewegen können. Immer
mehr Schwestern bleiben an uns beiden hängen. Es ist furchtbar, ich fürchte,
daß ich in diesem Gedränge erdrückt werde."

**Die Gerinnungsplättchen kommen**

Plötzlich sehen Hämos 7 und Hämos 9 kleine Plättchen auf sich zukommen.
Diese Plättchen ähneln Bakterien, sind aber viel kleiner. Und da sich Bakterien im Blut nicht aufhalten können, sind es auch keine Bakterien. Also
müssen dies, so wissen die beiden aus den Erzählungen älterer Haemozellen,
die Blut-plättchen sein. Die Menschen nennen diese Blutplättchen auch
"Thrombo-zyten". Die Thrombozyten dienen der Blutgerinnung.

Nun, wo es im Körper saurer und saurer wird, verkleben die Thrombozyten
die Körper der Hämozellen miteinander. Die Fibrinfäden umspinnen alles
wie bei einem Kokon. Hämos 7 und Hämos 9 werden mit vielen anderen
Zellen in einen riesigen Klumpen von Zellkörpern und Fibrinfäden zusam-
mengedrückt. Sie versuchen, sich freizumachen, schreien "He, weg da!"
und: "Wir wollen nichts mit Euch zu schaffen haben". Aber die anderen
Zellen rufen zurück: "Leichter gesagt als getan! Wir sitzen hier auch fest!"

Zusammengezurrt durch die harten Fibrinfäden und verklebt durch die
Blutplättchen strudelt der große Zellhaufen in den Blutgefäßen hin und her,
ohne sich dagegen wehren zu können. Trotz allem gelangen sie doch irgend-
wie zu ihrem Bestimmungsort, den Zellen der Magenschleimhaut, wo sie
ihren Sauerstoff abladen sollen.

Aber wie können sie den Sauerstoff abladen? Einen Teil ihrer Ladung haben sie schon lange vorher verloren, der andere Teil ist im Zellhaufen verschnürt. Nichts funktioniert mehr richtig.

### Die Schleimhautzelle: selbst schon halb verdaut

Der große Zellhaufen bleibt - dick wie er ist - für einen Moment in einem kleinen Kapillargefäß stecken. Bis es weitergeht, haben sie Zeit für ein kurzes Gespräch mit einigen Schleimhautzellen. "Der pure Irrsinn heute", klagen die Zellen, "wir sind schon selbst halb verdaut. Wir wissen nicht mehr, wie wir uns schützen können. Wir produzieren Schleim über Schleim, aber immer zerstören die Säuren unseren Schleim. Bald ist es um uns geschehen!" Und während dieser Klage stürzt ein neuer Weinschwall in die Magengrube hinein. "Hilfe, Hilfe! Ist der Typ denn komplett verrückt geworden? Will er uns denn umbringen?" schreien die Schleimhautzellen. "Und ich dachte," meint Hämos 7 "nur uns geht es dreckig"

### Allergisch auf Käse

Auf einmal passiert etwas hartes den Magen. Es riecht nach geronnenem Eiweiß. Es muß Käse sein, vermutlich ein Käsehäppchen, das Peter Bär auf der Party zu sich genommen hat. Die Schleimhautzellen schwellen vor Empörung: "Dieser verdammte Kerl", schreit Hämos 7s neue Bekannte. "Weiß er denn nicht, daß wir auf Käse allergisch reagieren? Wir schwellen an und platzen. Ich weiß wirklich nicht, wie das weitergehen soll." Glücklicherweise passiert der Stein des Anstoßes den Magen ohne weitere Probleme, und die Schleimhaut-zelle beruhigt sich, obwohl sie doch etwas angegriffen scheint.

Bevor Hämos 7 weiter auf ihre Beschwerden eingehen kann, gibt es einen gewaltigen Ruck, der riesige Zell - Fibrin - Thrombozytenklops bewegt sich weiter. Glücklicherweise vergrößern sich nun die Gefäße, bis sie zu einem großen, weiten Fluß werden, und Hämos 7 erreicht - zusammen mit dem großen Zellklumpen - ungehindert das Herz. Sie erkennen die Nähe des Herzen daran, daß der Fluß beginnt, rhythmisch zu pulsieren und schneller zu strömen. In rasender Fahrt geht es durch das Herz in einen weiteren, noch größeren Fluß, auf dem sie allmählich die Lunge erreichen, wo sie ihre Rucksäcke erneut mit Sauerstoffperlen füllen können.

### Im Körper muß es brennen

Der Organismus, für den sie tätig sind, hat in der Zwischenzeit begonnen, sich rhythmisch zu bewegen. Man hört wieder Musik, offensichtlich Tanzmusik. Hämos 7 und Hämos 9 merken, daß die Lunge nun viel besser belüftet wird. Darüber sind sie froh, denn sie wissen, daß sie nun ihre Arbeit besser wahrnehmen können. Doch als sie nach den Sauerstoffperlen greifen, kriegen sie einen Schock! Das stinkt ja fürchterlich! Es riecht entsetzlich nach Teer und Qualm! Irgendwo im Körper muß es brennen! "Paß auf, wenn Du den Sauerstoff einsammelst",rät Hämos 7 ihrer Kollegin Hämos 9, "daß Du nicht mit diesem widerlichen schwarzen Zeug verklebst." Umsonst - sie schaffen es nicht. Einige der aufgesammelten Sauerstoffperlen sind komplett mit einem schwarzen, schmierigen Zeug verklebt. Nur allmählich können sich Hämos 7 und Hämos 9 inzwischen aus dem Zellklumpen mit ihren Schwestern lösen. Aber der schöne - sonst so helle - Sauerstoff ist vollkommen mit der Masse, die die Menschen Teer nennen, verklebt.

### Eigentlich möchte ich nicht mehr leben

Resignierend sagt Hämos 7 zu Hämos 9: "Ich habe das Gefühl, daß es täglich schlimmer wird. Eigentlich möchte ich nicht mehr leben." "Mach Dir darüber keine Gedanken", antwortet ihr Hämos 9 "wenn das wirklich so weitergeht, wirst Du auch nicht mehr lange zu leben haben." In Gedanken versunken fliessen beide eine Zeitlang nebeneinander her. Sie kehren aus der Lunge zurück in das Herz, was sie wieder an den rhythmischen Bewegungen des Blutstromes erkennen. Und wieder geht es auf die Reise zum Magen. Durch gezieltes Abbiegen an den richtigen Stellen kommen sie an derselben Schleimhautzelle vorbei, mit der sie sich das letzte Mal unterhalten haben. Diese Zelle hat offensichtlich Probleme.

"Jetzt kann ich wirklich nicht mehr" stöhnt sie. "Mein Zellkörper ist schon halb aufgefressen, ich verliere meine ganzen Inhaltsstoffe. Bald bin ich nur noch totes Gewebe, Zellplasma." Betroffen sehen sich Hämos 7 und Hämos 9 an. Sie sehen, daß die Schleimhautzelle in ihren letzten Zügen liegt.

### Säuren zerstören den Zelleib

Obwohl sie überleben möchte, verliert sie mehr und mehr von ihrem Zellkörper, der sich in das Innere des Magens ergießt und dort von Säuren zersetzt wird. Ein Teil der Eiweißstrukturen des Zellinneren gerinnt. Der restliche Leib der Schleimhautzelle zuckt nur noch ganz wenig.

"Siehst Du", sagt Hämos 9 zu Hämos 7, "anderen geht es noch schlechter als uns. Wir sind zumindest noch am Leben." "Aber wer weiß, wie lange noch", antwortet Hämos 7 betrübt. Beide versuchen mit vereinten Kräften, der Schleimhautzelle zu helfen, sie wieder zu beleben, indem sie ihren gesamten Sauerstoff dort abladen. Dankbar versucht die Schleinmhautzelle ein letztes Lächeln. "Ich glaube, das rettet mich auch nicht mehr", sind ihre letzten Worte.

Mit dem Blutstrom werden unsere beiden Heldinnen weitergezogen. Wieder gelangen sie zum Herzen, zur Lunge und zurück zum Magen. Dort besuchen sie nochmals den Ort, wo ihre alte Bekannte war, aber da ist sie bereits verstorben. Traurig sehen sich die beiden an. Ihnen zeigt sich ein Bild der Zerstörung. Nicht nur "ihre" Schleimhautzelle, auch die benachbarten Zellen liegen im Todeskampf und mehr und mehr, wie ein wucherndes Geschwür, breitet sich der saure Mageninhalt aus. Überall riecht - oder besser stinkt es nach Wein. Und Hämos 7 sagt zu Hämos 9: "Du, laß uns nicht mehr hierhin zurückkommen. Hier ist es so furchtbar, und scheußliche Stellen gibt es in diesem Körper schon zu viele."

### Die Gefäße verkrampfen sich

Also beschließen sie, ihren Weg weiter und weiter nach oben zu suchen. Und so gelangen sie allmählich in die Gehirngefäße. Nachdem sie die Arterien passiert haben, wo schon bereits der üble und saure Geruch überall zu verspüren war, erreichen sie schließlich die Venen des Gehirns, durch die sie zurück zum Herzen möchten. Aber was ist das? Die Venen verkrampfen sich, lockern sich, verkrampfen sich wieder wie ein Regenwurm, der sich hin und her windet. Alles scheint zu vibrieren, und Peter stöhnt laut.

"Das ist mal wieder einer dieser Migräneanfälle" hören sie eine Stimme neben sich, die von einer der Gefäßzellen kommt. "Wir können einfach nicht anders. Uns fehlt dringend das Magnesium, das wir zu unserer Entspannung brauchen. Dadurch verkrampfen wir, und wer weiß, wie lange dieser Zustand anhält. Manchmal dauert es ein, zwei Tage, bis wir wieder ausreichend Magnesium haben und uns entspannen können.

### Allerhöchste Zeit

"Hier ist es auch nicht viel besser" sagt Hämos 7 zu Hämos 9. "Komm, laß uns abhauen." Vielleicht sollten wir beim nächsten Mal unser Glück ganz außen, an der Oberfläche des Körpers versuchen". Gesagt - getan. Zurück zum Herzen, zur Lunge, wo sie ihre Rucksäcke erneut mit Sauerstoff füllen und danach wieder zurück in das Herz. Hier wählen sie ihren weiteren Weg durch ein riesiges Gefäß, so groß, daß sie keine Gefäßwände wahrnehmen können. Mit diesem Riesenstrom reisen sie weiter. Allmählich wird das Riesengefäß zu immer engeren Adern und Äderchen und die beiden Schwestern gelangen ganz nach außen in die Peripherie des Körpers. An der Hautoberfläche angelangt, docken sie dort an einer Hautzelle an, um ihren Sauerstoff abzuliefern.

"Allerhöchste Zeit, daß Ihr kommt!" brüllt ihnen die Hautzelle zu, "ich warte schon ziemlich lange auf Euch". Eisig kalt ist es in der Hautzelle, ganz anders als Hämos 7 und Hämos 9 es aus den Körperinneren gewöhnt sind. Erstaunlich, denn eigentlich ist es kein Winter. Aber bereits auf dem Anmarsch bemerkten die beiden, daß die Gefäße hier auch ungleich enger sind als im Inneren des Körpers. "Warum ist das wohl so?" denkt sich Hämos 9. Auch mußten sie auf dem Hinweg immer wieder anhalten, weil sie sich in den engen Gefäßen nicht bewegen konnten.

### Wie soll ich sieben Jahre leben?

Auch ist die Hautzelle, bei der sie den Sauerstoff abliefern wollen, puterrot und sehr naß. Sie wirkt wie gebadet, gebadet in Flüssigkeit und ein gelbliches Sekret. "Schweinerei, verdammte", schreit die Hautzelle, obwohl die beiden an ihrem Zustand vollständig unschuldig sind, "Schweinerei, was mit uns passiert! Weiß dieser Mensch eigentlich nicht, daß er uns mit seinem Käse und Wein vollkommen ruiniert? Er frißt und säuft, und wir müssen dafür sorgen, daß dieser Dreck jetzt aus dem Körper geschafft wird. Und möglicherweise bezahlen wir diesen Job noch mit unserem Leben! Sieben Jahre soll ich leben! Ich möchte mal wissen, wie ich das unter diesen Umständen durchhalten soll!"

"Sieben Jahre!" Hämos 7 ist baff. "Wieso lebst Du sieben Jahre," will sie von der Zelle wissen, "wo wir nur 32, höchstens 42 Tage leben können?" "Red kein dummes Zeug", stänkert die Hautzelle, "alle Zellen hier leben sieben Jahre. Das ist ganz normal für Hautzellen. So lange dürfen wir uns abrackern und unsere Aufgabe erfüllen. Erst dann ist es für uns vorbei. Aber wie ich es sehe, kann ich glücklich sein, wenn ich sieben Monate durchhalte. Die ganzen Giftstoffe, die ich ausschleusen soll, bringen mich fast um. Mein Zelleib ist vollkommen überlastet und übersäuert. Und die Menge der Giftstoffe nimmt tagtäglich zu. Immer mehr Stoffe können nicht so schnell abgebaut werden wie neue entstehen. Ich weiß nicht, wie ich das noch schaffen soll. Und außerdem fehlen mir auch noch Vitamine, die mir bei der Beseitigung des Giftmülls helfen sollen. Ich brauche Vitamin E, um Entzündungsstoffe abzubauen, Selen für die Neutralisierung von Schwermetallen. Vom fehlenden Zink, das ich für meine eigenen Enzyme nötig brauche und dem Kalzium zur Neutralisierung aller Säuren, will ich garnicht erst reden. Kapiert dieser Mensch das denn nicht? Weiß er nicht, daß unser Tod auch sein Tod ist?"

### Die Nacht bringt Entspannung

Ziemlich genau eine Stunde nach Mitternacht feiern Hämos 7 und Hämos 9, die ja zur gleichen zur Welt gekommen sind, ihren 17. Geburtstag. Das heißt, sie leben nicht 17 Jahre, sondern 17 Tage und haben damit ihr bestes Lebensalter erreicht. Trotzdem sind sie strapaziert. Aber allmählich lassen die Klänge der Musik nach, neuer Wein überflutet nicht mehr Magen und

Gefäße, und die überlebenden Schleimhautzellen im Magen atmen allmählich auf, das Herz atmet langsamer, die Haut schwitzt nicht mehr so. Die verschleimenden Milcheiweißstoffe werden allmählich abgebaut. Hämos 7 und Hämos 9 fühlen sich nicht mehr so sauer, sie kommen im Verkehr der Blutgefäße besser voran wie Autos auf einer freien Straße. Sie atmen auf. Ihre Rucksäcke sind nun praller mit Sauerstoff gefüllt, und sie sind in der Lage, ihren befreundeten Körperzellen viel mehr von dem Lebenselixier zu überlassen. "Endlich, endlich", stöhnt Hämos 7, "lassen die Strapazen nach! Aber ich weiß schon, morgen früh, kurz nach dem Aufstehen, geht es mit dem ersten Kaffeeschock weiter, dann kommt die Zigarette, wir werden wieder verschmutzt und verrußt sein wie all die Tage zuvor. Ach, es ist ein schrecklicher Daseinskampf. Komm, laß uns uns frei bewegen und entspannen, denn morgen haben wir wieder einen schweren Tag." "Ok", sagt Hämos 9, "Laß uns einfach nebeneinander herschwimmen, die ruhige Nachtzeit genießen und etwas entspannen, uns regenerieren, denn schlafen können wir nie in unserem Leben. Wir sind dazu da, Sauerstoff zu transportieren. Tag und Nacht, damit unsere Brüder und Schwestern in anderen Organen und Geweben leben und funktionieren können. Ich wünsche nur, dieser Mensch würde uns das Leben nicht so schwer machen. Gib mir deine Hand, Hämos 7."

**Ende**

**Immunbuch II**

# Krebs und AIDS - die "Seuchen" des neuen Jahrtausends?

**Autor:**      **Dr. Klaus-Ulrich Hoffmann**
**Mitarbeit:**  **Axel Berendes**

Wie kaum irgendwelche anderen Krankheiten, berühren uns heute die soge-
nannten "Seuchen" der Zivilsationszeit: AIDS und Krebs.
Hunderte Millionen Menschen in aller Herren Länder sind heute mit diesen
Themen konfrontiert. Krebserkrankungen, heute noch eine Domäne in den
zivilisierten Ländern, nehmen auch in den sogenannten Entwicklungsländern,
die mehr und mehr den Einflüssen der Zivilisation erliegen, an Häufigkeit zu.
Besonders AIDS-Erkrankungen breiten sich epidemieartig in den Ländern der
Dritten Welt, insbesondere in Asien und Brasilien, aus. Aber schaffen wir etwas
Ordnung und Ruhe in das Horror-Szenario:

- AIDS-Erkrankungen sind in erster Linie nicht Folge des "mörderischen"
  HIV-Virus!
- Es besteht ein intensiver Zusammenhang von Drogenkonsum und AIDS.
  In manchen Gegenden Chinas und Asiens, wo der Befall mit HIV-Virus
  extrem hoch ist, berauschen sich bis zu 90 Prozent der ärmeren Bevölke-
  rung an Drogen!
- Der Virologe Professor Duesberg von der Berkeley-Universität in
  Kalifornien postuliert sogar, daß die Behandlung mit dem AIDS-
  Wundermittel Retrovir (chemischer Wirkstoff: Azidothymidin), die Lebenserwartung der Erkrankten drastisch reduziert. Unter Behandlung mit
  diesem Wundermittel beträgt nach Professor Duesberg die durchschnittliche Lebenserwartung  ein Jahr, ohne Behandlung etwa 10 Jahre.
- AIDS-Erkrankungen sind ein Sammelsurium verschiedenster Infektionskrankheiten, wobei letztendlich die fortgesetzte Therapie mit immun-
  schwächenden Medikamenten mit hoher Giftigkeit zum Auftreten und
  Aufflackern einer ganzen Reihe von Infektionskranheiten führt, die mit
  dem HIV-Virus nichts mehr zu tun haben einschließlich der altherge-
  brachten Tuberkulose.

- Das HIV-Virus wird zum Prügelknaben erklärt, auf dessen Rücken sich die moderne Therapie unheilbringend austobt!

Die ganze Quintessence der hochdramatischen HIV-Story ließ sich in diesem Buch nicht mehr unterbringen. So haben wir einen Sonderband - das Immunbuch II - vorgesehen, der wenige Wochen nach diesem Buch erscheinen wird.

**Ähnlich verwirrend stellt sich die Situation bei Krebserkrankungen dar:**

- Eine Studie an der Berkeley-Universität, Kalifornien, hat ergeben, daß unbehandelte Frauen mit Brustkrebs wesentlich länger leben als behandelte Frauen. Müßten diese und andere Studien nicht das Ende der Ära der Krebschirugie und konventioneller Krebsbehandlung einleiten?
- Professor Hackethal berechnet folgendes: Würde man im Rahmen einer Screening-Untersuchung bei Frauen im mittleren Lebensalter jede Frau mit feststellbarem Brustknotenbefund operieren und wie üblich behandeln (ca. 25%), würde die Todesquote an Brustkrebs um ein mehrfaches hochschnellen!
- Ähnliches gilt für den Prostata-Krebs: Würde man bei Männern im mittleren Lebensalter jeden krebsverdächtigen Befund operieren, würde sich die Zahl der Todesopfer möglicherweise dramatisch erhöhen.
- Privatdozent Dr. Abel vom Krebsforschungsinstitut Heidelberg hat in einer aufsehenerregenden, auf dem Krebs-Welt-Kongreß Hamburg vorgetragenen und von vielen Redaktionen medizinischer Fachzeitschriften unterdrückten Forschungsbericht festgehalten, daß die heutige Chemotherapie bei Karzinomerkrankungen eine Farce ist und die Lebenserwartung nicht verlängert!
- Stattdessen kommt es durch hochgiftige Zytostatika zu einer massiven Zerstörung lebenswichtiger Vitamine und Spurenelemente, die durch die Therapeuten nicht korrigiert wird. So wird der Patient mit einer forcierten Abwehrschwäche aus solchen Behandlungen entlassen.
- Welcher Krebs-Patient weiß, daß bereits die Diagnostik mit hohen Risiken verbunden ist? So ist die Strahlenbelastung eines einzigen Computertommogramms etwa siebenhundertmal so hoch wie die einer Röntgenaufnahme der Lunge.
- Nach Professor Hackethal ist es nicht die Frage, was mit gesunden Zellen unter Strahlenbelastungen passiert. Tumorzellen werden immer durch Röntgenstrahlen aktiviert!

- Szintigramme zur Untersuchung von Knochen, Leber, Schilddrüse, Herzmuskel und Gehirn sind ein Sprühfeuerwerk an Radioaktivität. Tschernobyl für ein halbes Jahr!
- Verschiedene Studien haben ergeben, daß die Sterblichkeit bei strahlentherapierten Patienten höher ist als bei solchen ohne Strahlentherapie. Welcher Patient weiß davon?
- Eine immunbiologische Behandlung, die zur Stabilisierung der körpereigenen Abwehr notwendig ist, findet bis heute in der Schulmedizin im wesentlichen nicht statt.
- Mentale Trainingsprogramme und psychologische Behandlungen führen häufig zu einer Lebensverlängerung des Patienten. In statistische Untersuchungen in etwa zur Verdoppelung!

Darüberhinaus haben in der Behandlung von AIDS und Krebs Vitamine, Mineralstoffe, Spurenelemente und Enzyme einen hohen Stellenwert. Immunologische Therapien mit Mistelextrakten, Thymus, Sauerstoff und Ozon haben einen therapeutischen Stellenwert, der unseres Erachtens bei subtiler Handhabung die Erfolge des konventionellen Therapiekonzeptes weit in den Schatten stellen könnte. Auf keinen Fall werden diese sich schädlich für den Patienten auswirken. Die Frage in der heute üblichen Therapie bei AIDS und Krebs ist nicht: Verlängern sie die Lebenserwartung? Die Fragestellung ist: Verkürzt die Therapie nicht erst in vielen Fällen die Lebenserwartung?
Dr. Rokitansky, Wien, äußerte, daß der Chirug selbst das größte Risiko für den Krebspatienten hinsichtlich der Metastasierung sei!

**Viele kritische Themen und alternative Behandlungskonzepte sind im Immunbuch II als Sonderband zusammengestellt.**
**Sie ließen sich wegen der Fülle der Fakten auch beim besten Willen nicht in dieses Buch integrieren.**

**Erscheinungsdatum: ca. Ende August 1993**
**beim Vier Flamingos Verlag**
**ISBN 3-928306-08-1**

# Inhaltsverzeichnis

Viele Menschen haben Angst gesund zu bleiben und
alt zu werden, weil sie dann allein zurückbleiben.
Die einzige Möglichkeit sicherzugehen, daß man niemals
alle Menschen überlebt, die man liebt, besteht darin,
neue Menschen zum Lieben zu finden.

Dr. Klaus Hoffmann/Dr. Bernie Siegel


Leben ist schwieriger als zu sterben.
Denn das Leben ist eine ständige
Herausforderung.

Dr. Klaus Hoffmann

Bezugsquellen für Lebertran, Basenmischungen, Vitamine, Heilerde,
homöopathische Medikamente und Bierhefe:
alle Apotheken oder Reformhäuser.

Bezugsquelle für Spezialitäten (Rhassoul, Acerola pur, Spirulina, Ano,
Irrigator, pH-Teststreifen, Hochfrequenzstrahlenapparat, Yucca Root):

Vier Flamingos Vertriebsgesellschaft mbH
Postfach 15 54
48405 Rheine
Tel.:   0 59 71 / 7 00 92 + 8 77 98
Fax:   0 59 71 / 7 02 58

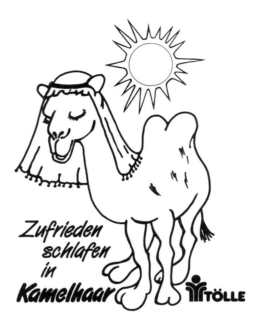
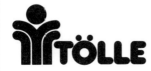

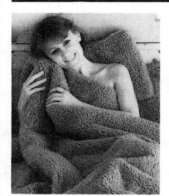
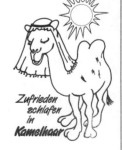
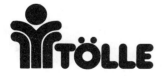

**Vorträge und Seminare**

**von und mit**

**Dr. med. Klaus Hoffmann**

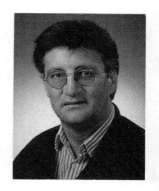

Dr. med. Klaus Hoffmann ist Arzt, Therapeut, Dozent und Autor verschiedener medizinischer Fachbücher.

Seine Spezialgebiete sind neue Wege in der Krebs-, Rheuma- und Immuntherapie. Sein besonderes Anliegen ist die Aufklärung über die Erhaltung oder Wiedergewinnung der Gesundheit im Rahmen einer säurefreien (basischen) Kost.

Für diese und weitere hochaktuelle Themen steht Dr. Klaus Hoffmann für Vorträge zur Verfügung.
Darüberhinaus besteht die Möglichkeit an Wochenendseminaren teilzunehmen.

Fordern Sie bitte weitergehende Informationen an bei:

Vier Flamingos Verlag
- Seminardienst -
Postfach 15 54
48405 Rheine
Tel.: 0 59 71 / 7 00 92
Fax : 0 59 71 / 7 02 58

# Rheuma heilt man anders

## Zweite wesentlich erweiterte Auflage

von Dr. med. Klaus Hoffmann

Provokativ sind nicht nur der Titel dieses Buches, sondern auch die Auffassungen des Mediziners Dr. Klaus Hoffmann zur Behandlung von Rheumaerkrankungen. Abseits der üblichen schulmedizinischen Behandlungen, die der Autor in ihrer Wertigkeit sehr relativiert, werden Heilbehandlungen aufgezeigt, die aus dem üblichen Rheumadilemma führen sollen.

Die Unheilbarkeit verschiedener Rheumaerkrankungen (von Schulmediziner behauptet) wird in Frage gestellt und anhand diverser Behandlungsprotokolle stark relativiert.

Erst verschleppte Diagnostik, Schielen auf nicht relevante Laborwerte und Außerachtlassen aller Ernährungseinflüsse und nicht zuletzt schädliche Therapieformen, können das Krankheitsgeschehen bis hin zur Invalidität führen.

Also nicht das Krankheitsbild selbst bedingt Unheilbarkeit, sondern wenig geeignete therapeutische Behandlungsformen.

Vier Flamingos Verlags- und Vertriebsgesellschaft mbH,
Osnabrücker Straße 252-254, 4440 Rheine
ISBN 3-928306-01-4

# Rheuma heilt man anders Teil II

Dr. med Klaus Hoffmann

Nachdem das Buch "Rheuma heilt man anders" erschien und auf große Resonanz stieß, ergaben sich eine Reihe von Anregungen, Wünschen und Erweiterungen, die sich auch beim besten Willen nicht mehr in das bestehende Buch integrieren ließen. Deswegen entsteht "Rheuma heilt man anders", Teil II. Ein Buch mit vielen wichtigen, vergessenen oder bahnbrechenden Hinweisen, Therapieformen, Rezepten usw.

Im einzelnen wird ausführlich vorgestellt:

- Die Behandlung mit Yucca-Extrakten - eine der hochkarätigsten Behandlungsformen zur Entgiftung des Körpers, aber auch der Ergänzung der Ernährung mit wichtigen Nährstoffen.
- Ergebnisse einer erfolgversprechenden Therapie mit Haifischknorpel.
- Osteoporosebehandlung (Knochenschwundbehandlung) ohne Hormone für alle, die den Wahnsinn der modernen Medizin nicht mitmachen wollen.
- Ausführlicher Rezept- und Ernährungsteil zur säure- und allergiearmen Ernährung gemäß den Empfehlungen in "Rheuma heilt man anders" Teil I.
- Der Therapieversuch eines Menschen, der mit Lachen und Vitamin C seine schwere Rheumaerkrankung besiegte.
- Weitere Fallberichte von Kranken, die ihr Schicksal besiegten: So das Beispiel einer Dame, die ihre Hüftoperation absagte und wenige Monate später einen Tanzkursus belegte.
- (Selbst-) Behandlung mit Hochfrequenz. Eine Therapieform, die früher in Millionen Familien gang und gäbe war und insbesondere bei Rheuma, aber auch bei vielen anderen Erkrankungen hervorragende Resultate brachte.

Erweitern Sie Ihre Erkenntnisse mit Informationen, die Ihr Leben und Ihre Gesundheit um neue Dimensionen bereichern werden.
Vorbestellung über den Vier Flamingos Verlag oder Auslieferung über den Buchhandel ab ca. Januar 1994.
ISBN 3-928306-11-1

# Die drei Ernährungsbücher aus dem Vier Flamingos-Verlag

mit den Autoren Dr. Klaus Hoffmann, Hendrika Fuhrer und Axel Berendes.

● **Revolution in der Ernährung**

**Gesundheit durch säurefreie Kost.**
**Theorie und Praxis**
**(in Anlehnung an Fred W. Koch)**
Erscheinungsdatum voraussichtlich: 12/93
ISBN 3-928306-08-1

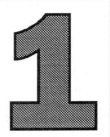

● **Revolution in der Küche**

**Rezeptbuch der säurefreien Kost.**

Erscheinungsdatum voraussichtlich:12/93

ISBN 3-928306-09-8

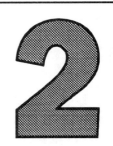

● **Revolution in der Gesundheit**

**Das umfassende Buch der Vitalstoffe.**

Erscheinungsdatum voraussichtlich: 3/94

ISBN 3-928306-10-3

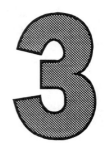

Es existieren hunderte Ernährungsbücher. Trotzdem gibt es wenig Literatur über die Grundlagen unserer Gesundheit durch Ernährung mit säurefreier Kost.
In Anlehnung an die Erkenntnisse von Fred W. Koch und sein Buch "Saure Nahrung macht krank" haben
die Autoren Dr. Klaus Hoffmann, Hendrika Fuhrer (Schülerin von Fred W. Koch) und Axel Berendes eine Buchreihe konzipiert.

## Wichtigste Ziele:

● Vermittlung neuester Erkenntnisse zu dem Thema.

● Leicht verständliche und optisch gut erfaßbare Darstellung.

● Krankheitsbewältigung:
Interessante Fallbeispiele aus allen wichtigen Erkrankungsbereichen. Beispiele zur Ernährungstherapie mittels säurefreier Kost.

● Hilfe für die Umsetzung in die Küchenpraxis.

● Einfachste und umfassendste Darstellung der Bedeutung aller Vitalstoffe und ihrer Anwendung zur Vorbeugung und Therapie.

## Julius Hackethal
# Der Meineid des Hippokrates
### Von der Verschwörung der Ärzte zur Selbstbestimmung des Patienten

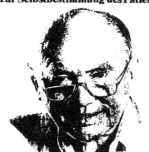

**Der Meineid des Hippokrates**

Endweder blindes Vertrauen oder tiefes Mißtrauen prägen das Verhältnis von Kranken und Gesunden zur modernen schulmedizinischen Praxis. Beides entspringt - so Hackethals These - einen verderblichen ärztlichen Standesethos, das auf den "Eid des Hippokrates" zurückgeht, ein Gelöbnis, das nicht von dem griechischen Arzt stammt und nur scheinbar dem Wohl des Kranken gilt, in Wahrheit aber ein Meineid gegen den Patienten ist:

ein Schwur zur Geheimhaltung medizinischen Wissens, und damit ein Verschwörungsritual zum Schutz des bis heute unangreifbaren ärztlichen Kartells.

Mit erschütternden Patientenschicksalen - vor allem aus dem Bereich von Krebserkrankungen - belegt Hackethal erneut, wie die schulmedizinische Routine oft allzu vorschnell zu den radikalsten diagnostischen und therapeutischen Maßnahmen der Apparatemedizin greift - in der Regel den teuersten und lukrativsten -, die nicht selten das Leiden verschlimmern, den Patienten körperlich verstümmeln und ein vielleicht noch mögliches Lebensglück verhindern.

Julius Hackethal fordert seine Leser auf, ihre Gesundheit als ihr unantastbares Privateigentum zu betrachten und dementsprechend zu pflegen, um es vor den allzu schnellen Messern und Sonden zu bewahren. Seine Beschreibung verschiedener Krankheiten ermöglicht auch dem interessierten Laien ein Verständnis für die ganzheitlichen Zusammenhänge und für die Notwendigkeit von Ursachenbekämpfung statt Symptombehandlung.

Im Vertrieb des Vier Flamingo Verlags

# Eine Auswahl aus unserem Verlagsprogramm:

**Walter H. Rauscher; Tödliche Mykosen**
Pilze bedrohen unsere Gesundheit mehr und mehr. Sie sind scheinbar allgegenwärtig. In der Mundhöhle, Darm, Scheide, auf der Haut und in den Nägeln und inneren Organen. Weitgehend als Folge "neuzeitlicher" Medizin mit Mißbrauch von Antibiotika und Kortisonmißbrauch. Krank nach Therapie. Ein fatales Inszenarium.

**Hans G. Höting; Kraftquell Gedanke**
Programmierung zur Selbstheilung und Gewinnung von Lebensglück. So könnte man kurzgefaßt die in diesem Buch behandelten Techniken zur Überwindung von Gesundheits- und Lebensrisiken bezeichnen. Ein wichtiges Buch zur Ergänzung jeder Therapie somatischer (körperbezogener) Erkrankungen.

**Peter Kelder; Die fünf Tibeter**
Jugendliche Erscheinung bis ins hohe Alter. Anhand von fünf einfachen Übungen tibetanischer Mönche, die für ihr jugendliches Aussehen bekannt waren, wird eine Quelle zur Vermeidung vorzeitiges Alterns und früher Vergreisung dargelegt. Ein hochinteressantes Buch.

**Ernst Ebm; Gift im Mund**
Haben Sie auch Amalgam im Mund? Dunkle silbergraue Füllungen? Haben Sie dann auch gelegentlich oder zunehmend Kopfschmerzen, Schwindel, Übelkeit, Migräne, Ohnmachts- oder Krampfanfälle, Gleichgewichtsstörungen, Flimmern vor den Augen, Allergien, Ohrensausen, bitteren Mundgeschmack, Schlafstörungen, rheumatische Beschwerden, Ziehen und Schmerzen im Kiefer, nervöse Störungen? Dann sollten Sie dieses Buch lesen, um Alternativen für sich zu erkennen.

**Dr. Bernie Siegel; Mit der Seele heilen**
Körper und Seele existieren nicht getrennt voneinander, sondern bilden eine lebendige Einheit. Der Autor zeigt, wie die Seele dem Körper "Lebensbotschaften" zum Wohlbefinden übermitteln kann - ob man nun krank oder gesund ist.

## G. Randolph, R. Moss; Allergien, Folgen von Umwelt und Ernährung

Selten hat ein Mediziner so klar, präzise und überzeugend die Ursachen und Symptome von Allergien beschrieben. Oder wußten Sie, daß eine nuschelige Sprache, Müdikeitserscheinungen, Erschöpfungszustände, Verhaltensstörungen, Depressionen und Tobsuchtsanfälle, Gelenkrheuma und Durchfall Symptome häufig unerkannter Allergien durch Umwelteinflüsse und Nahrungsmittel sind? Der Leser wird wie ein Privatdetektiv in der Erkennung und Aufspüren von Allergien geschult.

## Napoleon Hill; Denke nach und werde reich

Viele Menschen wünschen sich materielle Unabhängigkeit. Hier erfahren Sie den einzigen reellen Weg, der dazu führt. Warum gibt es Menschen, die scheinbar zum Erfolg verurteilt sind, und andere, die an den Klippen ihres eigenen Ichs scheitern. Die Antworten und die Schlüssel für Ihren eigenen Erfolg finden Sie in diesem Buch.

## Erhard Thiel; Die Körpersprache

Anhand bestimmter Körpersignale schulen Sie Ihre Menschenkenntnis und den erfolgreichen Umgang mit Ihren Mitmenschen. Sie erkennnen, ob er offen ist oder lügt.

## Dr. John Diamond; Der Körper lügt nicht

Die ist ein Buch über die Kinesiologie. Diese Wissenschaft zeigt auf, daß man an den Funktionen von Muskeln erkennen kann, welchen Einfluß gewöhnliche, alltägliche Dinge, wie Nahrung, unsere Kleidung, die Gedanken, die uns durch den Kopf schießen und sogar die Musik, die wir hören, auf uns haben. Tausende von Testpersonen haben die Richtigkeit demonstriert. Jetzt können Sie es selbst mit einem einfachen Test überprüfen. Sie können Ihrem Körper Fragen über Ihre Gesundheit und Ihr Wohlbefinden stellen, und Ihr Körper wird Ihnen entsprechende Antwort geben.

## F. und S. Delarue; Impfungen, der unglaubliche Irrtum

Dieses Buch enthält eine grundlegende Studie über Impfungen aus weltweiter Forschung. Ein Buch, das in keinem Haushalt fehlen dürfte. Besonders junge Menschen sollten dieses Buch gründlich studieren, bevor sie ihre Kinder impfen lassen.

# Der Vier Flamingos Verlag und Vertrieb gibt kleine Hinweise zu seinen Produkten

## BIO -Sun Ohrkerzen

Die BIO-SUN Ohrkerzen sind ein echtes Naturprodukt. Sie werden aus wertvollen Honigextrakten, naturbelassenem Leinengewebe und Heilkräutern in pulverisierter Form wie Salbei, Johanniskraut und Kamille hergestellt. Durch den Unterdruck, der bei dem Verbrennungsprozeß entsteht (sog. Kamineffekt), kommt es zu einer feststellbaren Druckregulation der Nebenhöhlen. Die Druckströmung leitet die wertvollen Kräutersubstanzen nach innen, dadurch erhalten irritierte Zonen Schutz, der Sekretfluß wird angeregt, Schlacken und Ablagerungen werden abtransportiert. Durch die bei der Verbrennung entstehenden Wärme wird die Durchblutung angeregt, das Immunsystem gestärkt und die  entschlackende Zirkulation der Lymphe gekräftigt. Die Gesamtwirkung ist angenehm, wirkt entspannend und beruhigend auf das Gesamtsystem. Inhalt: 10 Stück

## Rhassoul

Dieses Produkt wird aus einer bestimmten nordafrikanischen Tonerde hergestellt und ähnelt der Heilerde. Es ist in pastenähnlicher Form erhältlich. Es eignet sich hervorragend für eine naturgemäße Haarwäsche und ist deswegen bemerkenswert, weil es auf vollkommen natürliche Art das Haarwachstum stimuliert und der Haarausfall zurückgeht.
Inhalt: In Tuben à 200g

## BIO-SUN Creme electrique

Diese Creme ist bemerkenswert. Zum einen hat sie einen enormen regenerativen Effekt auf die Haut. Der kosmetische Effekt ist erheblich. Sie ist hervorragend zur Behandlung von Narben, zur Vermeidung von Narbenwulstbildungen geeignet. Sie unterstützt auch durch den Mineralanteil regenerative Prozesse bei rheumatischen Erkrankungen. Es kann zu Abschwellungen bei entzündlichen Veränderungen und Reduzierung von Schmerzzuständen kommen. Auch hier ist ein Therapieversuch lohnend.

## Natürliches Vitamin C aus Acerola Fruchtpulver
Dieses Produkt enthält 50% Acerola Pulver mit dem höchstmöglichen Vitamin C-Gehalt von ca. 18%.
Nach amerikanischen Studien verlängert bereits die zusätzliche regelmäßige Einnahme von ca. 400mg Vitamin C täglich die Lebenserwartung um 6-10 Jahre
Inhalt pro Glas: 100g
Hinweise über die Bedeutung von Vitamin C in den Büchern "Rheuma heilt man anders" und "Rette Dein Immunsystem".

## pH-Teststreifen
Die Übersäuerung ist die Ursache der meisten Krankheiten. Ein geregelter Stoffwechselablauf ist vom Säure-Basen-Gleichgewicht abhängig. Ihren pH-Wert (Ihre Übersäuerung) können Sie mit dem Indikator-Streifen messen. Tabelle beiliegend.
Versandform: Eine Einheit, 100 Teststreifen für den pH-Bereich 5,2 - 7,4.

## ANO Darmpessar
Ein kleines Darmröhrchen ermöglicht das leichte Abgehen von Darmgasen. Dadurch ergibt sich bereits kurzfristig eine Reduzierung des Bauchumfanges. Weiterhin hilft es häufig bei: Verstopfung, Kopfschmerzen, schlechtem Blutbild, erhöhten Leberwerten, schlechtem Haarwachstum, Blasenschwäche, Hämorrhoiden usw. durch Reduzierung der Darmgiftbelastung und Besserung der Darmfunktion (siehe Buch "Rheuma heilt man anders").

## Irrigator Becher
Erhältlich im Kunststoffbehälter, Fassungsvermögen ein Liter, mit allem Zubehör für Darmeinläufe und Vaginalspülungen.

## Reiseirrigator
federleicht, faltbar, Fassungsvermögen zwei Liter, mit allem Zubehör.

# Yucca Root

## Nahrungsergänzung

reich an:
- Saponinen
- Enzymen und Vitaminen
- Mineralien und Spurenelementen

Die Verwendungsmöglichkeiten der **Yucca**-Pflanze sind vielfältig und reichen über die Verwendung zur Nahrungsergänzung, zur Wundbehandlung bis hin als Zusatz für Kosmetika.

Auffällig ist die starke Reinigungswirkung auf den Körper und die Ausscheidung von Stoffwechselschlacken durch Verwendung von **Yucca**-Auszügen als Nahrungsergänzung.

Biochemische Untersuchungen konnten diese Wirkung aufklären: Der Pflanzensaft der **Yucca** enthält in hoher Konzentration einen bitter schmeckenden Naturstoffkomplex, die Saponine. Das sind sogenannte Steroidverbindungen, die im Verdauungstrakt die Funktion einer "biologischen Seife" erfüllen, Toxine absorbieren und Ablagerungen nicht nur aus dem Darm, sondern auch aus Gefäßen und Gelenken allmählich auswaschen.

Saponine fördern die Verbindung von Ölen (Fetten) und Wasser. So werden die Zirkulation des Blutes und die Nährstoffaufnahme verbessert. Die daraus resultierende bessere Nahrungs-verwertung hat zur Folge, daß deutlich weniger substanzielle Nahrung benötigt wird, das Hungergefühl läßt nach.

Die wertvollen Bestandteile der **Yucca**-Pflanze gibt es bei uns in Form von Kapseln, welche den schonend getrockneten Pflanzensaft der **Yucca**-Wurzel (Root) und gemahlene Bestandteile derselben enthalten. Neben ihrem hohen Anteil an Saponinen zeichnen sich **Yucca Root** Kapseln durch ihren Ballaststoffreichtum, ihren Enzym- und Vitamingehalt als auch durch zahlreiche Mineralien und Spurenelemente aus. Sie sind eine hochwertige Nahrungsergänzung, die den Organismus reinigt, den pH-Wert neutralisiert und die Voraussetzung für die Bildung einer natürlichen und gesunden Darmflora schafft.

---

### Hinweis:

Um eine optimale Entfaltung der Inhaltsstoffe zu erreichen, empfiehlt es sich , während der kurmäßigen Anwendung den Körper mit reichlich Flüssigkeit zur versorgen. Die tägliche Flüssigkeitsaufnahme sollte hierbei nach Möglichkeit zwei Liter nicht unterschreiten.

---

- **Yucca-Root**: 270 Kapseln mit je 500mg pulverisierter Yucca Wurzel (Yucca Baccata), frei von chemischen Zusätzen.

# Spirulina
# Seealgenpulver

**Spirulina ist der bedeutsamste aller Nahrungsergänzungsstoffe. Es stellt ein basisches Ernährungskonzentrat dar.**

## Besonderheiten:

- Hoher Anteil an kompletten Protein (Aminosäuren), darunter alle essentiellen Aminosäuren, welche vom Körper nicht selbst hergestellt werden können.
- Besonders hoher Anteil an natürlichem Vitamin A. Vitamin A ist das Hauptvitamin zur Krebsprophylaxe. Es ist das Schutzvitamin der Haut und Schleimhäute und stimuliert das Immunsystem. 10 Gramm Algenpulver enthalten 30.000 IE Vitamin A in Form von Beta-Carotin.
- Enthält alle B-Vitamine, besonders Vitamin B12 (20 mal mehr als Frischleber). Unterstützt die Blutbildung.
- Hoher Anteil an Chlorophyll und Eisen, weiteren Blutbildungsstoffen.
- Wirkt basisch und ist dadurch zur Behebung von Übersäuerungszuständen geeignet.
- Spirulina wirkt durch den hohen Sättigungsgrad als natürlicher Appetitzügler.
- Gute Vitalstoffergänzung im Fasten
- Durch sofortige Bereitstellung von Energie geeignet bei Erschöpfungszuständen.
- Hoher Anteil an ungesättigten Fettsäuren (Gefäßschutz, cholesterinsenkend)
- Angaben über weiteren Vitalstoffgehalt im Immunbuch I, Kapitel: Therapeutische Hinweise
- Tagesdosierung 3 bis 30 Gramm

# Der
# Schwingungspotenzierer

- besitzt sieben Drehknöpfe zur Einstellung von Schwingungen, die auf Ampullen, Kochsalzlösungen oder Alkohollösungen übertragen werden können.

- Die so hergestellten energetischen Lösungen können eingenommen oder mittels Orgonstrahler auf Personen überspielt werden.

**Es gibt vielfältige Anwendungsbereiche.**
**In dem Anwendungsprospekt sind die Frequenzeinstellungen angeführt für:**

- die energetische Behandlung aller Organe und Gewebe

- Suchtkrankheiten

- nach alphabetischem Register die Schwingungen zur energetischen Behandlung aller häufigen Erkrankungen.

- negative psychische Zustände oder Verhaltensstörungen

- Schakrenbehandlung

- Bachblütenschwingungen

- Edelsteinschwingungen

- Schwingungsmuster bei Infektionskrankheiten

Die weite Palette der Therapiemöglichkeiten ist besonders für Therapeuten geeignet, da der Laie die weitgefaßten Anwendungsbereiche kaum ausschöpfen wird.

Auf Wunsch Anwendungsprospekt Schwingungspotenzierer erhältlich
(Schutzgebühr: DM 10,-, wird bei Kauf angerechnet)

# Der Orgonstrahler

- überträgt Schwingungen, Informationen oder Medikamentenwirkungen auf Personen oder Lösungsmittel, die medikamentenähnlich verwandt werden können.

- es können der Körper selbst oder z.B. die Endpunkte der Akupunkturmeridiane an Händen und Füßen bestrahlt werden zur Verstärkung der Wirkung an einzelnen Organmeridianen.

- nach dem "Radionikprinzip" ergeben sich Anwendungsmöglichkeiten über die "Bestrahlung" von Blutstropfen, Haarlocken usw. mit Resonanzphänomenen auf die entsprechenden Personen oder auch Tiere (siehe Spezialprospekt, Literatur)

- in die Spitze des Strahlers eingegebene Bergkristalle verstärken die Wirkung.

**Anwendungsbeispiele:**

- energetische Kräftigung des Körpers mittels Bioaktiv-Grundampullen
- Energetisierung von Nahrungsmitteln und Abbau von schädlichen Belastungen von Nahrungsmitteln, z.B. Radioaktivität, Belastung mit Umweltgiften; so schmeckt z.B. Kaffee, der mittels Orgonstrahler bestrahlt wird, auch nach 1-2 Stunden noch nicht bitter.
- Übertragung der Schwingungen von homöopathischen Arzneimitteln auf Lösungsmittel oder Personen, Verstärkung dieser Mittel.

Einerseits wurde der Orgonstrahler als faules Ei deklariert, andererseits befassen sich Therapeutenseminare mit den vielfältigen Anwendungsmöglichkeiten.
Weitere Hinweise für Therapeuten und Laien in dem Sonderprospekt "Der Orgonstrahler" und dem Buch "Geist formt Körper" von Verena van Ogtrop.

# Rayometer

Rayometer Digital ist ein Therapiegerät, das ohne Fremdenergie mit Schwingungen des Körpers in Wechselbeziehung tritt. Negative Schwingungen und Blockaden werden abgeschwächt und eliminiert. Es werden an diesem Gerät Frequenzen eingestellt, mit denen der Körper bewellt wird. Ein wesentliches Merkmal dieser kosmischen Energie unserer Lebenskraft ist, daß zwei Kräftepotentiale der gleichen Wellenlänge und Polung miteinander in Resonanz treten und sich gegenseitig aufheben. Welche Wellen zur Behandlung verschiedenster Beschwerden eingestellt werden müssen, ergibt sich aus dem dem Gerät beiliegendem Informations-Material.

# Bio-Ionisatoren

## Bio-Raum-Ionisator
## T 180 - Super -

Durch variabel einstellbare Gleichstromfelder, die durch den Raum-Ionisator aufgebaut werden, erhalten wir saubere Atemluft und ein gesundes Wohnklima.
Der unbefangene Besucher empfindet eine erfrischende Kühle und Behaglichkeit.
In Räumen, in denen stark geraucht wird, ist auch für Nichtraucher keine Geruchs- und Rauchbelästigung spürbar. Küchen- und Toilettengerüche breiten sich nicht in der ganzen Wohnung aus. Staubbelastungen werden maßgeblich reduziert.
In der Literatur wird neben einer positiv beeinflußten Vitalität eine deutliche Reduzierung von Infektanfälligkeit, Beschwerden durch Witterungsumschwünge und allergische Beschwerden beschrieben.

# Hochfrequenzstrahlenapparat

Dieses hochwertige Therapiegerät existierte früher in Zahlen von Hunderttausenden. Heute führt es ein fast unbekanntes Dasein, obwohl seine unschädlichen Anwendungsmöglichkeiten kaum eine Krankheit aussen vorlassen.

Unter sehr geringen Strömen und unschädlichen hohen Spannungen werden durch Elektrisiervorgänge an der Körperoberfläche Ozonverbindungen erzeugt. Seit vielen Jahrzehnten sind die hervorragenden Anwendungsmöglichkeiten immer wieder beschrieben.

Hier einige davon:

- alle rheumatischen Erkrankungen

- Herz- und Bronchialerkrankungen

- Hauterkrankungen wie Ekzeme, Schuppenflechte, Haarausfall

- Augenerkrankungen wie grauer und grüner Star

- Durchblutungsstörungen und Arteriosklerose

- allgemeine Revitalisierung

- vieles andere mehr

Für die vielfältigen Anwendungsbereiche gibt es eine große Anzahl von Spezialelektroden (Augen-, Gelenk-, Prostata-, Vagina-, Haar-, Grundelektroden usw.).

**Ungefährlich und hocheffektiv in der Anwendung
für Fachleute und Laien.**

Literatur: Der Hochfrequenzstrahlenapparat

# Akublitz 2000

**Der AKUblitz 2000 ist ein Therapie-System, bei dem durch mechanische Betätigung elektrische Impulse erzeugt werden. Das Therapiegerät gleicht einer Pistolenform und dient zurBehandlung von Akupunkturpunkten und Schmerzstellen.**

Die hochenergetischen Impulse des AKUblitz 2000 werden durch einen Halbleiter-Kristall erzeugt. Sie sind stufenlos regulierbar. Der AKUblitz 2000 abeitet ohne Strom und Batterie mit einer besonders energiereichen Hochspannung. Die Impulse sind völlig ungefährlich, universell einsetzbar und schmerzfrei.
Sie sind

- energetisch aufbauend
- durchblutungsfördernd
- lymphanregend

und wirken dadurch sofort schmerzlindernd und entspannend.
Energie Blockaden werden sekundenschnell gelöst. Neue Energie zum Fließen gebracht.

Der AKUblitz 2000 ist eine zeitsparende und hochwirksame Alternative zur Nadel-Akupunktur (ohne Nadel-Angst und ohne Infektionsgefahr)

Er wird erfolgreich angewendet bei:

- bei Schmerzen wie Kopfschmerzen, Migräne, Nerven-, Muskel-, Gelenk-, und Gliederschmerzen.
- Ischialgie, Rheuma- und Gichtbeschwerden
- Krämpfen und Spasmen
- Mygelosen, Verspannungen, HWS-, LWS- und Schulter-/ Armsyndromen
- Sinusitis, allergischer Schnupfen, Durchblutungsstörungen, Lymphstau

Das AKUblitz-System eröffnet ein enorm breites Einsatzfeld. Er kann sowohl punktuell gezielt als auch segmental gestreut eingesetzt werden.

**Bestellen Sie bitte mit der beiliegenden Bestellkarte oder telefonisch mit Angabe der Bestellnummer bei der Vier Flamingos Verlags-und Vertriebsgesellschaft**

**Telefon: 0 59 71 / 7 00 92 + 8 77 98 oder Fax 0 59 71 / 7 02 58**

| Bestellnr. | Artikel | Preis |
|---|---|---|
| 1001 | Dr. Klaus Hoffmann | |
| | Rheuma heilt man anders | 36,- |
| 1002 | Dr. Klaus Hoffmann | |
| | Rheuma heilt man anders / | |
| | Teil II, (Jan. 94) | ca. 32,- |
| 1003 | Dr. Klaus Hoffmann/Gisela Friebel-Röhring | |
| | Nahrung für Deine Seele | 14,80 |
| 1005 | Dr. Klaus Hoffmann/Axel Berendes | |
| | Rette Dein Immunsystem | 42,- |
| 1093 | Dr. Klaus Hoffmann | |
| | Rette Dein Immunsystem Teil II | 36,- |
| 1007 | Gisela Friebel-Röhring | |
| | Sind wir schon alle Versuchskarnickel? | 12,- |
| 1008 | Walter H. Rauscher | |
| | Tödliche Mykosen | 28,50 |
| 1009 | Reiner Schmidt | |
| | "zu Hause selber keimen" | 12,- |
| 1010 | "Weizengrassaft" | 12,- |
| 1011 | Hans G. Höting | |
| | Kraftquell Gedanke | 24,80 |
| 1012 | Peter Kelder | |
| | Die fünf "Tibeter" | 19,- |
| 1080 | Videofilm: Die Fünf Tibeter | 64,- |
| 1089 | Ernst Ebm | |
| | Gift im Mund | 19,80 |

| Bestellnr. | Artikel | Preis |
|---|---|---|
| 1015 | Dr. Bernie Siegel | |
| | Mit der Seele heilen | 39,80 |
| 1016 | G. Randolph/R. Moss | |
| | Allergien: | |
| | Folgen von Umwelt und Ernährung | 29,80 |
| 1017 | Dr. John Diamond | |
| | Der Körper lügt nicht | 26,- |
| 1019 | F. u. S. Delarue | |
| | Impfungen - der unglaubliche Irrtum | 20,- |
| 1020 | Napoleon Hill | |
| | Denke nach und werde reich | 39,80 |
| 1021 | Prof. Dr. Max Lüscher | |
| | Die Lüscher Farben | 39,80 |
| 1023 | Erhard Thiel | |
| | Die Körpersprache | 25,- |
| 1024 | Dres. med. Bauer/Faulhaber/Kober/Krapf | |
| | Der Hochfrequenzstrahlenapparat | 12,- |
| 1026 | Verena van Ogtrop | |
| | Geist formt Körper | 26,- |
| 1027 | George Walther | |
| | Sag was du meinst - | |
| | und du bekommst, was du willst | 39,80 |
| 1085 | Prof. Dr. med. Julius Hackethal | |
| | Der Meineid des Hippokrates | 42,- |
| 1098 | Dr. med. Hans Grünn | |
| | Die innere Heilkraft | 16,80 |
| 1086 | Dr. med. Klaus Hoffmann | |
| | 1. Revolution in der Ernährung | |
| | in Anlehnung an Fred W. Koch, (12/93) | |

| Bestellnr. | Artikel | Preis |
|---|---|---|
| 1091 | Dr. med. Klaus Hoffmann, Hendrika Fuhrer | |
| | 2. Revolution in der Küche, | |
| | Rezeptbuch der säurefreien Kost, (12/93) | |
| 1092 | Dr. med. Klaus Hoffmann, Axel Berendes | |
| | 3. Das umfassende Buch der Vitalstoffe (4/94) | |
| 1072 | Catherine Ponder | |
| | Die Heilungsgeheimnisse der Jahrhunderte | 14,80 |
| 1073 | Catherine Ponder | |
| | Bete und werde reich | 14,80 |
| 1076 | Frank R. Bahr | |
| | Akupressur | 39,80 |
| 1079 | James Gorman / Henry R. Martin | |
| | Hypochonder | 24,- |
| | | |
| 1028 | Acerola Fruchtpulver, | |
| | Natürliches Vitamin C | |
| | aus der Acerola Kirsche 100g | 31,- |
| 1029 | Rhassoul - Tonerde-Fertigmischung | 12,50 |
| 1030 | BIO-SUN Zellstromcreme electrique | 34,- |
| 1074 | BIO-SUN Zellstromcreme aktive | 34,- |
| 1075 | BIO-SUN Zellstromcreme regenerative | 34,- |
| 1095 | BIO-SUN Zellstromcreme intensive | 34,- |
| 1031 | ANO (Darmpessar) | 41,- |
| 1032 | pH-Teststreifen (100 Stück) | 9,- |
| 1033 | Irrigator (für Darmeinläufe) | 27,50 |
| 1087 | Reiseirrigator (platzsparend) | 25,50 |
| 1071 | Ohrenkerzen (10 Stück) | 58,- |
| 1083 | Yucca Root | |
| | 270 Kapseln à 500mg, | |
| | 100% iger Auszug ausYucca baccata, | 180,- |

| Bestellnr. | Artikel | Preis |
|---|---|---|
| 1035 | Rayometer Digital | 1030,- |
| 1036 | Orgonstrahler | 898,- |
| 1037 | Schwingungspotenzierer | 1920,- |
| 3001 | AKU - Blitz 2000 | |
| 1038 | Hochfrequenzstrahlenapparat | |
| | einschl. Elektrodengrundausstattung | 2480,- |
| 1039 | Sonderprospekt: Orgonstrahler | |
| 1040 | Sonderprospekt: Schwingungspotenzierer | |
| 1041 | Sonderprospekt: Hochfrequenzstrahlenapparat | |
| 1042 | Sonderprospekt: Naturwollbetten, Hirsekissen... | |

## Audioaktiv Kassetten von Dr. med. Grünn

| | | |
|---|---|---|
| 1043 | Einfach zuhören - und schlank werden und bleiben | 29,80 |
| 1044 | Einfach zuhören - und Nichtraucher werden | 29,80 |
| 1045 | Einfach zuhören - und selbstbewußter werden | 29,80 |
| 1046 | Einfach zuhören - und das Gedächtnis verbessern | 29,80 |
| 1064 | Einfach zuhören - und sich vom Streß befreien | 29,80 |
| 1066 | Einfach zuhören - und die Konzentration verbessern | 29,80 |
| 1047 | Einfach zuhören - und sich entspannen | 29,80 |
| 1048 | Einfach zuhören - und die Angst besiegen | 29,80 |
| 1049 | Einfach zuhören - und in Liebe und Partnerschaft glücklich werden | 29,80 |
| 1050 | Einfach zuhören - und positiv leben | 29,80 |
| 1051 | Einfach zuhören - und das sexuelle Erleben bereichern | 29,80 |
| 1052 | Einfach zuhören - und erfolgreicher werden | 29,80 |
| 1053 | Einfach zuhören - und die Kreativität wecken | 29,80 |
| 1054 | Einfach zuhören - und sich von Depressionen befreien | 29,80 |

| Bestellnr. | Artikel | Preis |
|---|---|---|
| 1055 | Einfach zuhören - und wieder gut schlafen | 29,80 |
| 1056 | Einfach zuhören - und die innere Heilkraft wecken | 29,80 |
| 1057 | Einfach zuhören - und die Einsamkeit überwinden | 29,80 |
| 1058 | Einfach zuhören - und effektiver arbeiten | 29,80 |
| 1059 | Einfach zuhören - und Schmerzen lösen | 29,80 |
| 1060 | Einfach zuhören - und Menschenkenntnis gewinnen | 29,80 |
| 1063 | Einfach zuhören - und Freunde gewinnen | 29,80 |
| 1061 | Einfach zuhören - und leichter lernen | 29,80 |
| 1062 | Einfach zuhören - und gesünder leben | 29,80 |
| 1065 | Einfach zuhören - und Konflikte positiv lösen | 29,80 |

**Jeder Titel umfaßt zwei Stereo-Kassetten zum Gesamtpreis von DM 29,80**

## AktiVideo - Cassetten

| | | |
|---|---|---|
| 1971 | Dr. med. Leon Root | |
| | Nie wieder Rückenschmerzen | 39,80 |
| 1972 | Kathy Smith's | |
| | Schlank und schön durch Fitness 1+ 2        je | 39,80 |
| 1974 | Dr. Jeffrey Brown | |
| | Ihr Baby (Alles, was Sie wissen müssen) | 39,80 |

**Vier Flamingos Verlags- und Vertriebsgesellschaft mbH**
**Postfach 15 54**
**48405 Rheine**
**Osnabrücker Str. 252 - 254**
**48429 Rheine**
**Tel.:  0 59 71 / 7 00 92 + 8 77 98**
**Fax:  0 59 71 / 7 02 58**